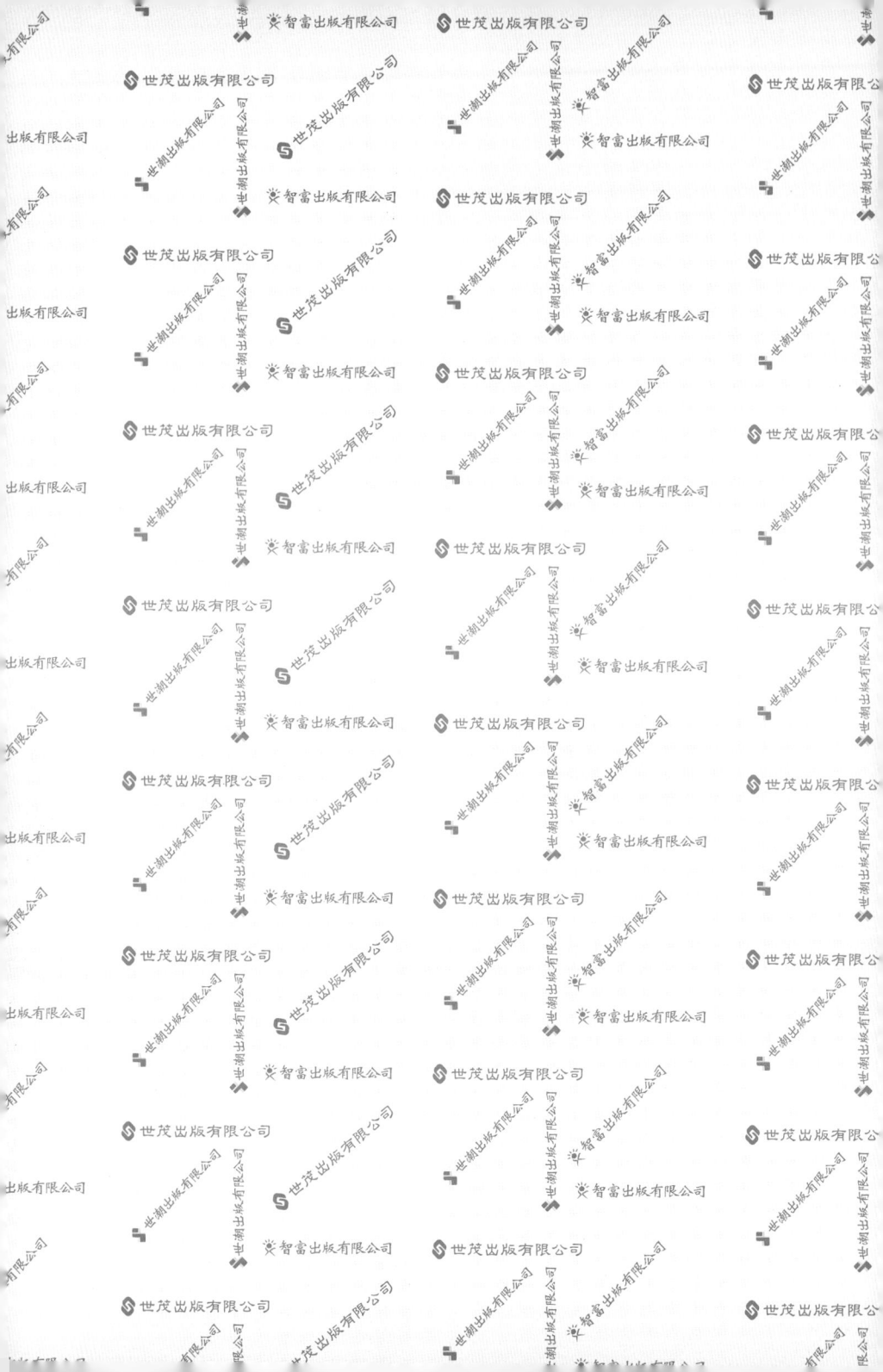

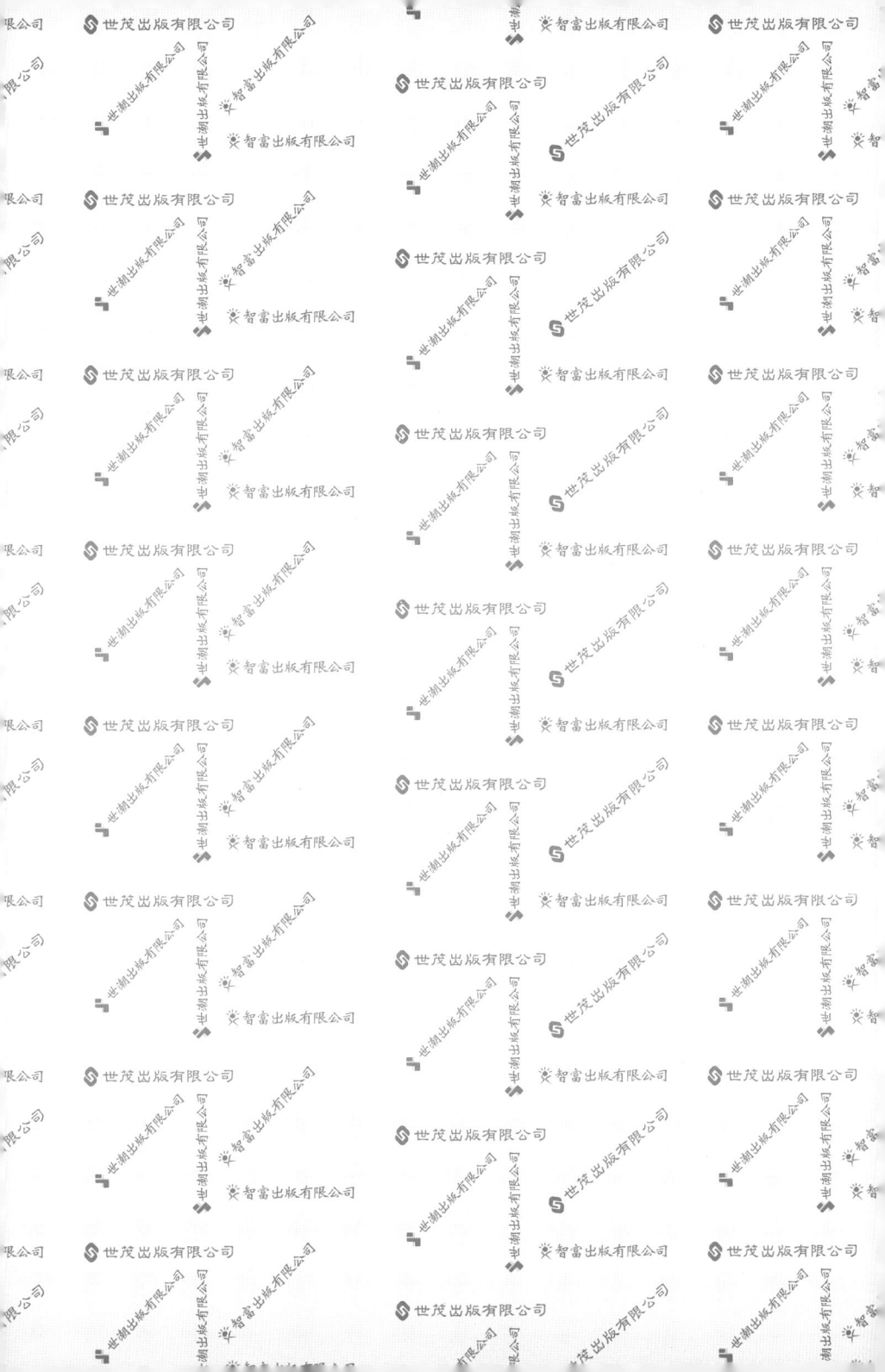

圖解超實用 營養學

マンガでわかる栄養学

薗田勝 著
卡大 譯
臺北醫學大學保健營養學系教授 陳玉華 審訂
小山敬子 作畫
Becom plus 製作

世茂出版

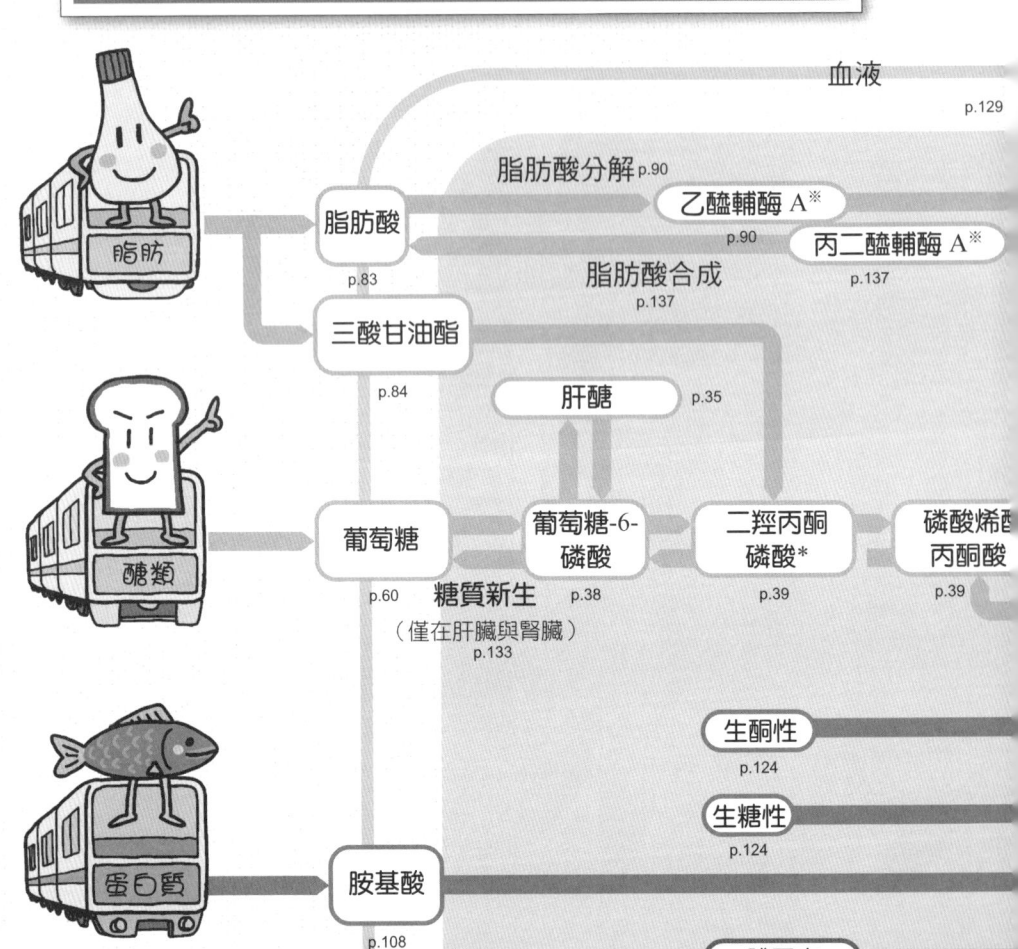

三大營養素 主要代謝路徑圖
Three major nutrients

脂肪　　　　　　　醣類　　　　　　　蛋白質

血液 p.129

脂肪酸分解 p.90

脂肪酸 p.83

乙醯輔酶 A※ p.90

丙二醯輔酶 A※ p.137

脂肪酸合成 p.137

三酸甘油酯 p.84

肝醣 p.35

葡萄糖 p.60

葡萄糖-6-磷酸 p.38

二羥丙酮磷酸* p.39

磷酸烯醇丙酮酸 p.39

糖質新生（僅在肝臟與腎臟）p.133

生酮性 p.124

生糖性 p.124

胺基酸 p.108

體蛋白 p.108

蛋白質合 p.108

上圖為彙整為鐵道路線圖的三大營養素主要代謝路徑，以此圖對照本書內文，會較容易理解。

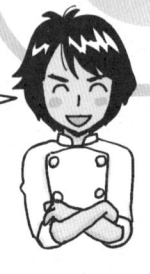

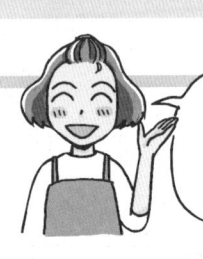

每個名詞都有頁碼標示喔！

醣類
脂肪
蛋白質
維生素
礦物質
氧氣・水

葡萄糖-丙胺酸循環* p.129

β氧化 p.89

膽固醇 p.73

細胞基質

乳酸　丙胺酸 p.129

ATP

粒線體

丙酮酸 p.39　乙醯輔酶A p.39

檸檬酸循環 p.40

電子傳遞鏈 p.42

酮體（經血液）p.90

O_2　H_2O

CO_2

尿素

尿素循環 p.117
（僅在肝臟）

NH_3 p.117

胺基酸 p.108

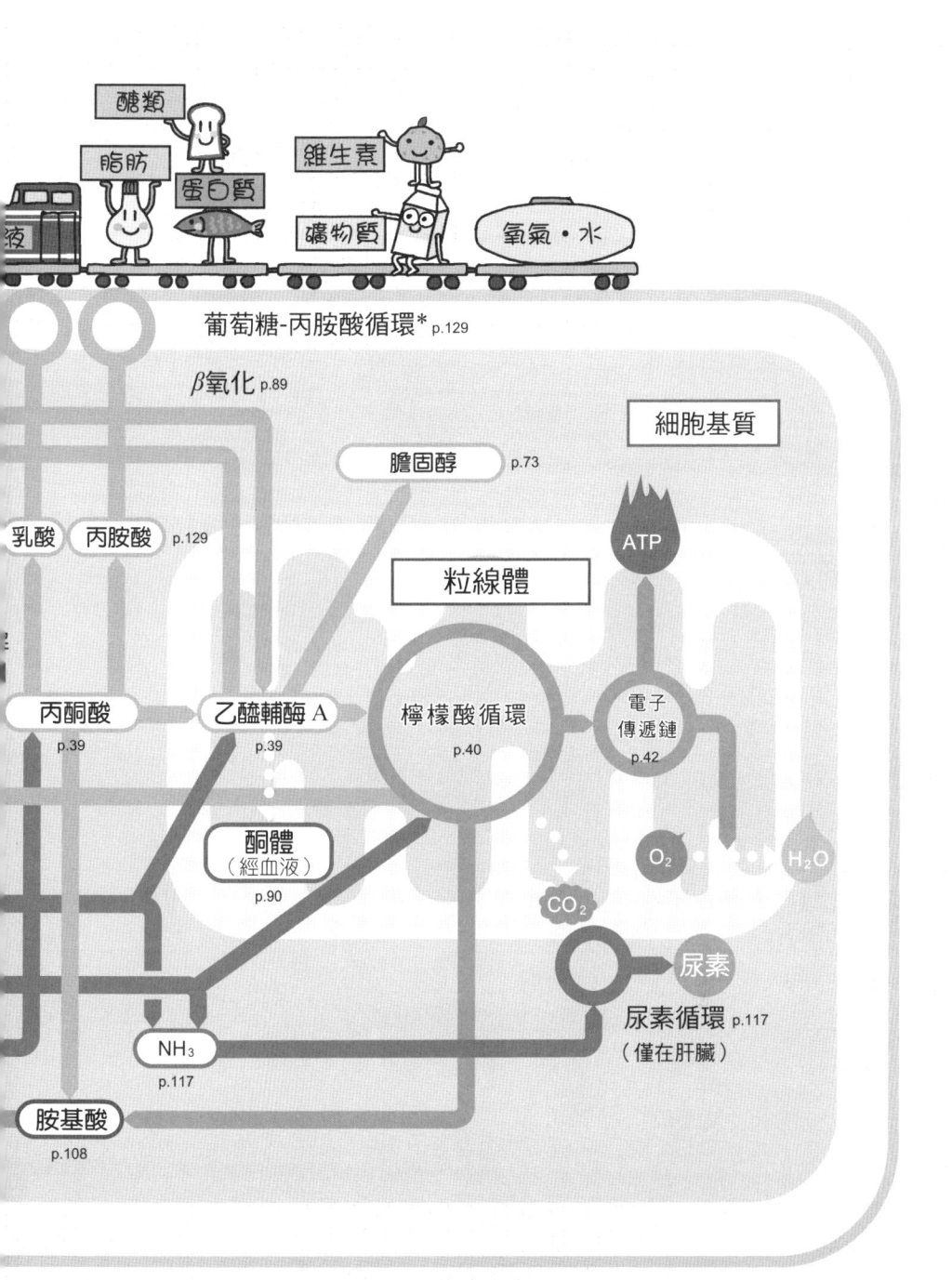

*乙醯輔酶 A，英文為 acyl-CoA。
*丙二醯輔酶 A，英文為 malony-CoA。
*二羥丙銅磷酸，英文為 Dihydroxyacetone Phosphate。
*磷酸烯醇丙酮酸，英文為 Phosphoenolpyruvate。
*柯氏循環，英文為 Cori Cycle。
*葡萄糖-丙胺酸循環，英文為 Glucose-alanine Cycle。

※本書原名《世界第一簡單營養學》,現更名為此。

前　言

　　營養學的相關書籍不勝枚舉，包含入門書、教科書，以及詳述有機化合物代謝的專門書籍。如果你討厭無機化學、有機化學和生化學，看到營養學大概會忍不住產生「過敏反應」。即使你奮發圖強，購買相關書籍來研讀，最後可能只是放在書架上長灰塵，變成蓋泡麵的蓋子，或是無法融會貫通，變得一知半解。

　　正確了解營養學的基本概念，當然有益於健康與養生，使你不會被坊間似是而非的健康資訊、錯誤百出的小道消息愚弄。若認眞學習，一定能了解營養學的基本問題：「我們應該吃多少？又爲何應該常吃某種食物？」

　　有時你只是想知道食物所含的營養素，人體如何代謝，人體如何調節代謝的機制等基本知識，卻會被營養學教的化學反應追著跑，而產生抗拒。

　　本書著眼於營養素和代謝過程。隨著漫畫的進展，你能逐步了解營養學的要點與概況。一開始，你只需慢慢接近營養學，讀懂基本知識。本書主角「網野磷」的名字來自礦物質的磷（P）。磷（phosphorus）代表「帶來光輝之物」，成人平均 1 kg 的體重，約有 10 g 的磷，屬於必需元素。胺基酸也是生物體不可或缺的有機化合物，由必需元素碳（C）、氫（H）、氧（O）、氮（N）所組成。人體由必需元素以各種方式構成，因此我們爲了生存，必須攝取各種含有必需元素的化合物。

　　本書主角網野磷在參加學園祭快速上菜競賽的過程中，學到基礎營養學，希望讀者能與她一起前進。

本書以解說基本概念爲主，讀者請化身爲網野磷來研究營養學，我相信讀者一定能牢記營養學的重點。

　最後我要感謝和我一起堅持到最後的歐姆社開發部同仁，寫作有趣劇本的 Becom 同仁，以及將艱澀知識畫成親切漫畫的小山敬子老師。在此致上我最高的謝意。

薗田 勝

目次

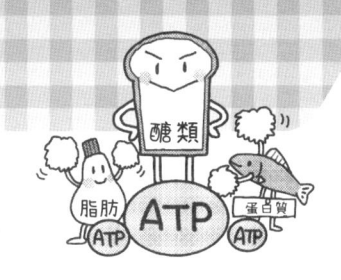

序幕 ……………………………………………………………… 1

第 1 章　營養與營養素　人類為何要進食？　　5

1-1　進食的目的 ………………………………………………… 6
1-2　營養是什麼？ ……………………………………………… 9
1-3　人體活動需要能量 ………………………………………… 16
1-4　能量的四大用途 …………………………………………… 17
1-5　太陽是能量來源──葡萄糖儲存能量 …………………… 18
　　　營養學的基礎化學 ……………………………………… 20
　　　Column　為什麼一日要吃三餐？ …………………… 22

第 2 章　產生能量的機制　ATP的製造是生存的依據　　23

2-1　ATP是什麼？ ……………………………………………… 24
2-2　製造ATP的三步驟 ………………………………………… 31
2-3　ATP的Hop、Step、Jump ………………………………… 38
2-4　三大營養素製造ATP的途徑 ……………………………… 44
　　　Column　阻礙ATP製造的「去偶聯劑」…………………… 46

第 3 章　醣類的營養　醣類為人體最主要的能量來源　　47

3-1　醣類的種類 ………………………………………………… 48
3-2　醣類的消化、吸收、代謝 ………………………………… 53
3-3　醣類的結構 ………………………………………………… 60
3-4　肚子餓代表血糖下降 ……………………………………… 62
3-5　調節血糖值的激素 ………………………………………… 63
3-6　另一個葡萄糖儲藏庫 ……………………………………… 64
　　　Column　腦和紅血球只吃葡萄糖！ ……………………… 66

vii

第 4 章　脂肪的營養　　中性脂肪是重要的儲備燃料　　67

- 4-1　脂肪的種類 ･････････････････････････････････ 68
- 4-2　脂肪的消化、吸收、代謝 ････････････････････ 74
- 4-3　聰明攝取脂肪的方法 ････････････････････････ 82
- 4-4　脂肪酸是什麼？ ････････････････････････････ 83
- 4-5　中性脂肪是優良儲備燃料 ････････････････････ 89
- 4-6　因為膽固醇，細胞才可長大？ ････････････････ 91
- 4-7　運送脂肪的脂蛋白 ･･････････････････････････ 92

第 5 章　蛋白質與胺基酸的營養
體蛋白的分解與合成，是生命的基礎　　95

- 5-1　胺基酸是體蛋白的材料 ･･････････････････････ 96
- 5-2　胺基酸的平衡 ･･････････････････････････････ 103
- 5-3　蛋白質的產生 ･･････････････････････････････ 108
- 5-4　蛋白質的消化與吸收 ････････････････････････ 111
- 5-5　蛋白質的變性 ･･････････････････････････････ 113
- 5-6　胺基酸分數的計算 ･･････････････････････････ 114
- 5-7　蛋白質引發食物過敏 ････････････････････････ 116
- 5-8　蛋白質不需要的部分以尿排出 ････････････････ 117
- Column　吃膠原蛋白有效嗎？ ･･････････････････････ 118

第 6 章　三大營養素的關係　　人體與生俱來的高性能蓄電系統　119

- 6-1　全力維持血糖 ･･････････････････････････････ 120
- 6-2　糖質新生的三大途徑 ････････････････････････ 124
- 6-3　糖質新生的詳細過程 ････････････････････････ 132
- 6-4　無法以脂肪酸製造葡萄糖的原因 ･･････････････ 135
- 6-5　過量攝取的葡萄糖去哪兒？ ･･････････････････ 136
- Column　糖質新生 ･･････････････････････････････････ 138

第 7 章 維生素與礦物質　人體無法製造的微量營養素　139

- 7-1　維生素與礦物質的異同 …………………………………… 140
- 7-2　維生素的作用 ……………………………………………… 143
- 7-3　礦物質的作用 ……………………………………………… 147
- 7-4　維生素的角色 ……………………………………………… 150
- 7-5　礦物質的角色 ……………………………………………… 158
- Column　維生素E和維生素C去除自由基分子 ……………… 168

第 8 章 水與氧氣　與生命活動有關的重要營養素　169

- 8-1　水是和所有生命活動有關的營養素 ……………………… 170
- 8-2　水的作用 …………………………………………………… 175
- 8-3　氧氣的作用 ………………………………………………… 179
- 8-4　生物跟隨氧氣演化 ………………………………………… 181
- 8-5　氧氣是毒？ ………………………………………………… 182
- 8-6　表示營養素燃燒的「呼吸商」 …………………………… 184

終幕 ………………………………………………………………… 186

附錄　飲食與健康 ………………………………………………… 191
索引 ………………………………………………………………… 198

營養學的意義

營養學——
研究維持人類生命，使人能持續活動的食物，以及食物的功用。

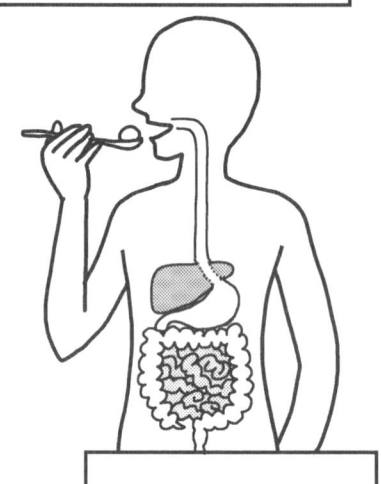

在人類的歷史中，營養學具有極大的功勞。

營養學知識有助於預防與治療疾病。

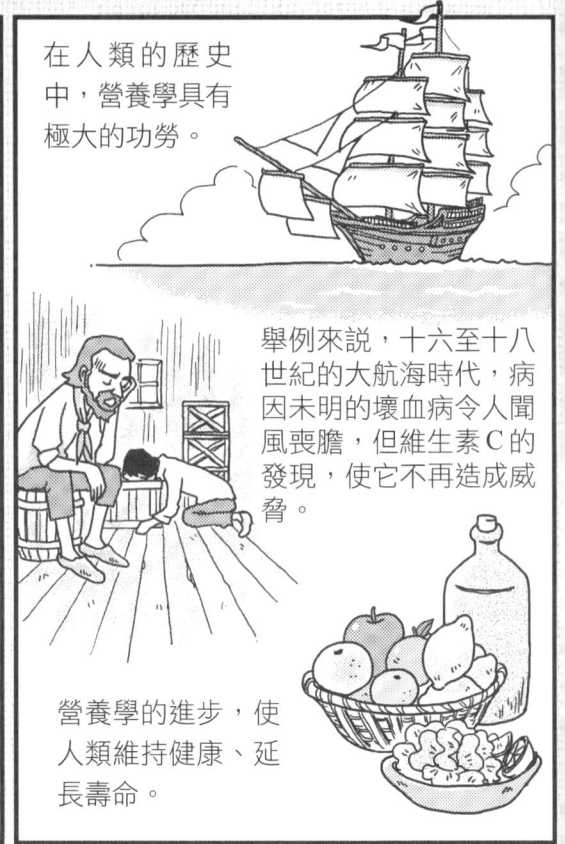

舉例來說，十六至十八世紀的大航海時代，病因未明的壞血病令人聞風喪膽，但維生素C的發現，使它不再造成威脅。

營養學的進步，使人類維持健康、延長壽命。

現在，營養師、管理營養師*等營養學專家服務於醫院、照護機構、中央廚房、托兒所、幼稚園、社福機構等，為人們的健康和幸福付出貢獻。
（*註：日本的營養師制度分為營養師和管理營養師，與台灣不同。）

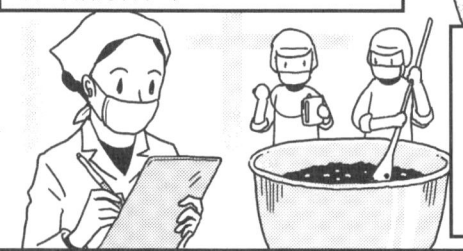

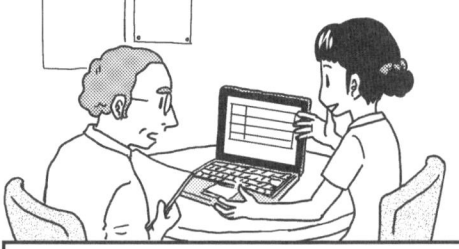

現代人的肥胖、糖尿病等文明病比例大增，由此可見，營養均衡的飲食習慣越來越重要。

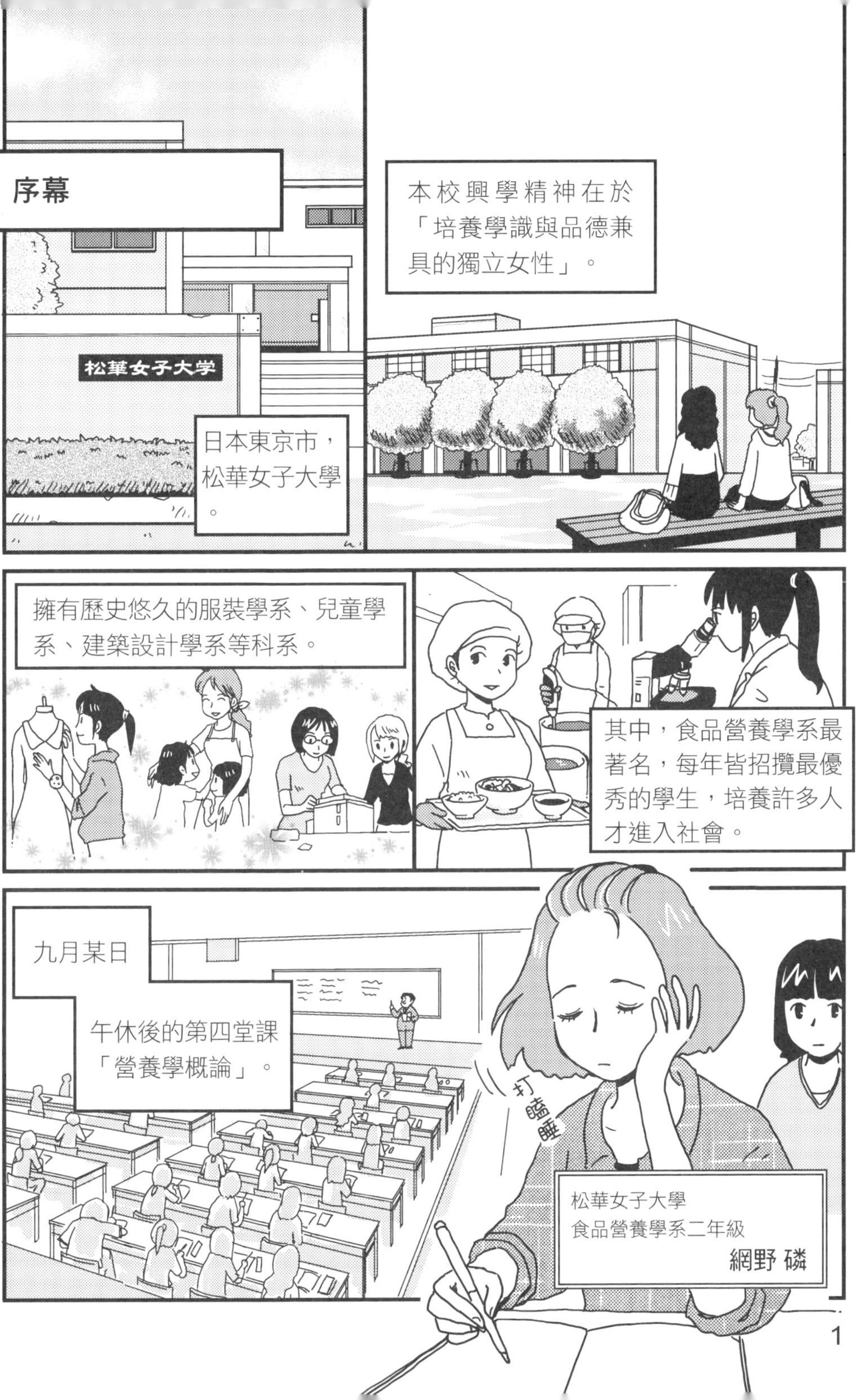

序幕

本校興學精神在於「培養學識與品德兼具的獨立女性」。

日本東京市，松華女子大學。

擁有歷史悠久的服裝學系、兒童學系、建築設計學系等科系。

其中，食品營養學系最著名，每年皆招攬最優秀的學生，培養許多人才進入社會。

九月某日

午休後的第四堂課「營養學概論」。

打瞌睡

松華女子大學
食品營養學系二年級

網野 磷

1

2

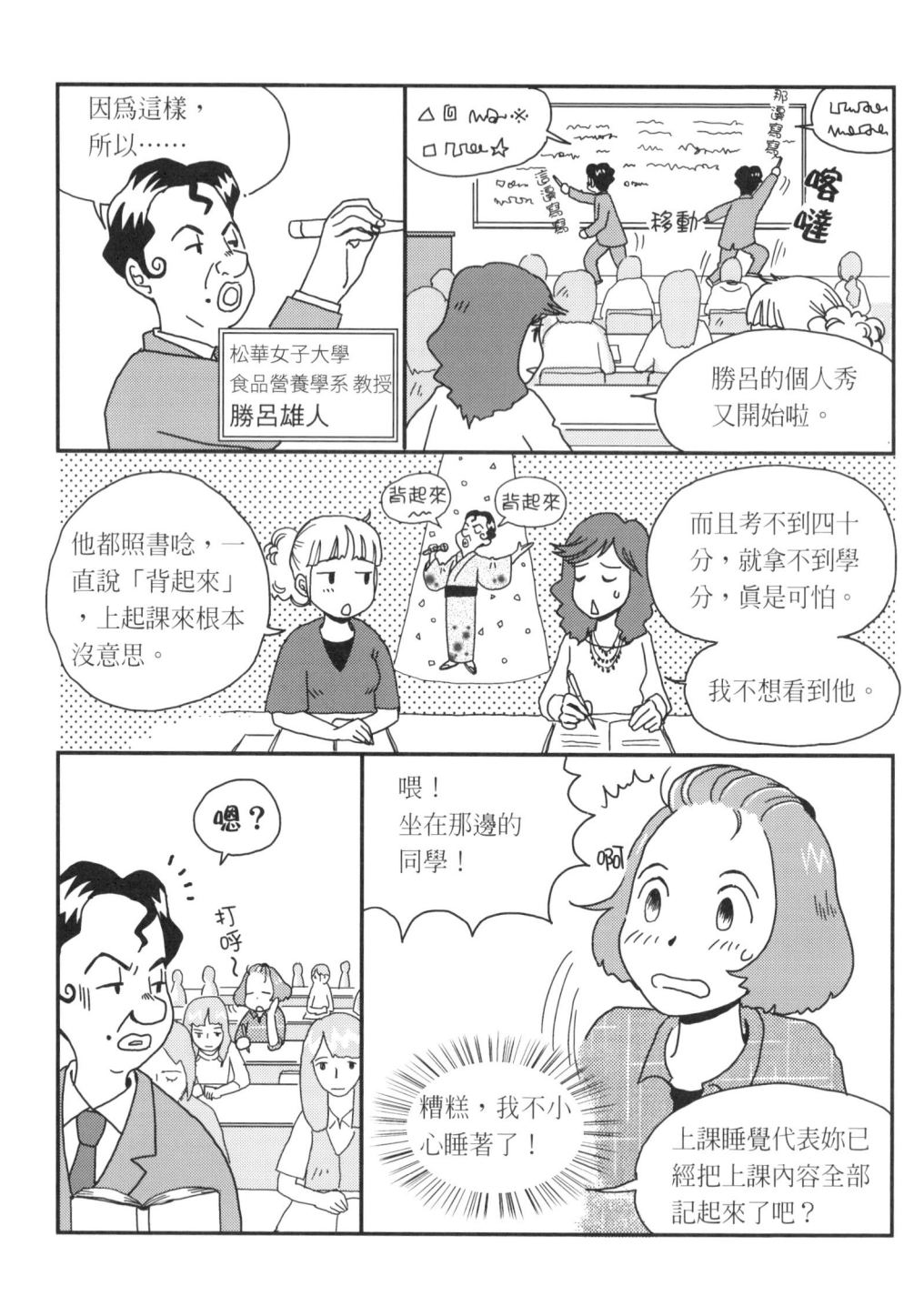

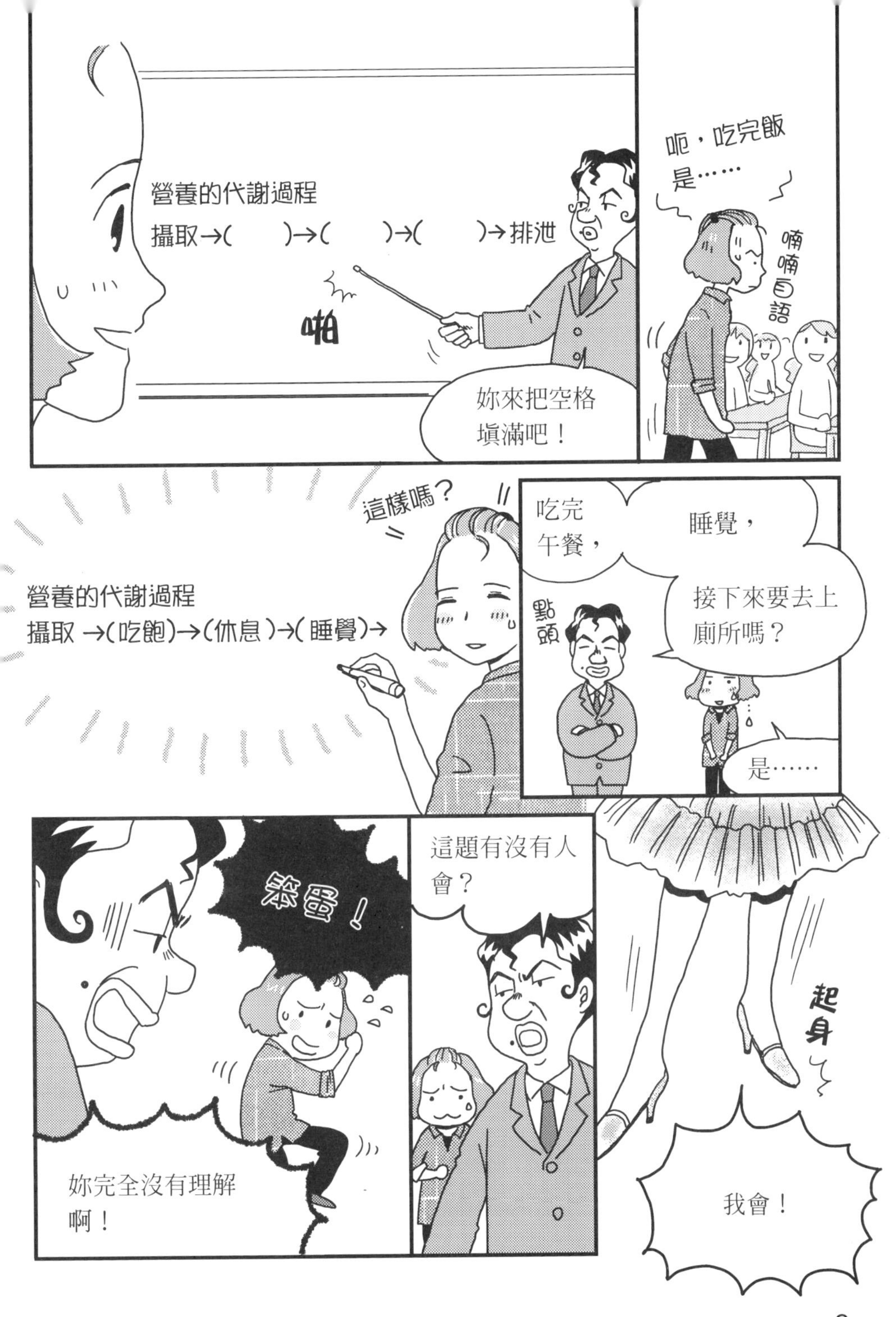

營養的代謝過程
攝取→( )→( )→( )→排泄

妳來把空格填滿吧!

呃,吃完飯是……

喃喃自語

這樣嗎?

營養的代謝過程
攝取→(吃飽)→(休息)→(睡覺)→

吃完午餐,

點頭

睡覺,

接下來要去上廁所嗎?

是……

起身

笨蛋!

這題有沒有人會?

妳完全沒有理解啊!

我會!

3

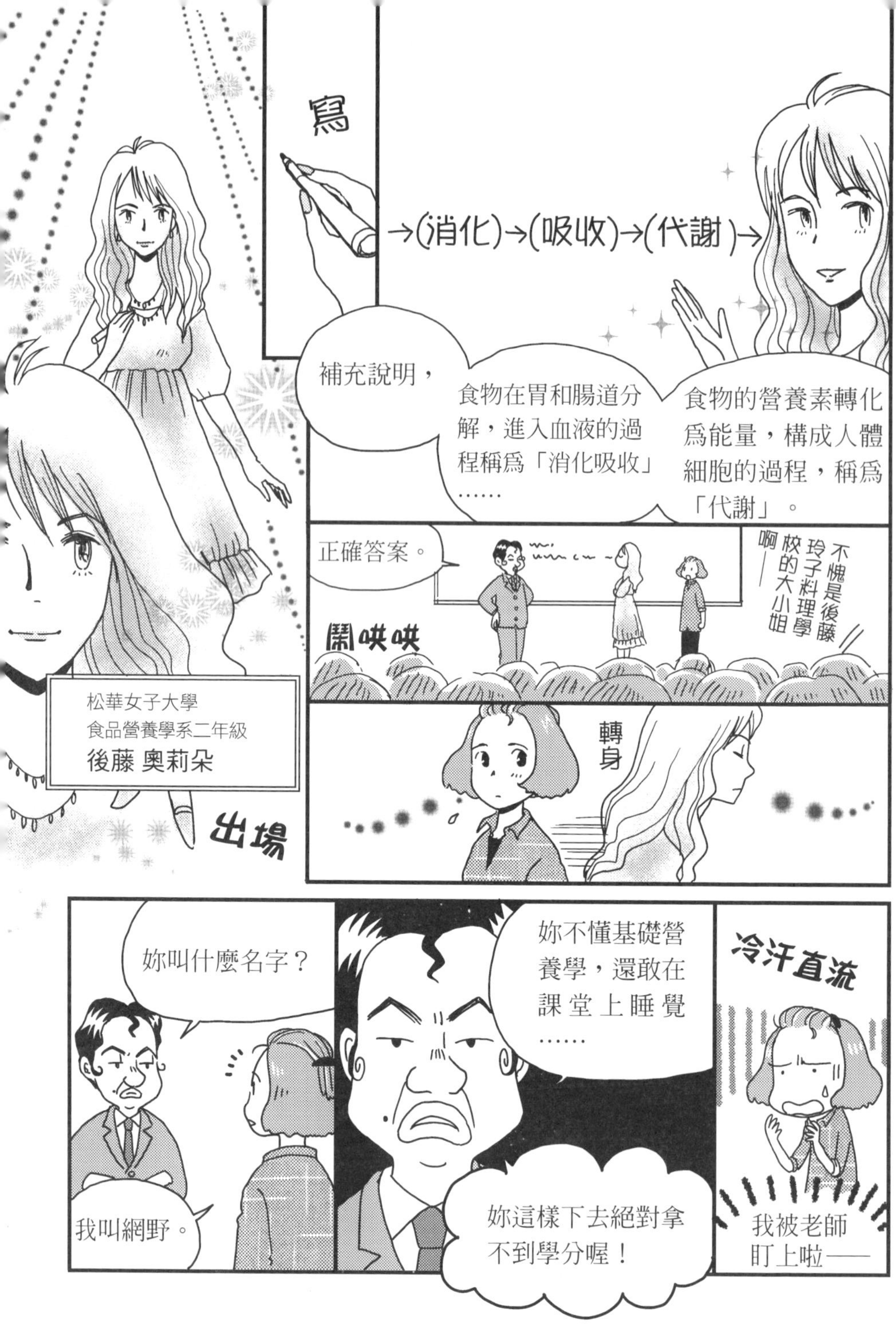

寫
→(消化)→(吸收)→(代謝)→
補充說明，
食物在胃和腸道分解，進入血液的過程稱爲「消化吸收」……
食物的營養素轉化爲能量，構成人體細胞的過程，稱爲「代謝」。
松華女子大學
食品營養學系二年級
後藤 奧莉朵
出場
正確答案。
鬧哄哄
不愧是後藤玲子料理學校的大小姐
啊——
轉身
妳叫什麼名字？
我叫網野。
妳不懂基礎營養學，還敢在課堂上睡覺……
妳這樣下去絕對拿不到學分喔！
冷汗直流
我被老師盯上啦——

第1章

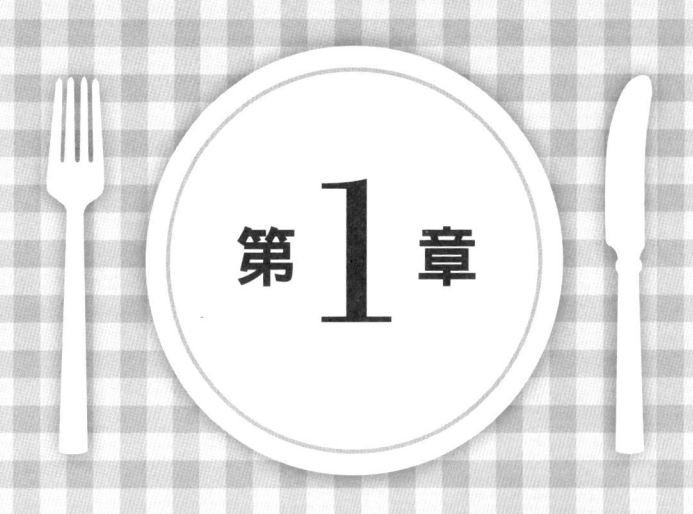

營養與營養素

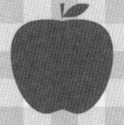

人類為何要進食?

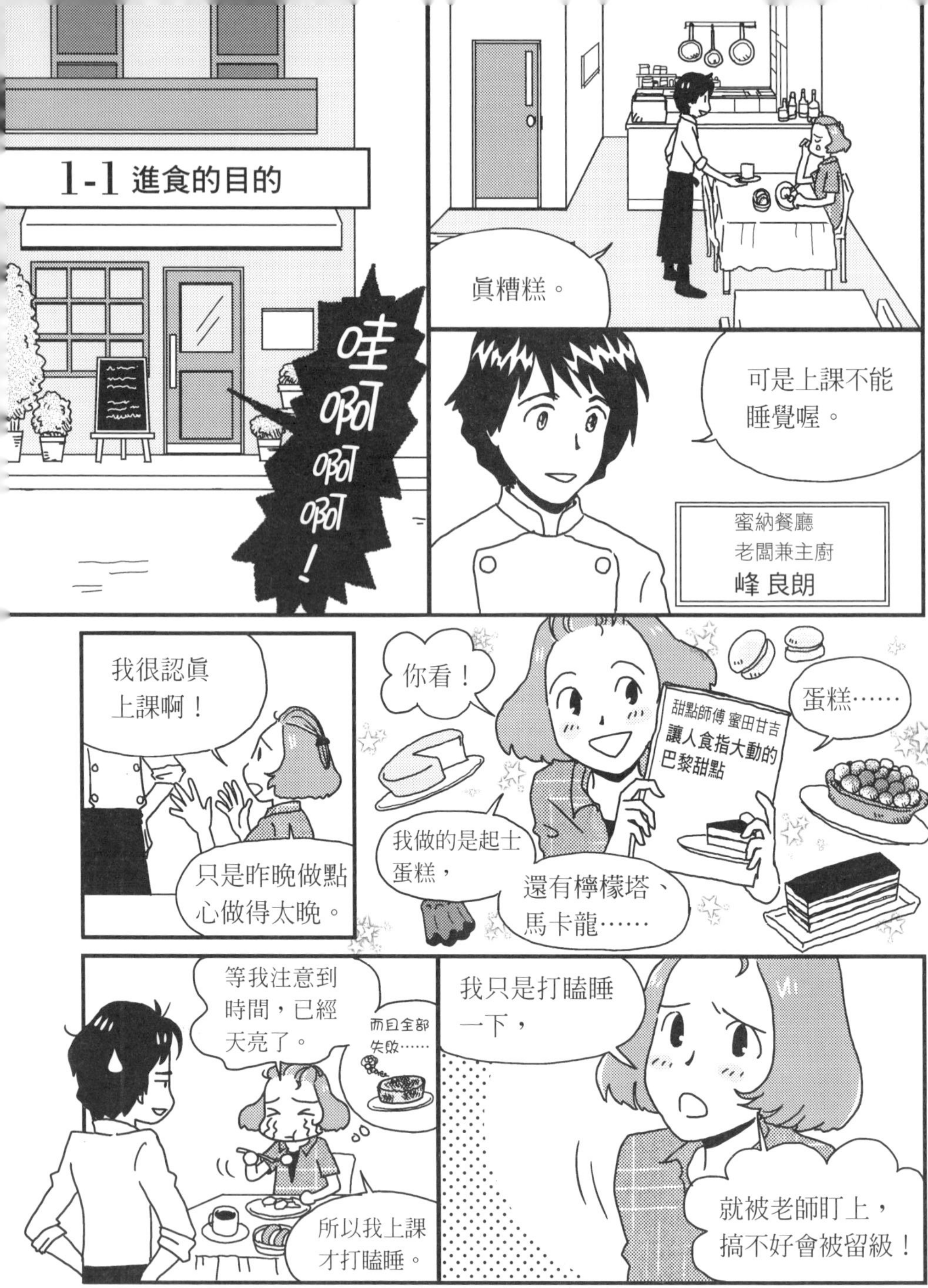
1-1 進食的目的
哇啊啊啊！
眞糟糕。
可是上課不能睡覺喔。
蜜納餐廳
老闆兼主廚
峰良朗
我很認眞上課啊！
只是昨晚做點心做得太晚。
你看！
甜點師傅 蜜田甘吉
讓人食指大動的巴黎甜點
我做的是起士蛋糕，
還有檸檬塔、馬卡龍……
蛋糕……
等我注意到時間，已經天亮了。
而且全部失敗……
所以我上課才打瞌睡。
我只是打瞌睡一下，
就被老師盯上，搞不好會被留級！

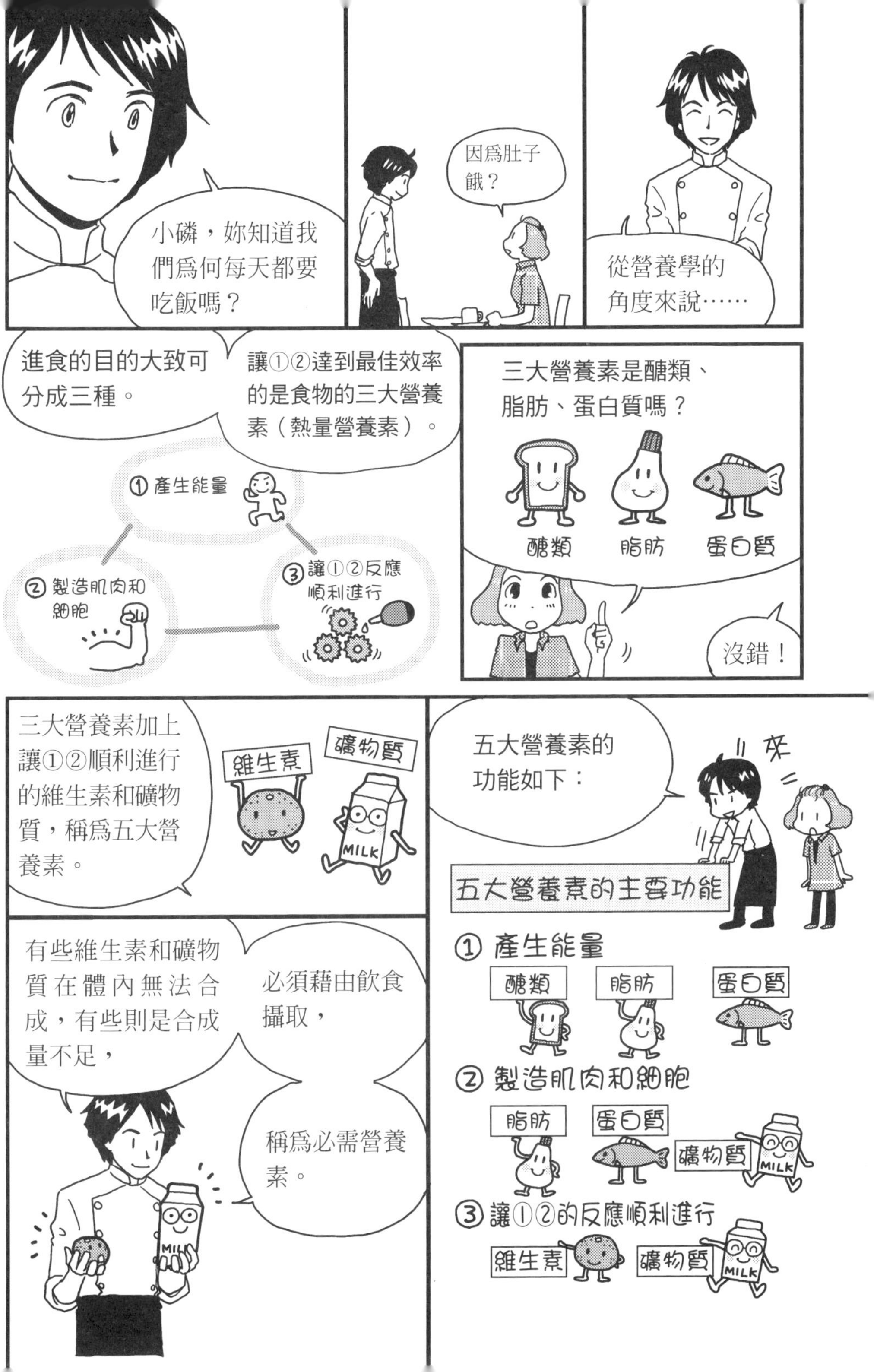

小磷，妳知道我們爲何每天都要吃飯嗎？
因爲肚子餓？
從營養學的角度來說……
進食的目的大致可分成三種。
讓①②達到最佳效率的是食物的三大營養素（熱量營養素）。
① 產生能量
② 製造肌肉和細胞
③ 讓①②反應順利進行
三大營養素是醣類、脂肪、蛋白質嗎？
醣類
脂肪
蛋白質
沒錯！
三大營養素加上讓①②順利進行的維生素和礦物質，稱爲五大營養素。
維生素
礦物質
MILK
五大營養素的功能如下：
來
五大營養素的主要功能
① 產生能量
醣類
脂肪
蛋白質
② 製造肌肉和細胞
脂肪
蛋白質
礦物質
MILK
③ 讓①②的反應順利進行
維生素
礦物質
MILK
有些維生素和礦物質在體內無法合成，有些則是合成量不足，
必須藉由飲食攝取，
稱爲必需營養素。
MILK

不過，食物除了含有營養素，

還含有「非營養素」，最具代表性的是膳食纖維。

膳食纖維

例如牛蒡和蒟蒻的膳食纖維豐富，

有助於改善便秘。

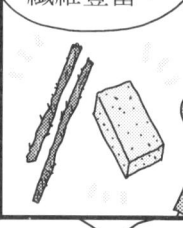

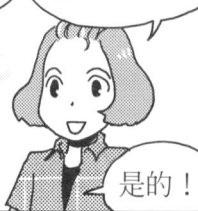

是的！

除了膳食纖維，大豆和紅酒所含的多酚類等機能性成分，也屬於非營養素。

另外，別忘記我們生存所需的水和氧氣。

水和氧氣雖然不屬於營養素，但具有重要的功能。

五大營養素	非營養素
三大營養素： ・醣類（碳水化合物） ・脂肪 ・蛋白質 ・維生素 ・礦物質	・膳食纖維 ・機能性成分 其他 ・水 ・氧氣

原來如此

妳知道嗎？

我們常說的「這種食物很有營養」這句話，

嚴格來說，有哪裡不對呢？

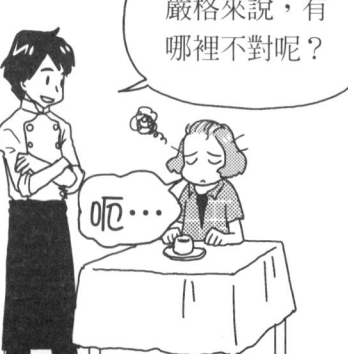

呃…

其實「營養」和「營養素」的定義不同，如下：

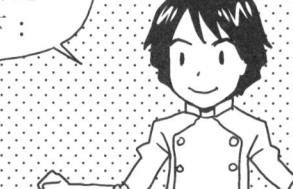

營養（nutrition）
攝取食物，以經過消化、吸收的食物成分，維持健全的生命活動。

營養素（nutrient）
消化、吸收食物所得的成分。

1-2 營養是什麼？

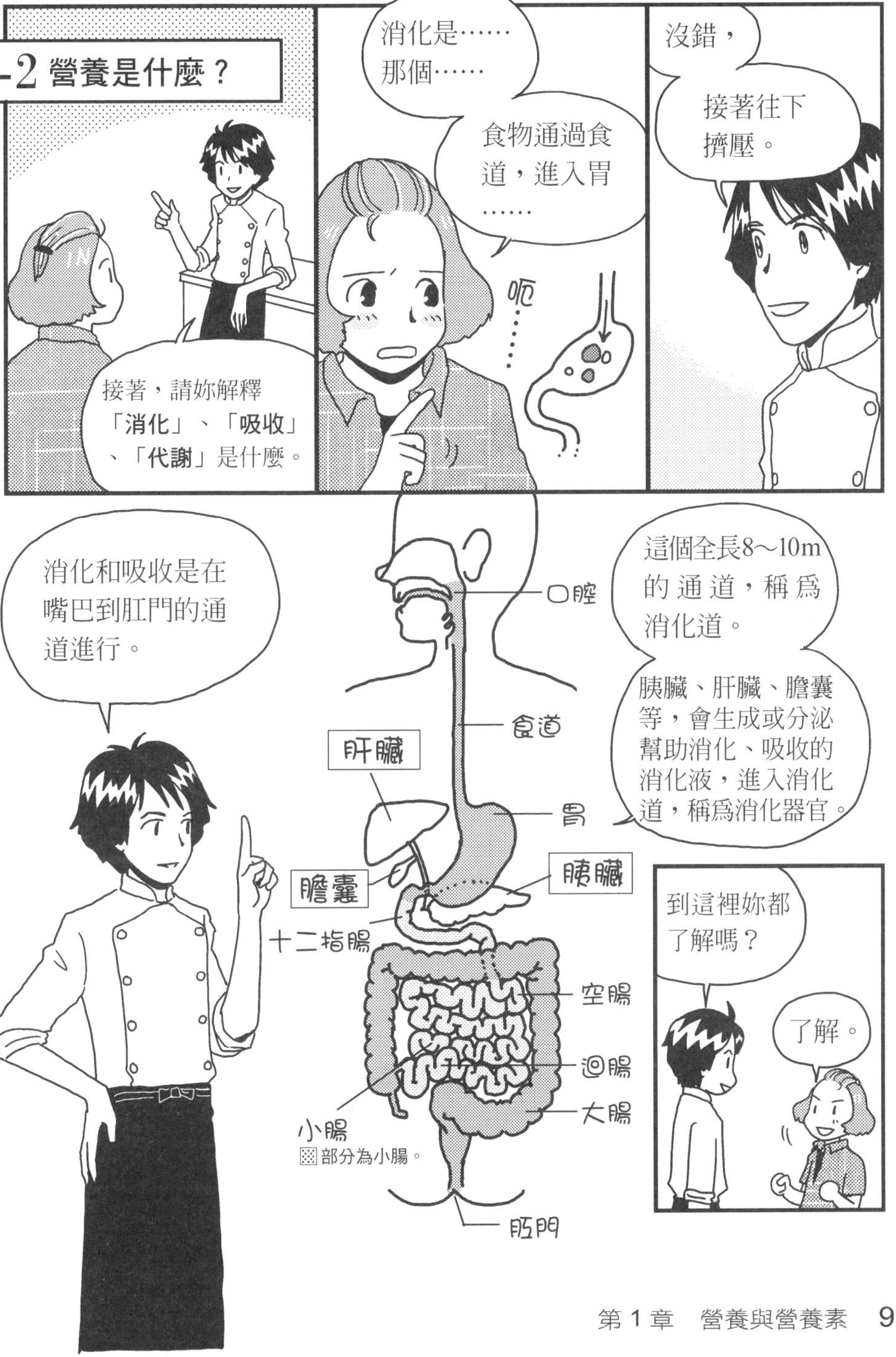

接著，請妳解釋「消化」、「吸收」、「代謝」是什麼。
消化是……那個……
食物通過食道，進入胃……
呃……
沒錯，
接著往下擠壓。
消化和吸收是在嘴巴到肛門的通道進行。
這個全長8～10m的通道，稱爲消化道。
胰臟、肝臟、膽囊等，會生成或分泌幫助消化、吸收的消化液，進入消化道，稱爲消化器官。
口腔
食道
肝臟
胃
膽囊
胰臟
十二指腸
空腸
迴腸
大腸
小腸
▨部分為小腸。
肛門
到這裡妳都了解嗎？
了解。

10

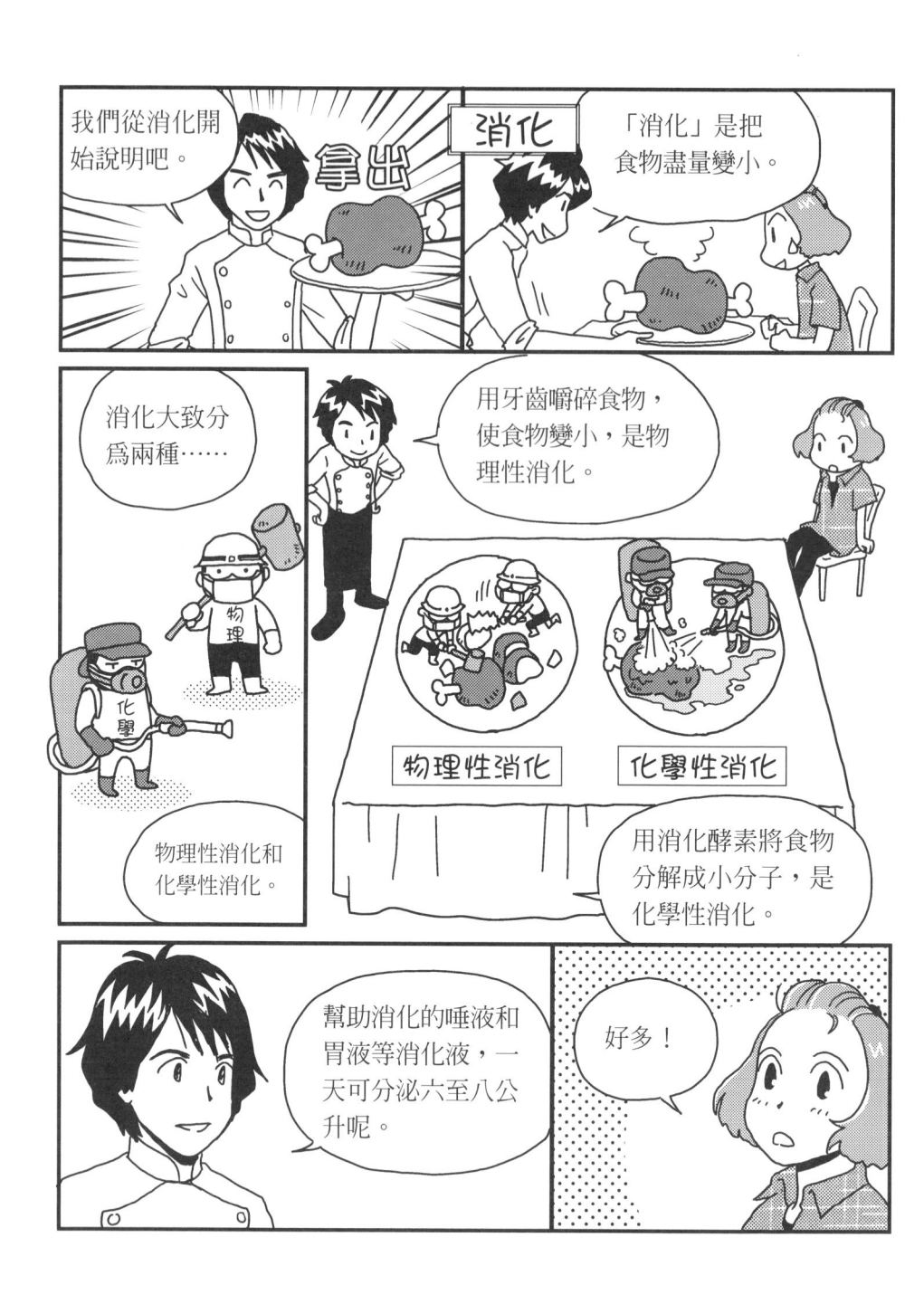

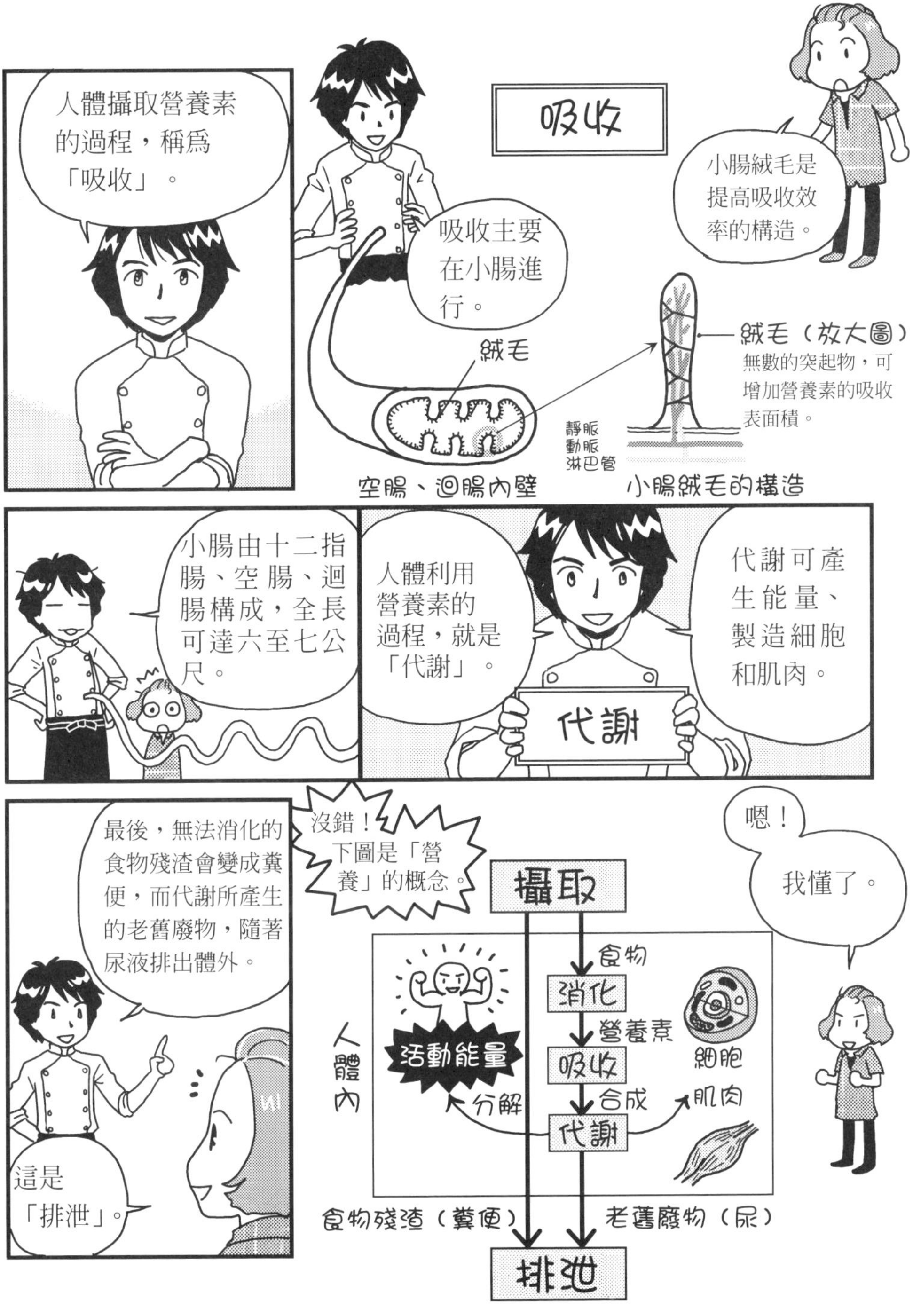

人體攝取營養素的過程，稱為「吸收」。

吸收

吸收主要在小腸進行。

小腸絨毛是提高吸收效率的構造。

絨毛

空腸、迴腸內壁

靜脈
動脈
淋巴管

絨毛（放大圖）
無數的突起物，可增加營養素的吸收表面積。

小腸絨毛的構造

小腸由十二指腸、空腸、迴腸構成，全長可達六至七公尺。

人體利用營養素的過程，就是「代謝」。

代謝

代謝可產生能量、製造細胞和肌肉。

最後，無法消化的食物殘渣會變成糞便，而代謝所產生的老舊廢物，隨著尿液排出體外。

這是「排泄」。

沒錯！下圖是「營養」的概念。

嗯！
我懂了。

攝取
↓ 食物
消化
↓ 營養素
吸收
↓ 合成 → 細胞、肌肉
代謝
↑ 分解
活動能量

人體內

食物殘渣（糞便）　老舊廢物（尿）
↓
排泄

第 1 章　營養與營養素　11

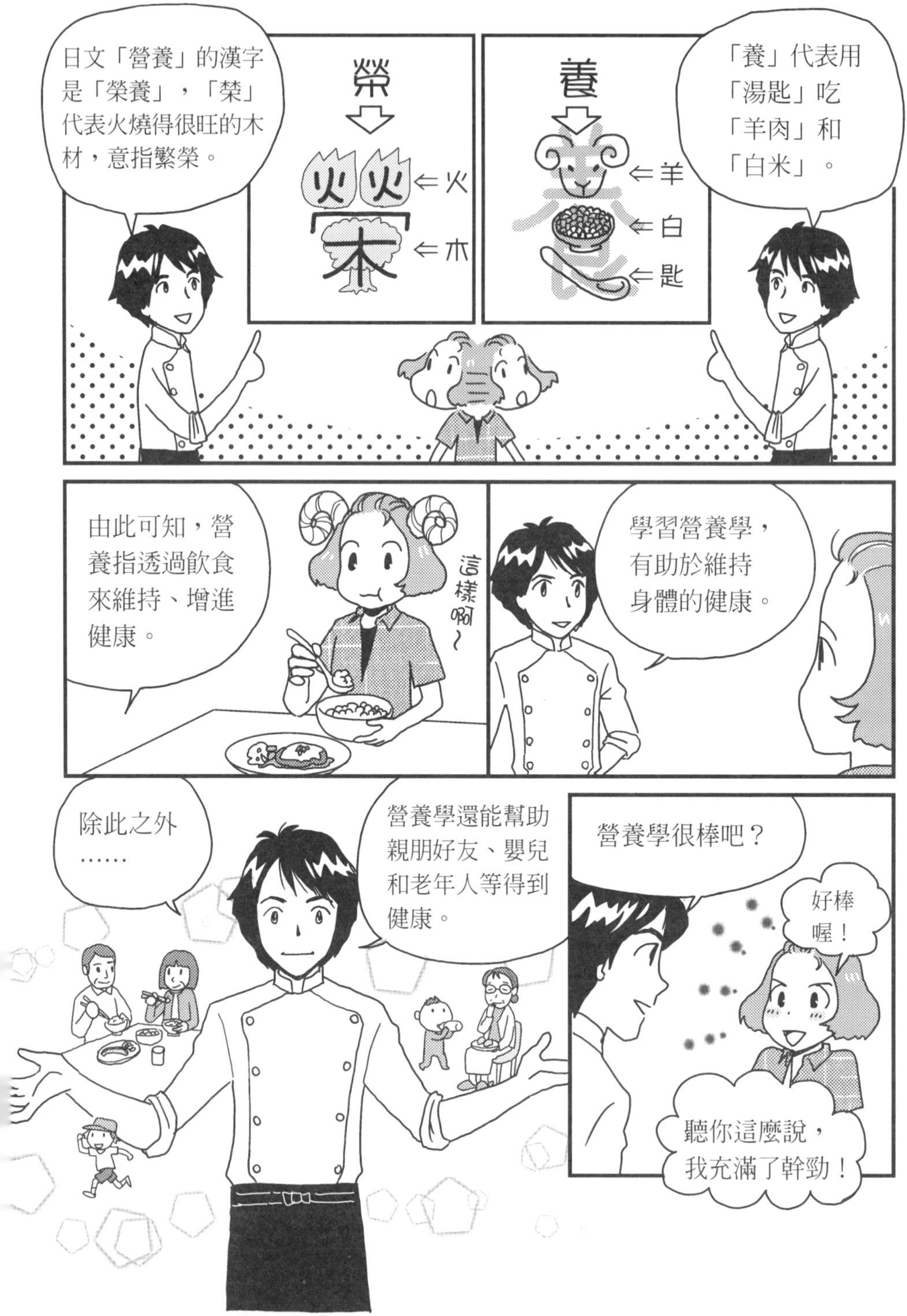
日文「營養」的漢字是「榮養」，「榮」代表火燒得很旺的木材，意指繁榮。
榮
火
火
木
養
羊
白
匙
「養」代表用「湯匙」吃「羊肉」和「白米」。
由此可知，營養指透過飲食來維持、增進健康。
這樣啊～
學習營養學，有助於維持身體的健康。
除此之外……
營養學還能幫助親朋好友、嬰兒和老年人等得到健康。
營養學很棒吧？
好棒喔！
聽你這麼說，我充滿了幹勁！

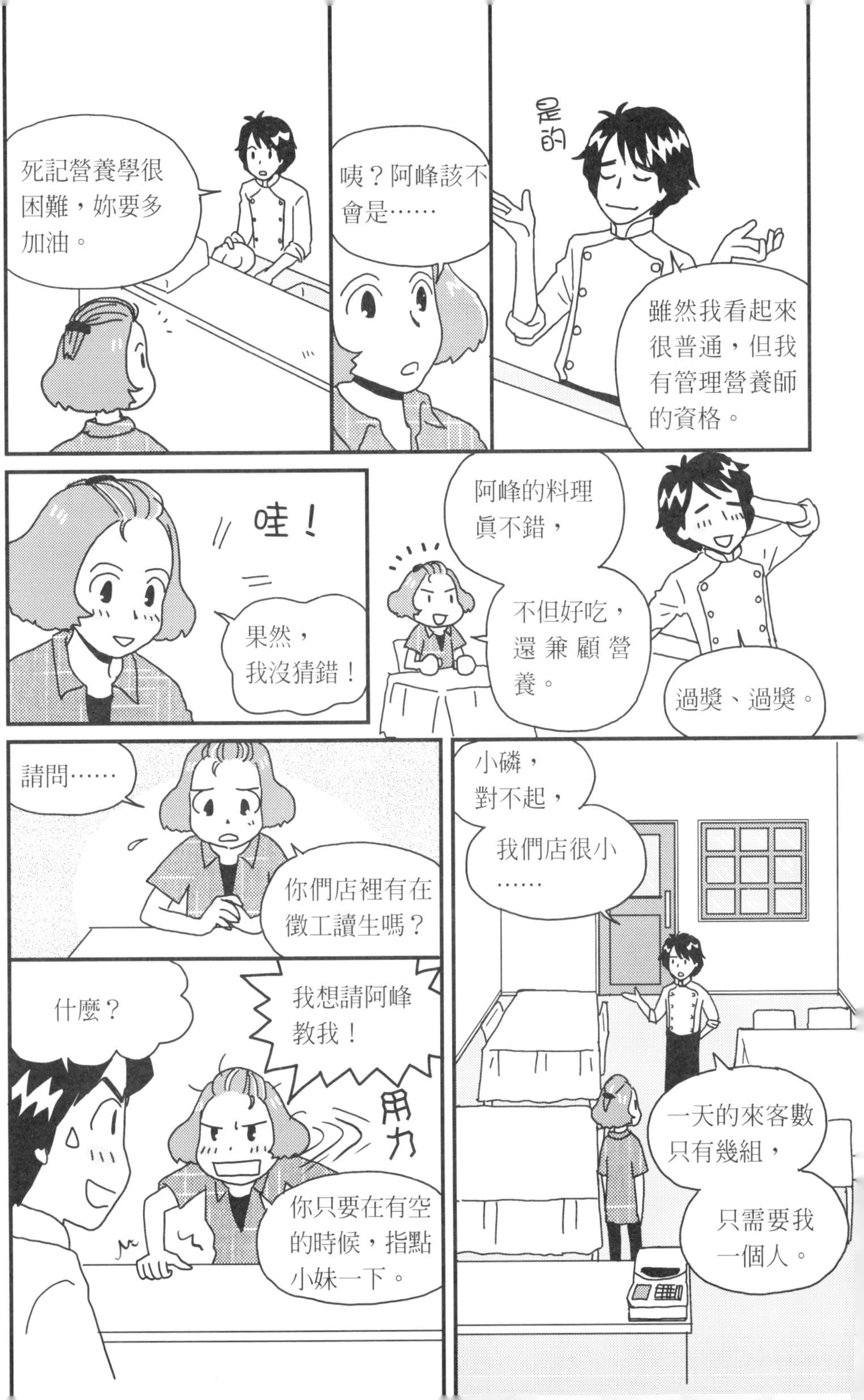
死記營養學很困難，妳要多加油。
咦？阿峰該不會是……
是的
雖然我看起來很普通，但我有管理營養師的資格。
哇！
果然，我沒猜錯！
阿峰的料理眞不錯，
不但好吃，還兼顧營養。
過獎、過獎。
請問……
你們店裡有在徵工讀生嗎？
小磷，對不起，
我們店很小……
一天的來客數只有幾組，
只需要我一個人。
什麼？
我想請阿峰教我！
用力
你只要在有空的時候，指點小妹一下。

14

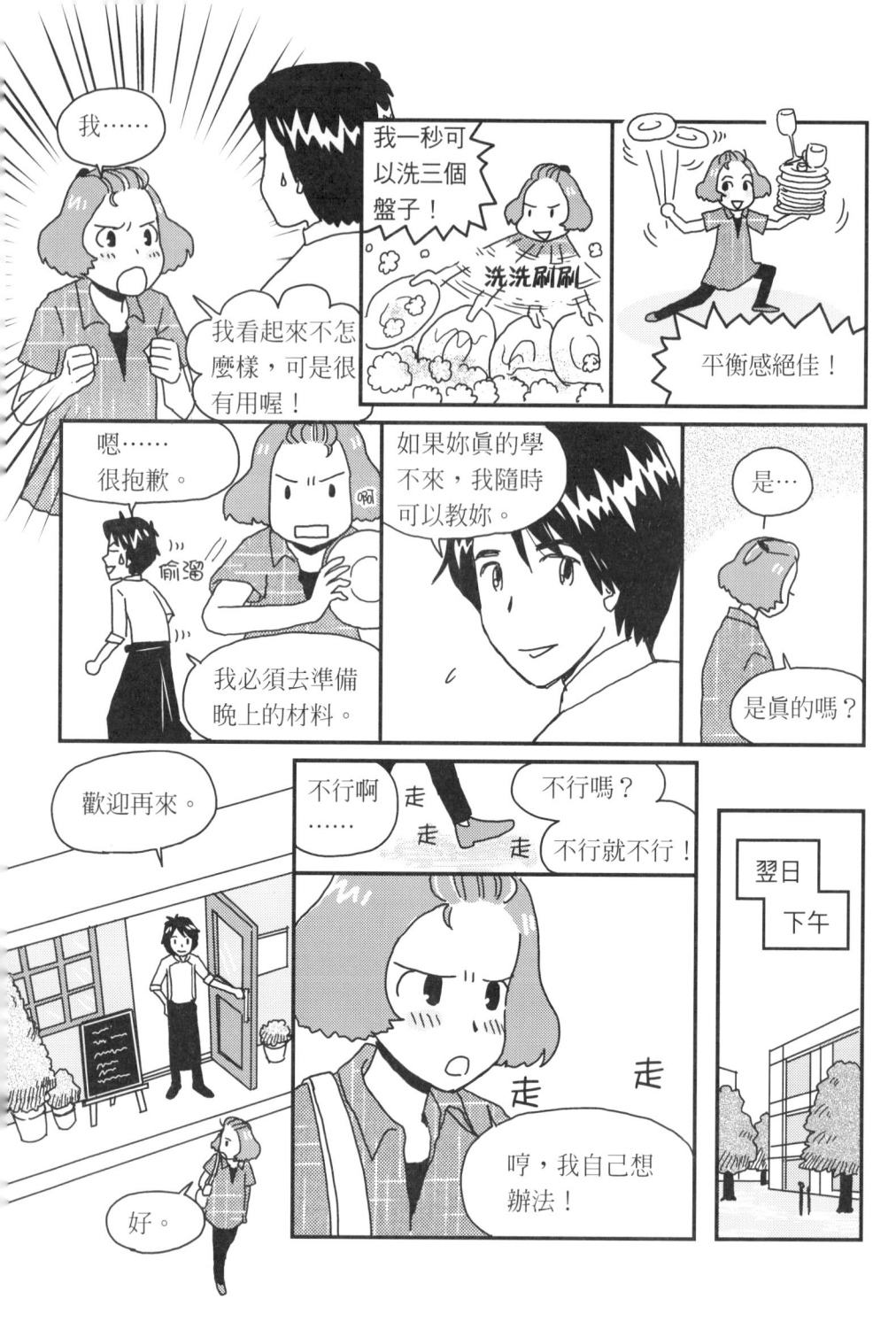

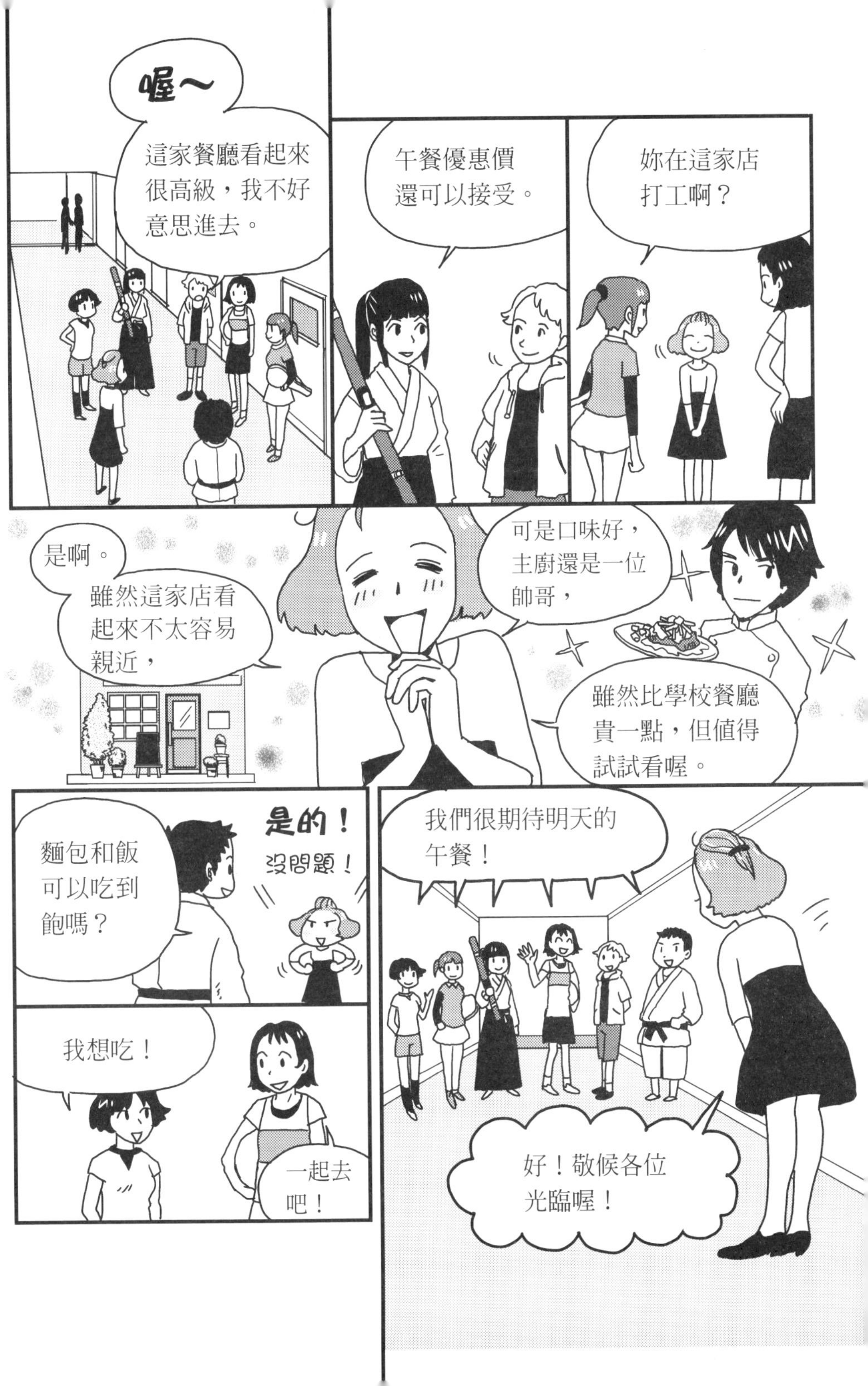

喔～
這家餐廳看起來很高級，我不好意思進去。
午餐優惠價還可以接受。
妳在這家店打工啊？
是啊。
雖然這家店看起來不太容易親近，
可是口味好，主廚還是一位帥哥，
雖然比學校餐廳貴一點，但值得試試看喔。
麵包和飯可以吃到飽嗎？
是的！
沒問題！
我想吃！
一起去吧！
我們很期待明天的午餐！
好！敬候各位光臨喔！

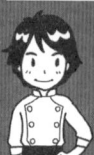

> **Follow up**
>
> 我們攝取食物所含的營養素，作為能量來源，維持生命。
> 然而，食物的能量如何維持我們的生命？為了有效獲得能量，我們該攝取哪些食物？

1-3　人體活動需要能量

　　人體由超過六十兆個細胞所組成，細胞一個個集合起來，形成各種組織，例如：覆蓋體表的上皮組織、掌管運動的肌肉組織等。這些組織所形成的心臟和肝臟等器官，二十四小時持續運轉。人體會產生新的細胞來取代衰老的細胞，以此維持生命，保持健康。

　　大部分的人體活動我們都感覺不到，例如：消化食物、吸收營養素、器官傳送飢餓感和飽足感給大腦、腦神經細胞將飽足感的訊息傳送給各器官、人體將吸收的營養素送到肝臟和肌肉幫助它們運作，然而進行這些活動都需要能量。

人體不斷製造能量分子

人體將營養素轉換為能量來源 ATP，日夜不休地運行。

我們藉由食物獲得能量，以營養學的角度來說，即是「透過消化、吸收、代謝營養素，產生ATP（三磷酸腺苷[※1]）高能量分子，人體再分解ATP以獲得能量」。（第2章將詳細說明ATP。）人體必須不斷製造ATP，一旦無法製造就會死亡，因此進食的最大目的即是製造ATP。

1-4 能量的四大用途

睡覺時，人體會利用能量進行各種活動。

人體運用能量所進行的活動大致可分為四種，如右表1-1。

表1-1　能量的用途

1. 維持體溫
2. 肌肉收縮
3. 合成與分解人體組成成分
4. 主動運輸

　　我們先來看「維持體溫」，人體為了保持一定的體溫，當然需要能量。

　　人體進行走路、跑步、投擲等運動，肌肉會「收縮」，即使是眼、鼻、口、手所做的微小動作，也會消耗能量，甚至是心臟如幫浦般，無意識進行的動作，都會消耗能量。

　　「合成與分解人體組成成分」是將小分子組合成大分子，將大分子分解成小分子。舉例來說，一個葡萄糖（醣類的最小單位）可以結合成肝醣，以儲存能量，當人體需要能量，便可將肝醣分解成葡萄糖，產生能量。

　　一般人可能比較不熟悉「主動運輸」（active transport），是指透過細胞膜的「幫浦」，調整細胞內外側的分子、離子濃度差與進出。細胞內外側皆是由脂肪所構成的細胞膜來區隔，細胞膜具有小洞，可讓固定大小的分子與離子通過。一般來說，分子和離子會從高濃度流向低濃度，使細胞膜內外側維持相同濃度，但是「主動運輸」會使分子和離子從低濃度往高濃度逆向運輸[※2]，因此需要消耗許多能量。

[※1] 三磷酸腺苷，又稱腺苷三磷酸。
[※2] 使分子與離子流動的動力是滲透壓。

第1章　營養與營養素

主動運輸

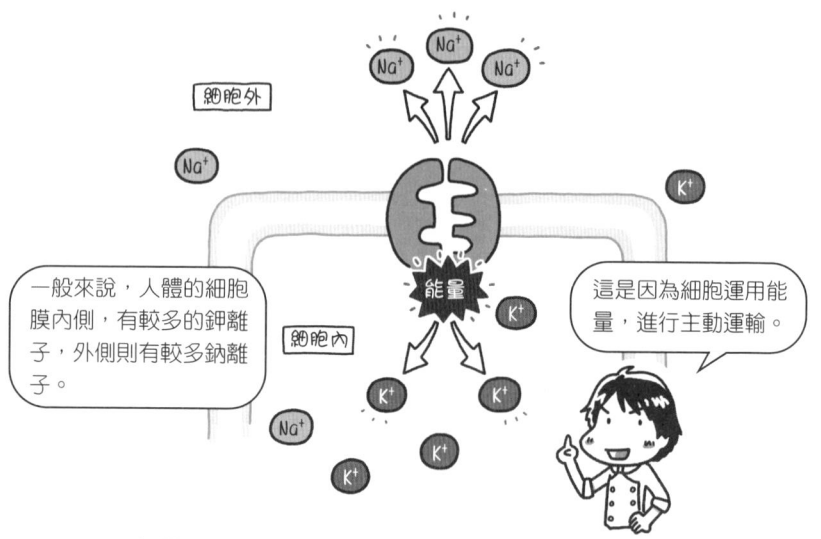

一般來說，人體的細胞膜內側，有較多的鉀離子，外側則有較多鈉離子。

這是因為細胞運用能量，進行主動運輸。

主動運輸以違反自然流動的方向，運輸細胞內外側的特定物質。

1-5 太陽是能量來源──葡萄糖儲存能量

人體獲得能量的最簡單方法，是利用葡萄糖。葡萄糖屬於醣類最小單位──「單醣」的一種，對人體的生命活動來說，是最重要的醣類。

葡萄糖的英文是 glucose，可見葡萄等水果富含葡萄糖。澱粉由許多葡萄糖聚合而成。人類一直以來都很喜歡吃含澱粉的食物，是因為經由本能與經驗得知，攝取澱粉能有效維持生命。世界三大穀物：米、小麥、玉米，以及大麥和蕎麥所含的澱粉，都是人類的主食，而粟、稗、黍等稻科雜糧，地瓜和馬鈴薯等根莖類，歐洲人也會用來當作救災食物（用以度過饑荒）。

我們認為穀類和水果好吃，是因為它們含有葡萄糖。

妳知道我們從穀物獲取的能量，原來是什麼嗎？

原來？什麼意思？

提示是……能量不是憑空而來。所有的能量都可變成光和熱的型態。根據這個提示，妳認為食物的能量來源是什麼呢？

食物的能量來源？

是陽光！

植物接收陽光，進行光合作用。光合作用利用陽光的光子（photon）所具有的能量，和水（H_2O）、二氧化碳（CO_2）作用，製造葡萄糖，數萬個葡萄糖分子聚合才能形成澱粉，因此可說澱粉充滿了太陽的能量。我們吃下含有澱粉的食物，進行消化，分解為葡萄糖，再代謝葡萄糖以獲得能量。簡而言之，太陽是我們最根本的能量來源。

太陽是一切能量的來源

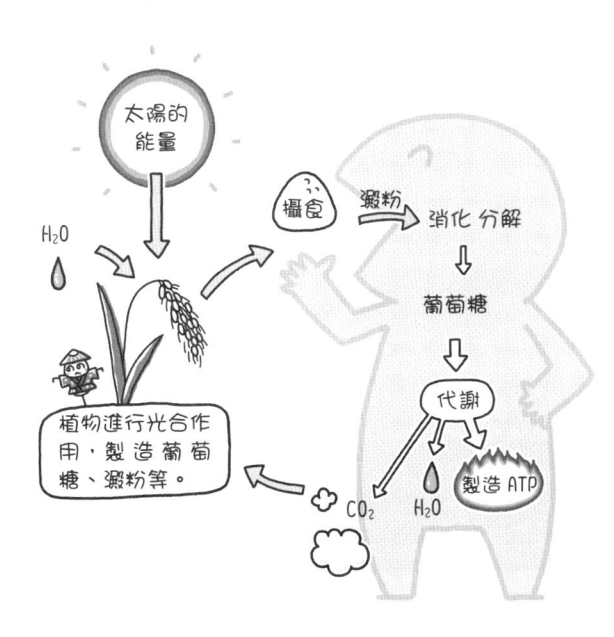

營養學的基礎化學

營養學和化學密切相關,我們能以化學深入了解人體消化、吸收、代謝的反應。在此簡單說明本書提及的分子式、結構式與化學式,已經知道的讀者可以跳過這個部分。

❖ **分子式和結構式**

人體和世上的各種物質都由原子組成。兩個以上原子結合而成的分子,稱為化合物。以碳原子（C）為基本架構的化合物,稱為有機化合物。

分子的結構看似原子和原子手牽手,連結原子的「手」稱為「鍵結」,氧有兩個鍵結、碳有四個、氫有一個,各有不同。

原子和原子之間以一個鍵結連接,稱為單鍵;以兩個鍵結連接,稱為雙鍵。水（H_2O）是單鍵,二氧化碳（CO_2）是雙鍵。以化學符號和數字表示分子組成（原子的種類與數量）,稱為分子式;表示原子如何鍵結的,則是結構式。

分子式和結構式

	水	二氧化碳
分子式	H_2O	CO_2
結構式	H—O—H	O=C=O

❖ **化學反應式**

人體進行各種化學反應以維持生命。以化學符號表示物質變化的式子,稱為化學反應式。氫和氧反應形成水,化學反應式如下:

反應前　反應後
$$2H_2 + O_2 \rightarrow 2H_2O$$

化學反應式左右兩邊的原子數量必須相等,因此以係數（左邊H_2前面的「2」,O_2為「1」;右邊H_2O前面的「2」）調整原子數量,這個化學反應式含有四個氫原子和兩個氧原子。

❖ 官能基與轉換基

　　有機化合物超過三百萬種，化學性質皆不同，有些會「溶於水」，有些則會「通電」、「在空氣中燃燒」等，有機化合物依這種反應和性質分類，同一類化合物由相同的原子組成，或具有相同的結構，稱為官能基。可以和有機化合物的氫原子轉換的官能基，稱為轉換基。擁有不同種類官能基的化合物，具有不同性質。

主要轉換基和化合物性質

基	名稱	性質
$-NH_2$	氨基	鹼性。易溶於水。
$-COOH$	羧基（carboxy group※）	酸性。易溶於水。
$-OH$	羥基（氫氧基）	中性。碳數低者易溶於水。
$-CHO$	醛基	易氧化，可作還原劑。

※ carboxy group 亦寫成 carboxyl group，本書根據 IUPAC，寫成 carboxy group。

　　以常見的甲醇和乙醇為例，可知轉換基會使化合物性質改變。

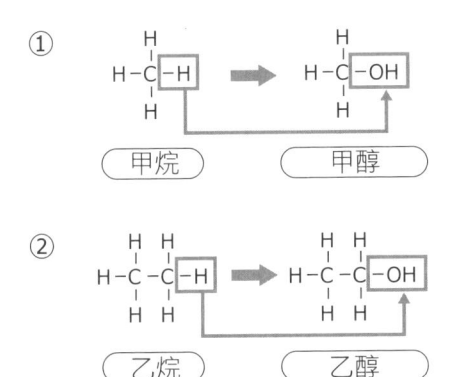

① 甲烷 → 甲醇

② 乙烷 → 乙醇

①甲烷（CH_4, methane）為瓦斯的主要成分，氫（H）被羥基（$-OH$）取代，變為易溶於水的甲醇（methanol）。甲醇是常見的酒精燈燃料。

②乙烷（$C_{12}H_6$, ethane）是石油氣和天然氣的成分，是製造乙烯的原料，氫（H）被羥基（$-OH$）取代會變成易溶於水的乙醇（ethanol）。乙醇又稱為乙基醇（ethyl alcohol），是酒的主成分。

※物質易溶於水的化學性質稱為「親水性」，不易溶於水的性質稱為「疏水性」。

第 1 章　營養與營養素

為什麼一日要吃三餐？

一日三餐的習慣看似普遍，卻是人們到近代才有的習慣。以前人們大多一日吃兩餐，直到農業技術發達，農作物的產量增加，才漸漸形成一日三餐的習慣。

日本人不吃糙米改吃白米之後，發生了一件大事——腳氣病的流行。腳氣病在日本又稱為「江戶病」、「大阪腫」，德川將軍和公主即死於腳氣病，明治天皇也深受其害，因為當時還沒發現維生素的功能。

營養素不均衡有害健康。不同營養素具有不同功能，一種營養素不可攝取過多或過少。日本的「日本人飲食攝取基準」※訂定了各種營養素的必需攝取量，方便日本人以此確認食物所含的營養素，決定自己要吃什麼。

為了保持健康，我們須注意攝取量。為了獲得一天所需的能量，一日只吃兩餐，可能會使每餐的分量過多，吃三餐則不會。吃太多對健康有害，不但會肥胖，罹患糖尿病等疾病的機率也會增加。日本江戶時代初期的儒學者貝原益軒（1630-1714）在《養生訓》提到，「八分飽」最有益於健康，因為他於平均壽命未滿四十歲的年代活到八十四歲，因此更有說服力。

一日三餐與兩餐的優劣，現在還沒有定論，不過從易於獲得必需營養素，且可防止飲食過量的觀點來看，一日三餐是很好的習慣。

※日本人每天必需能量和營養素的攝取量標準（日本厚生勞動省訂定）。

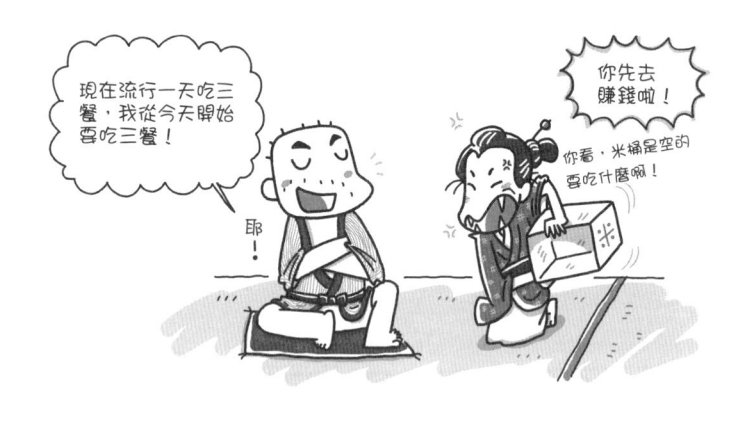

第 2 章

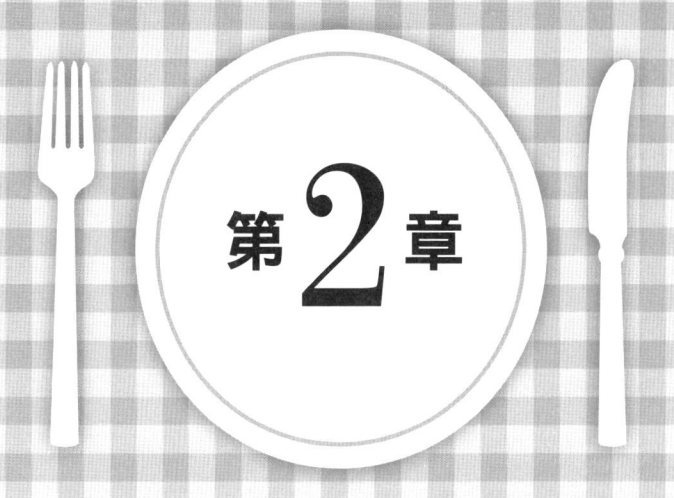

產生能量的機制

ATP 的製造是生存的依據

2-1 ATP是什麼？

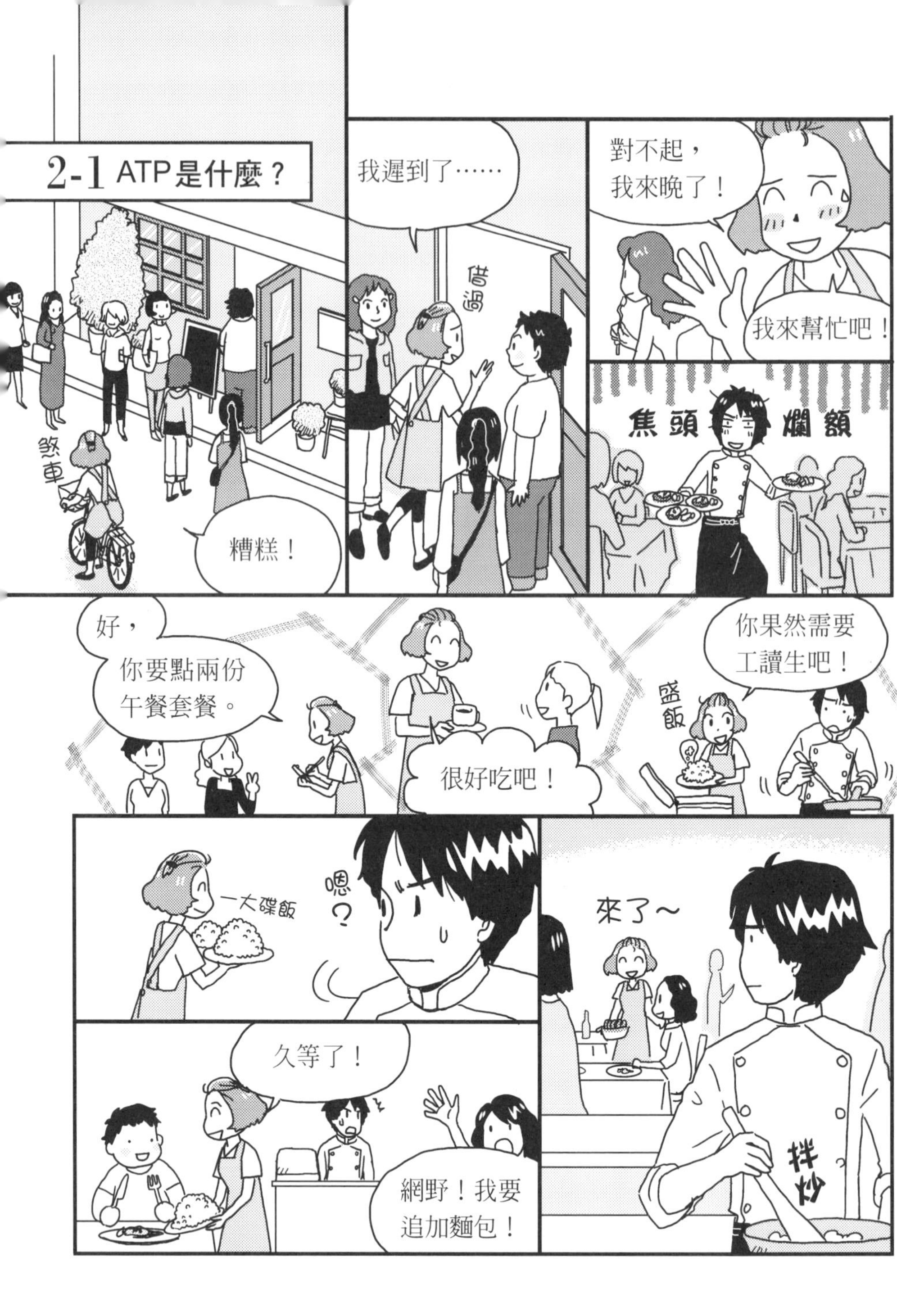

煞車
糟糕！
我遲到了……
借過
對不起，我來晚了！
我來幫忙吧！
焦頭爛額
好，你要點兩份午餐套餐。
很好吃吧！
盛飯
你果然需要工讀生吧！
一大碟飯
嗯？
來了～
拌炒
久等了！
網野！我要追加麵包！

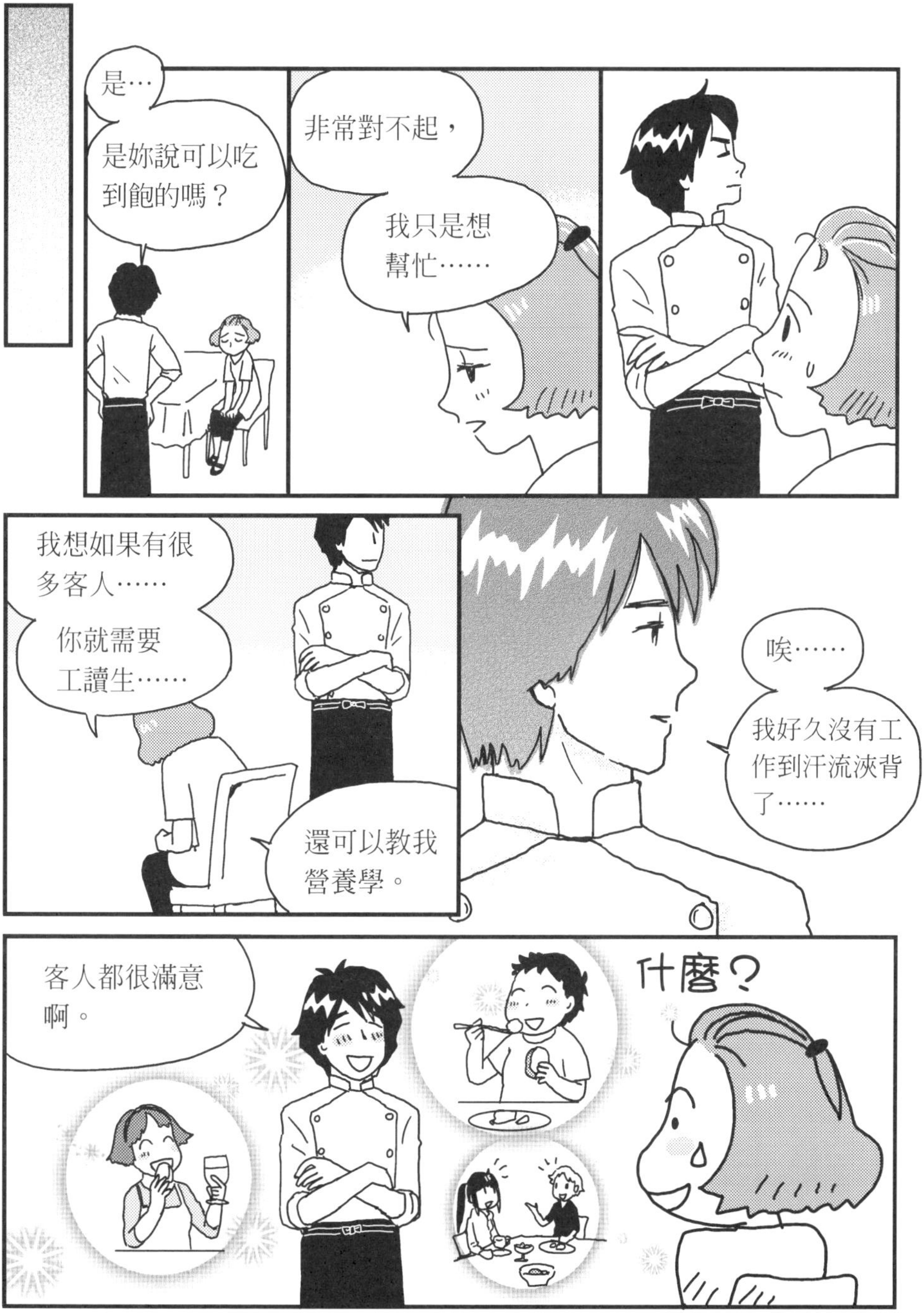
是…
是妳說可以吃到飽的嗎？
非常對不起，
我只是想幫忙……
我想如果有很多客人……
你就需要工讀生……
還可以教我營養學。
唉……
我好久沒有工作到汗流浹背了……
客人都很滿意啊。
什麼？

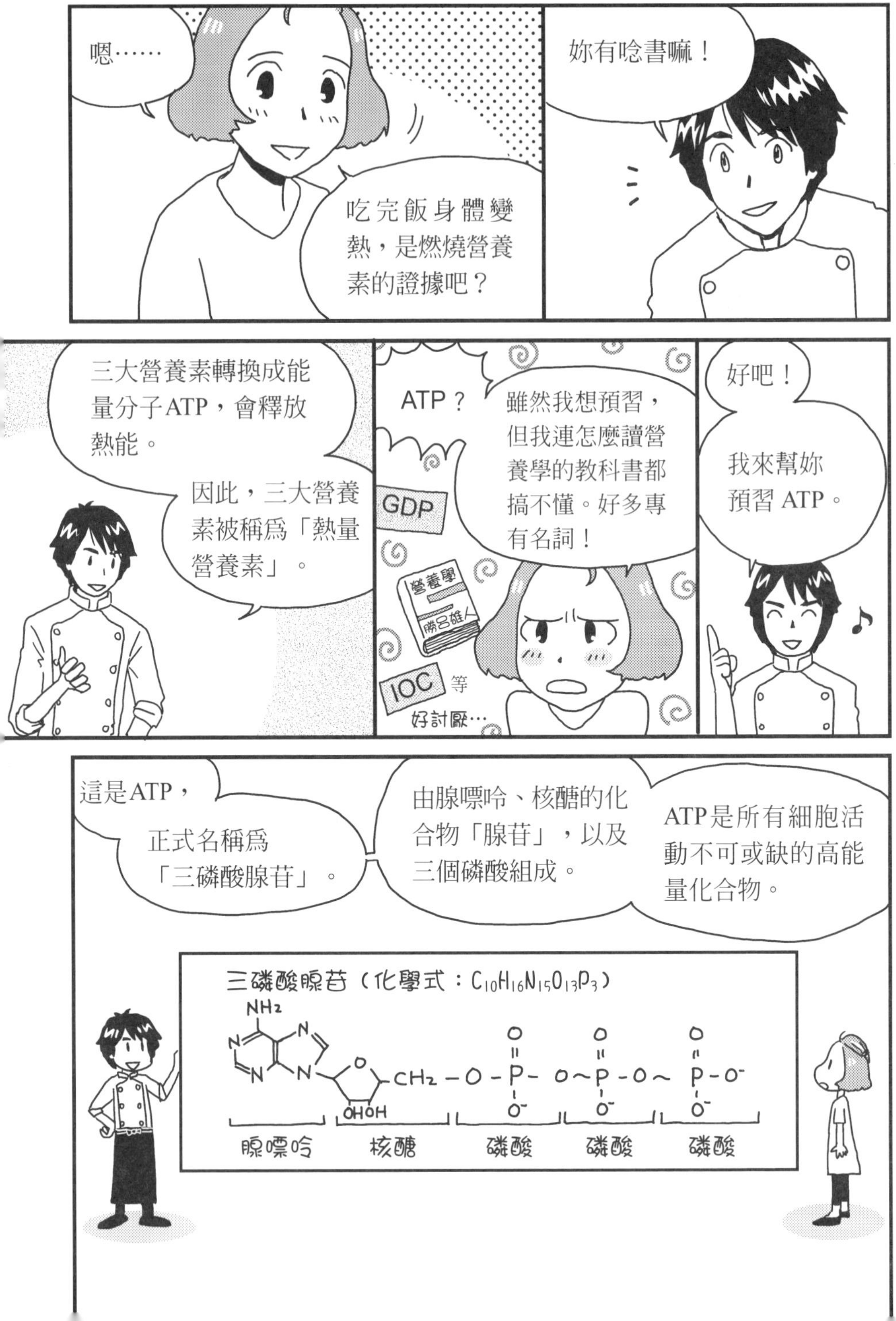

嗯……

吃完飯身體變熱,是燃燒營養素的證據吧?

妳有唸書嘛!

三大營養素轉換成能量分子ATP,會釋放熱能。

因此,三大營養素被稱為「熱量營養素」。

ATP?

雖然我想預習,但我連怎麼讀營養學的教科書都搞不懂。好多專有名詞!

GDP、營養學 勝呂雄/、IOC 等好討厭…

好吧!

我來幫妳預習ATP。

這是ATP,正式名稱為「三磷酸腺苷」。

由腺嘌呤、核醣的化合物「腺苷」,以及三個磷酸組成。

ATP是所有細胞活動不可或缺的高能量化合物。

三磷酸腺苷(化學式:$C_{10}H_{16}N_{15}O_{13}P_3$)

腺嘌呤　核醣　磷酸　磷酸　磷酸

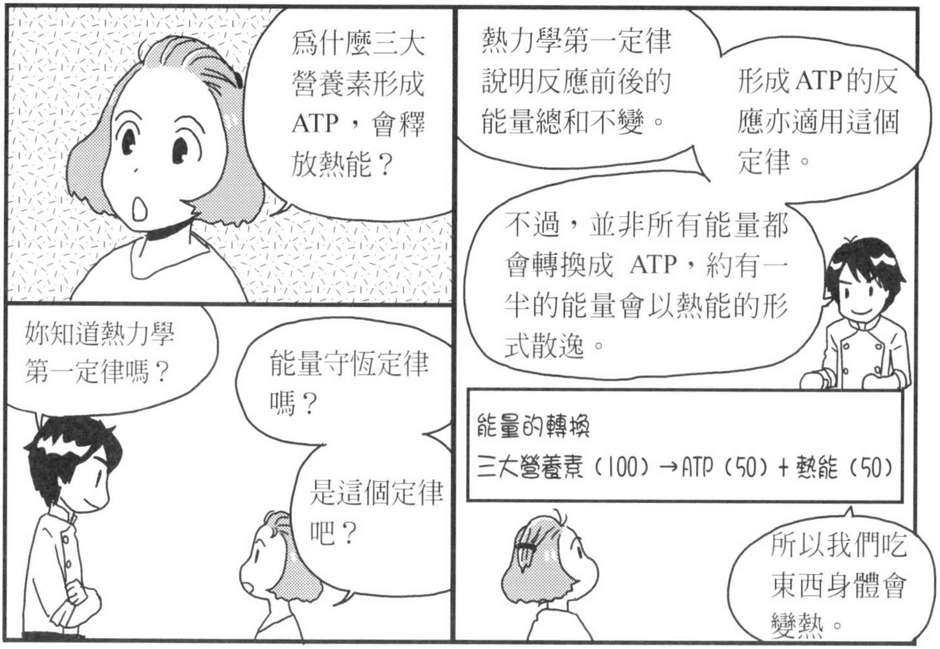
爲什麼三大營養素形成ATP，會釋放熱能？
妳知道熱力學第一定律嗎？
能量守恆定律嗎？
是這個定律吧？
熱力學第一定律說明反應前後的能量總和不變。
形成ATP的反應亦適用這個定律。
不過，並非所有能量都會轉換成 ATP，約有一半的能量會以熱能的形式散逸。
能量的轉換
三大營養素（100）→ATP（50）＋熱能（50）
所以我們吃東西身體會變熱。

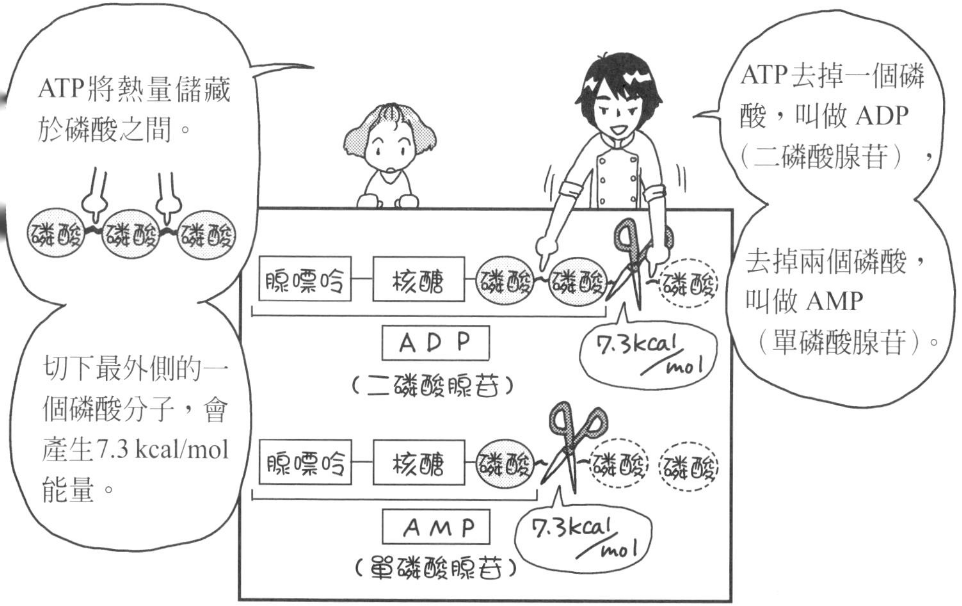
ATP將熱量儲藏於磷酸之間。
磷酸
磷酸
磷酸
切下最外側的一個磷酸分子，會產生7.3 kcal/mol能量。
腺嘌呤
核醣
磷酸
磷酸
磷酸
ADP
（二磷酸腺苷）
7.3kcal/mol
腺嘌呤
核醣
磷酸
磷酸
磷酸
AMP
（單磷酸腺苷）
7.3kcal/mol
ATP去掉一個磷酸，叫做 ADP（二磷酸腺苷），
去掉兩個磷酸，叫做 AMP（單磷酸腺苷）。

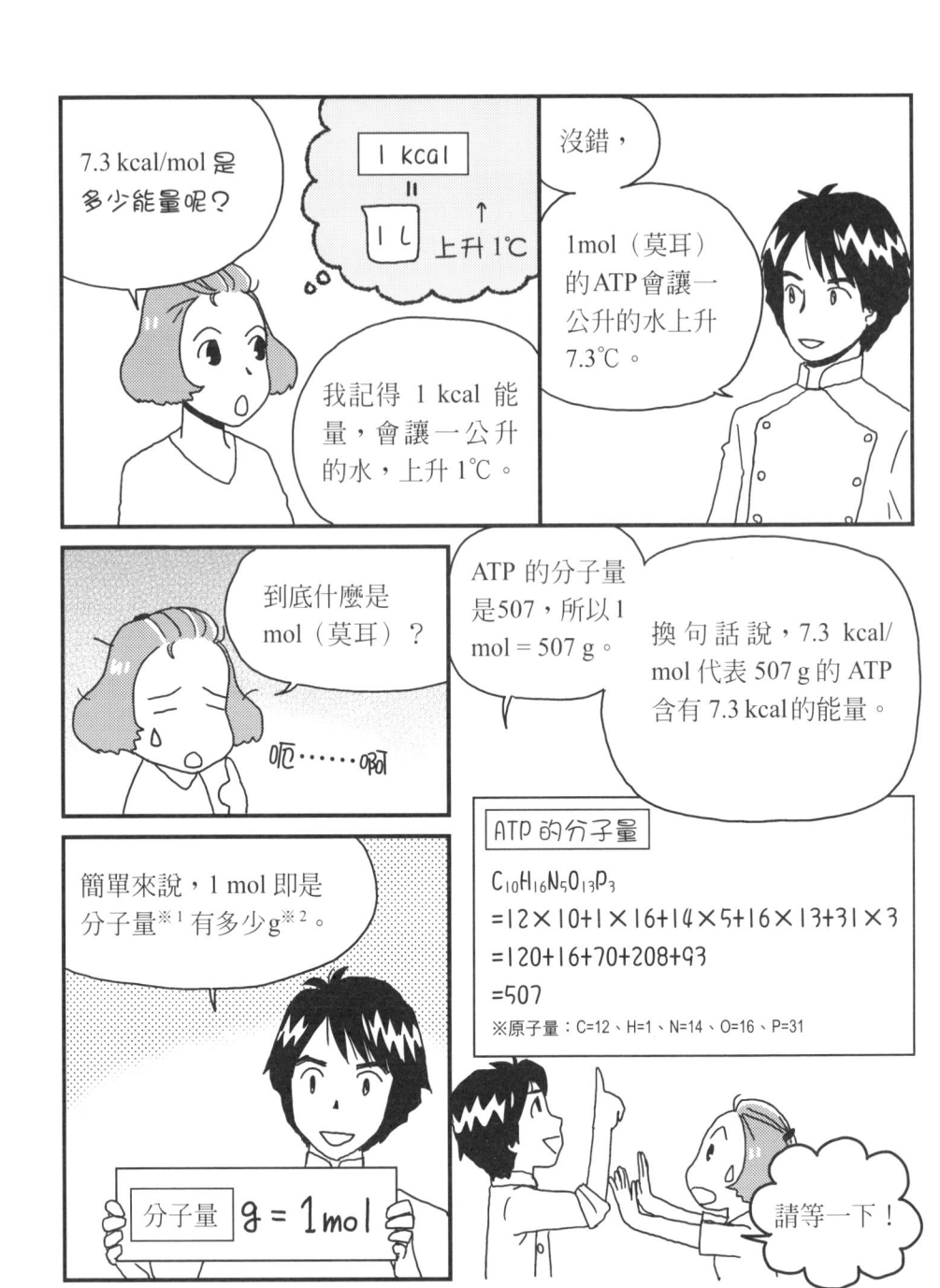

7.3 kcal/mol 是多少能量呢？

1 kcal = 1 L ↑上升1℃

我記得 1 kcal 能量，會讓一公升的水，上升1℃。

沒錯，1mol（莫耳）的ATP會讓一公升的水上升7.3℃。

到底什麼是 mol（莫耳）？

ATP 的分子量是507，所以1 mol = 507 g。

換句話說，7.3 kcal/mol 代表 507 g 的 ATP 含有 7.3 kcal 的能量。

簡單來說，1 mol 即是分子量※1 有多少g※2。

ATP 的分子量
$C_{10}H_{16}N_5O_{13}P_3$
$=12×10+1×16+14×5+16×13+31×3$
$=120+16+70+208+93$
$=507$
※原子量：C=12、H=1、N=14、O=16、P=31

分子量 g = 1 mol

請等一下！

※1：分子量指組成分子的原子量總和。
　　例如：氫的原子量為1，氧的原子量為16，所以水（H_2O）的分子量是 1 x 2 + 16 = 18。
※2：1 mol 所含的粒子數為 6.0×10^{23} 個（亞佛加厥數）。

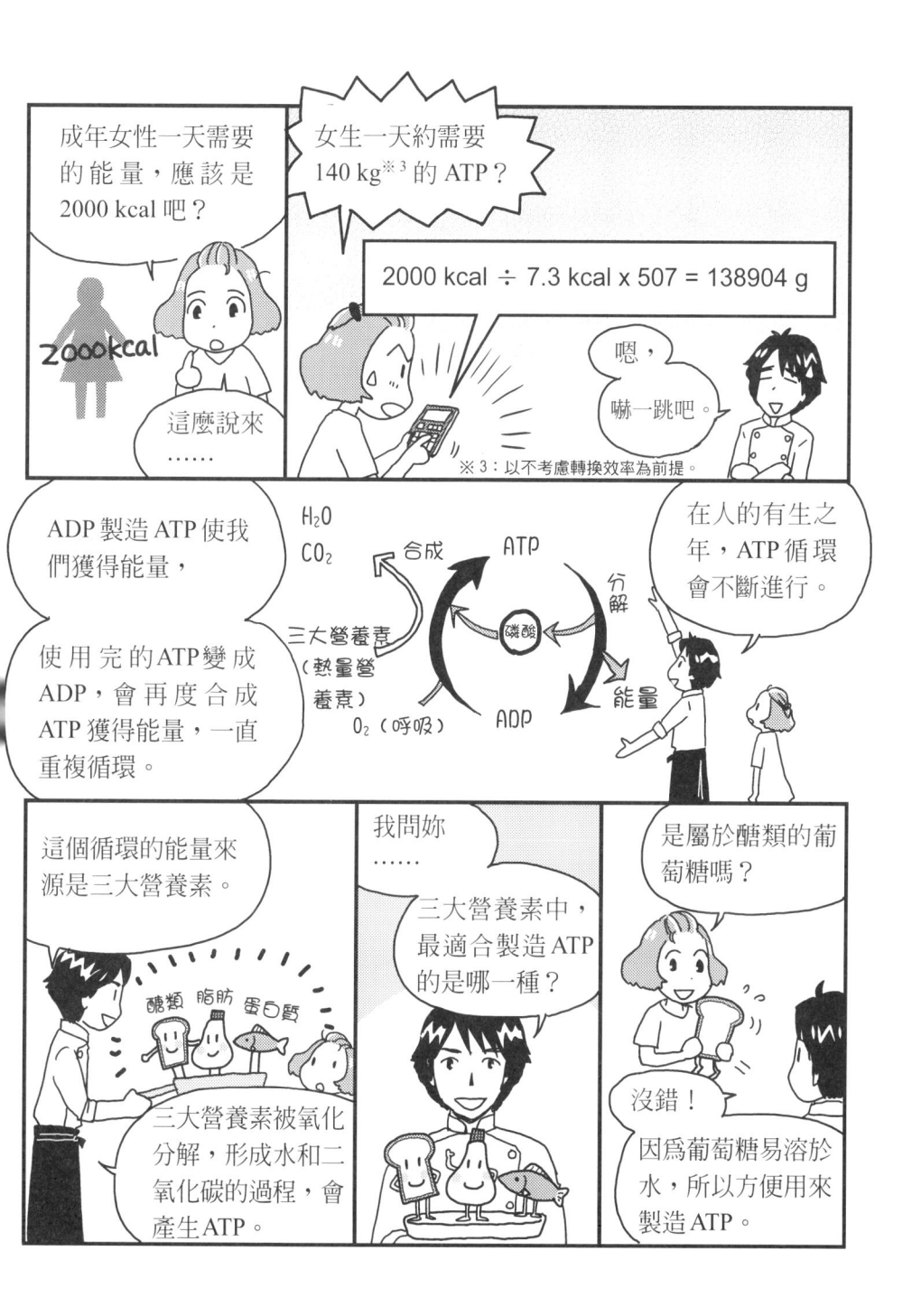

第 2 章 產生能量的機制

30

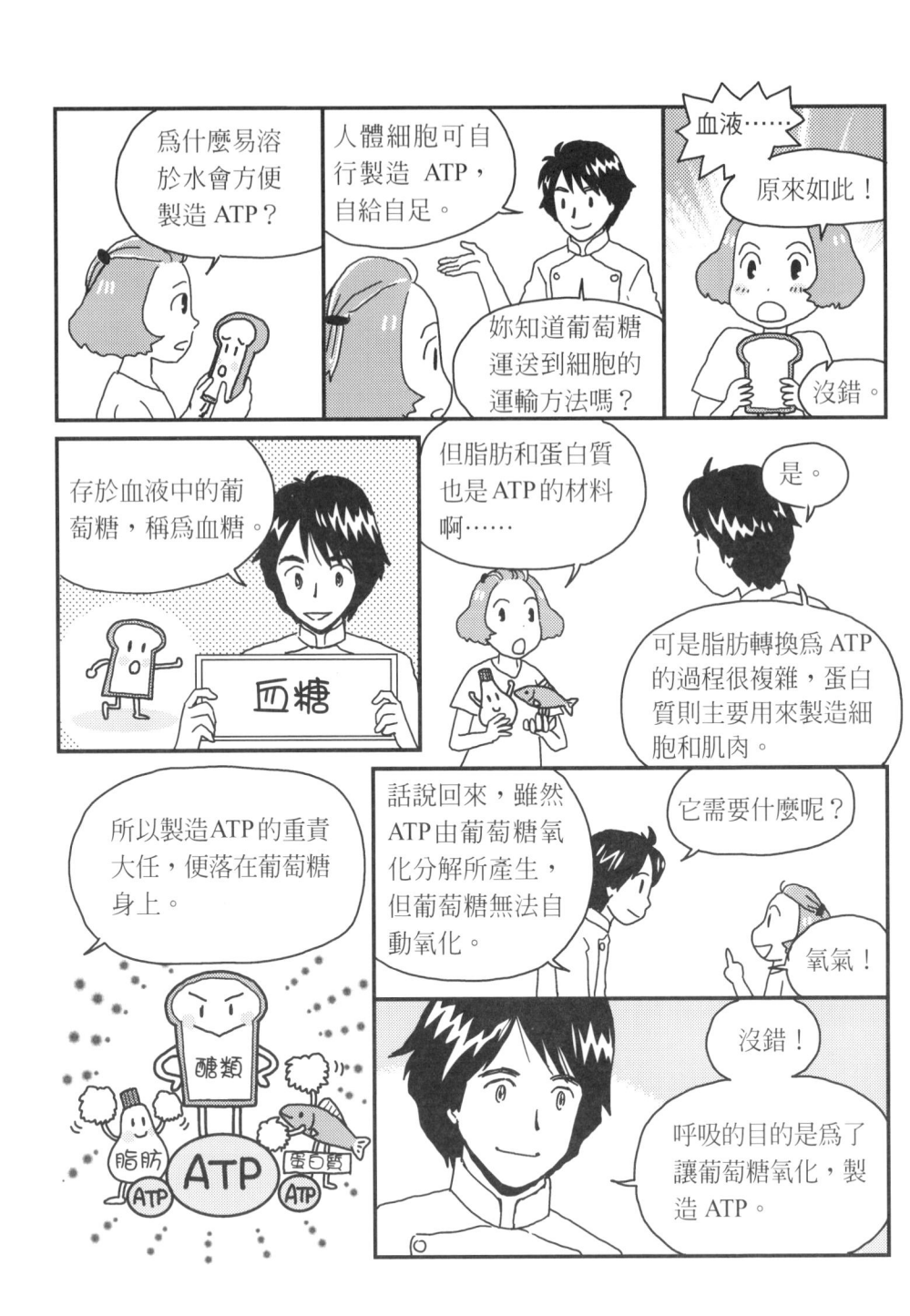

2-2 製造 ATP 的三步驟

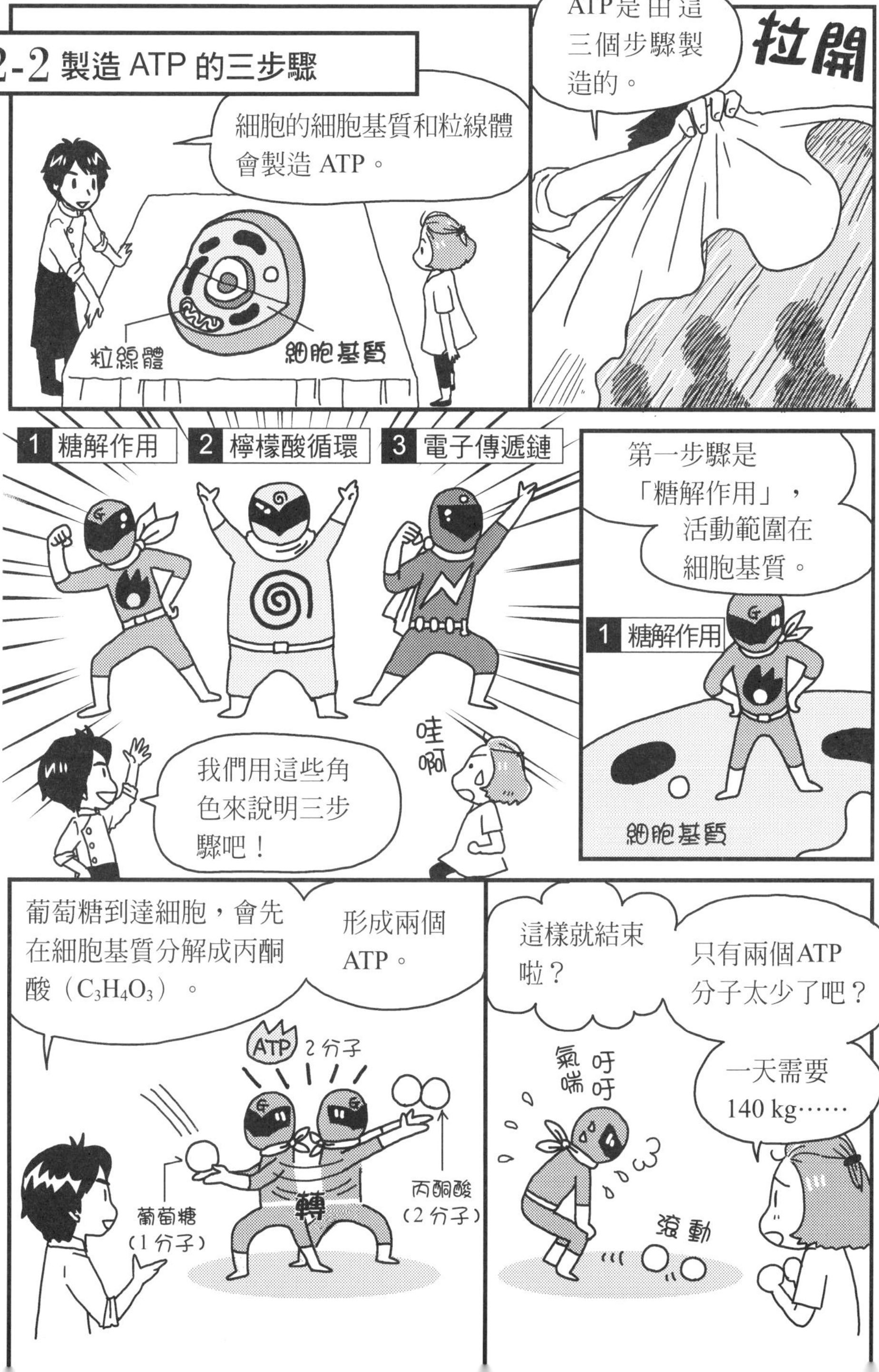

細胞的細胞基質和粒線體會製造 ATP。

粒線體　　細胞基質

ATP是由這三個步驟製造的。

拉開

1 糖解作用　**2** 檸檬酸循環　**3** 電子傳遞鏈

我們用這些角色來說明三步驟吧！

哇啊

第一步驟是「糖解作用」，活動範圍在細胞基質。

1 糖解作用

細胞基質

葡萄糖到達細胞，會先在細胞基質分解成丙酮酸（$C_3H_4O_3$）。

形成兩個 ATP。

ATP 2分子

葡萄糖（1分子）　轉　丙酮酸（2分子）

這樣就結束啦？

只有兩個ATP分子太少了吧？

一天需要 140 kg……

呼呼氣喘

發動

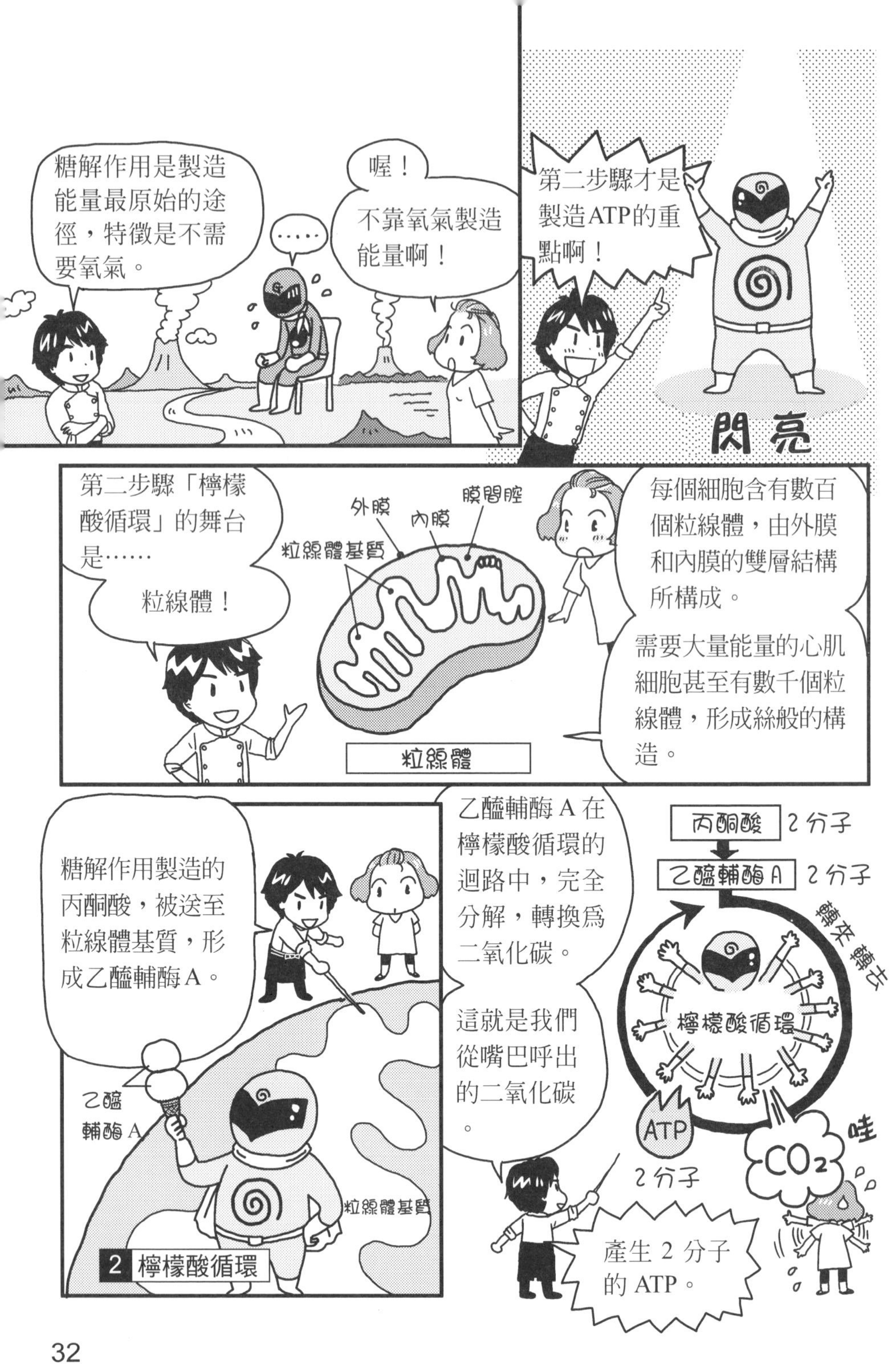

糖解作用是製造能量最原始的途徑，特徵是不需要氧氣。

……

喔！不靠氧氣製造能量啊！

第二步驟才是製造ATP的重點啊！

閃 亮

第二步驟「檸檬酸循環」的舞台是……

粒線體！

外膜　內膜　膜間腔
粒線體基質

粒線體

每個細胞含有數百個粒線體，由外膜和內膜的雙層結構所構成。

需要大量能量的心肌細胞甚至有數千個粒線體，形成絲般的構造。

糖解作用製造的丙酮酸，被送至粒線體基質，形成乙醯輔酶A。

乙醯輔酶A在檸檬酸循環的迴路中，完全分解，轉換為二氧化碳。

這就是我們從嘴巴呼出的二氧化碳。

乙醯輔酶A

粒線體基質

2 檸檬酸循環

丙酮酸　2分子
乙醯輔酶A　2分子

轉來轉去

檸檬酸循環

ATP
2分子

CO_2 哇

產生2分子的ATP。

32

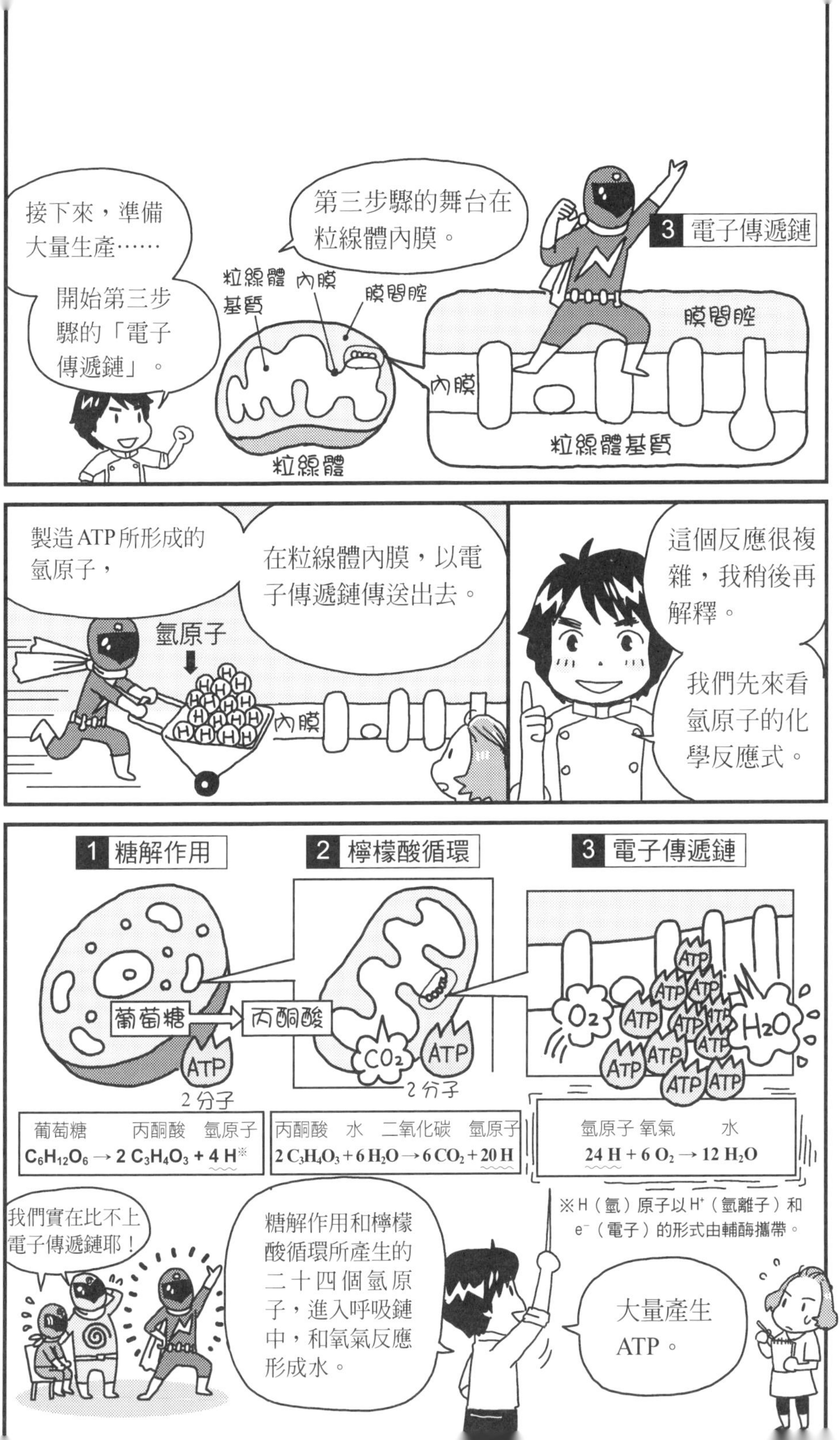

接下來，準備大量生產……
開始第三步驟的「電子傳遞鏈」。
第三步驟的舞台在粒線體內膜。
3 電子傳遞鏈
粒線體基質
內膜
膜間腔
粒線體
膜間腔
內膜
粒線體基質
製造ATP所形成的氫原子，
在粒線體內膜，以電子傳遞鏈傳送出去。
氫原子
內膜
這個反應很複雜，我稍後再解釋。
我們先來看氫原子的化學反應式。
1 糖解作用
2 檸檬酸循環
3 電子傳遞鏈
葡萄糖
丙酮酸
ATP
2分子
CO2
ATP
2分子
O2
ATP
H2O
葡萄糖 丙酮酸 氫原子
C6H12O6 → 2 C3H4O3 + 4 H※
丙酮酸 水 二氧化碳 氫原子
2 C3H4O3 + 6 H2O → 6 CO2 + 20 H
氫原子 氧氣 水
24 H + 6 O2 → 12 H2O
※H（氫）原子以H+（氫離子）和e-（電子）的形式由輔酶攜帶。
我們實在比不上電子傳遞鏈耶！
糖解作用和檸檬酸循環所產生的二十四個氫原子，進入呼吸鏈中，和氧氣反應形成水。
大量產生ATP。

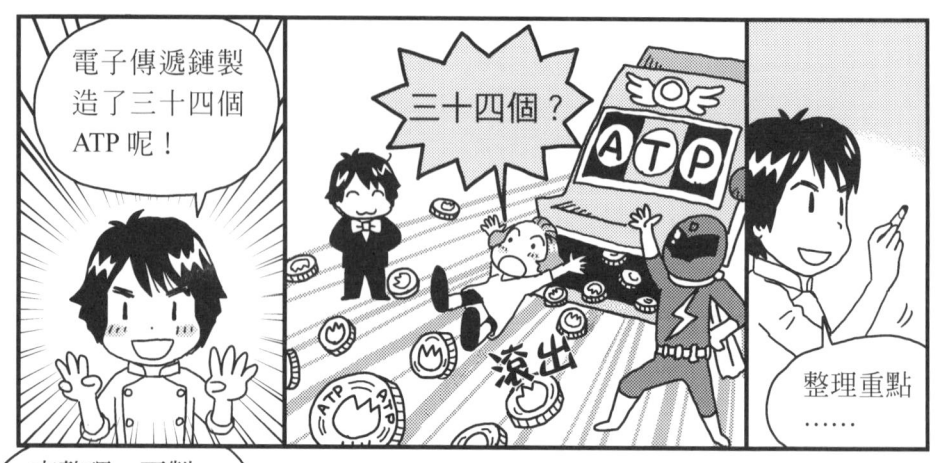

電子傳遞鏈製造了三十四個ATP呢！

三十四個？

整理重點……

來整理一下製造ATP的三步驟吧！

整理：製造ATP的機制

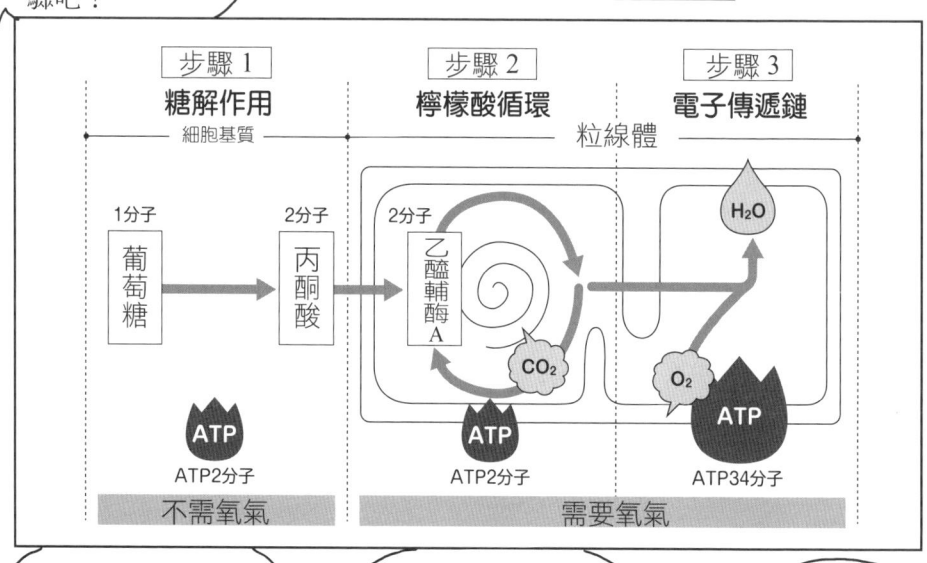

步驟1	步驟2	步驟3
糖解作用	檸檬酸循環	電子傳遞鏈
細胞基質	粒線體	

1分子 葡萄糖 → 2分子 丙酮酸 → 2分子 乙醯輔酶A（循環產生CO_2）→ O_2 → H_2O

ATP2分子 — 不需氧氣
ATP2分子 — 需要氧氣
ATP34分子 — 需要氧氣

請把這模式圖記起來！

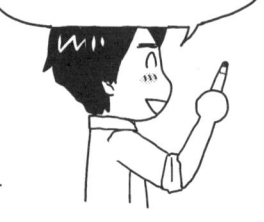

1分子葡萄糖經糖解作用產生2分子ATP，檸檬酸循環產生2分子ATP，電子傳遞鏈產生34分子ATP，

總計有38分子ATP！

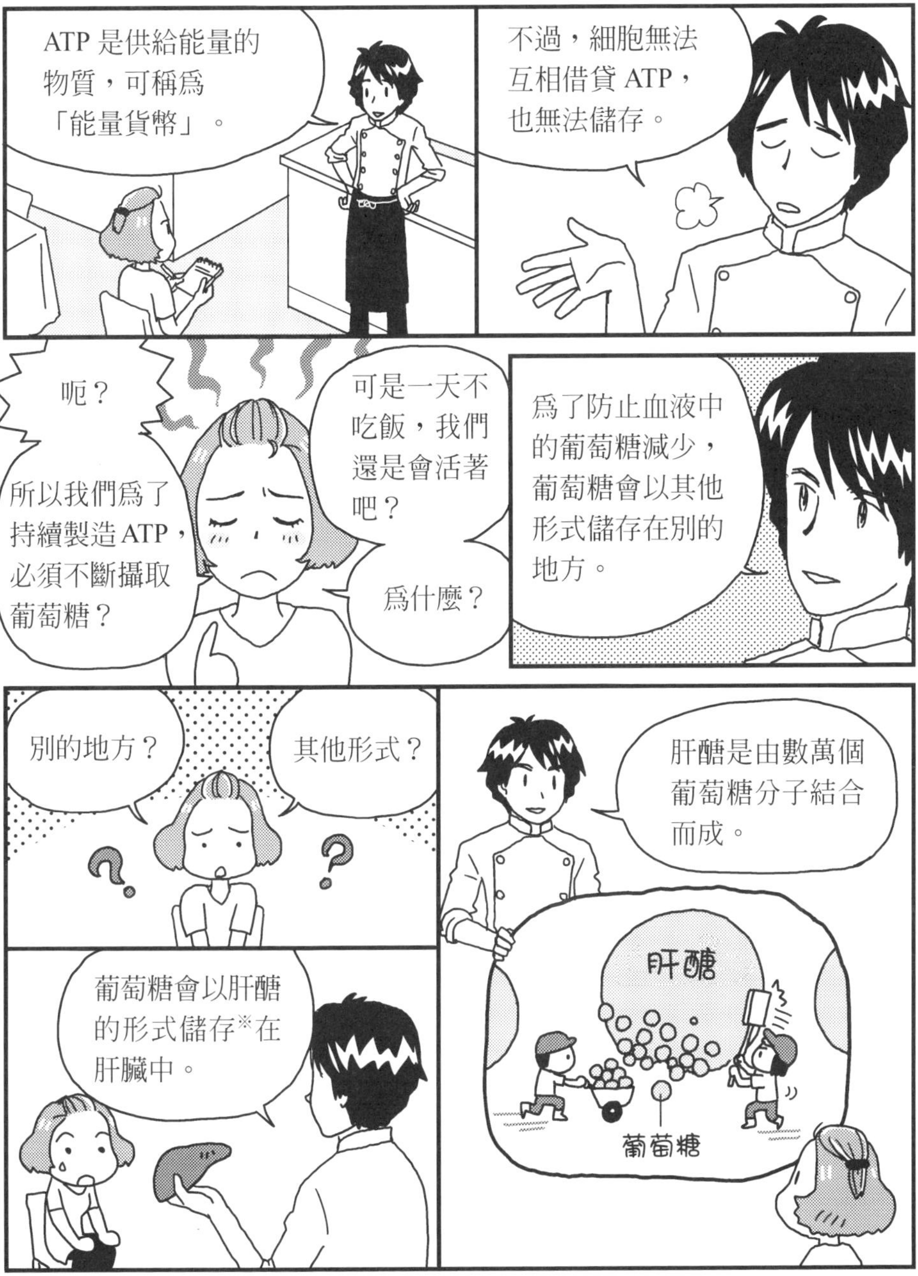

※肝醣也因不同目的，儲存於肌肉。請參照第3章 follow up 3-6。

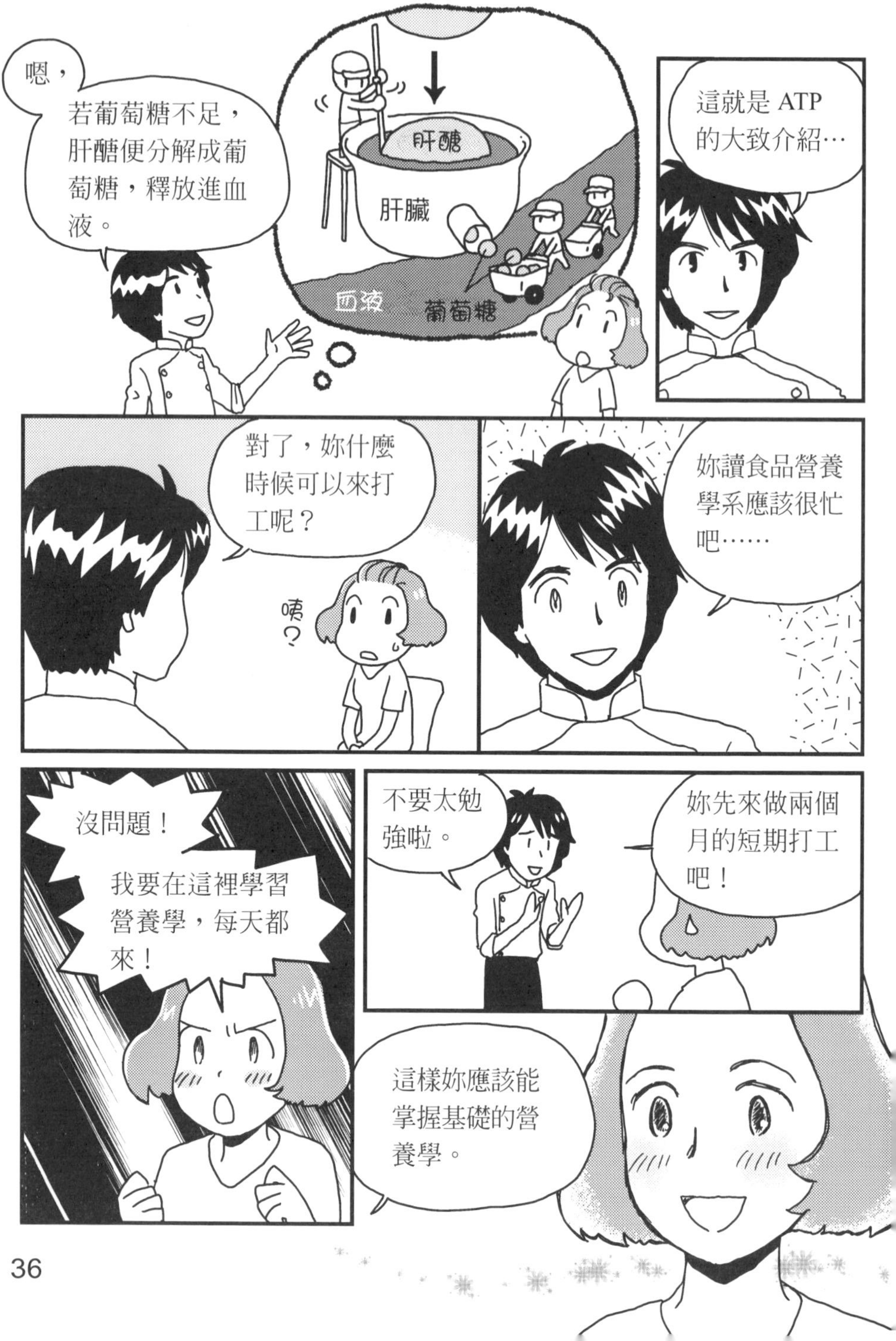
嗯，
若葡萄糖不足，肝醣便分解成葡萄糖，釋放進血液。
肝醣
肝臟
血液
葡萄糖
這就是 ATP 的大致介紹…
對了，妳什麼時候可以來打工呢？
咦？
妳讀食品營養學系應該很忙吧……
沒問題！
我要在這裡學習營養學，每天都來！
不要太勉強啦。
妳先來做兩個月的短期打工吧！
這樣妳應該能掌握基礎的營養學。

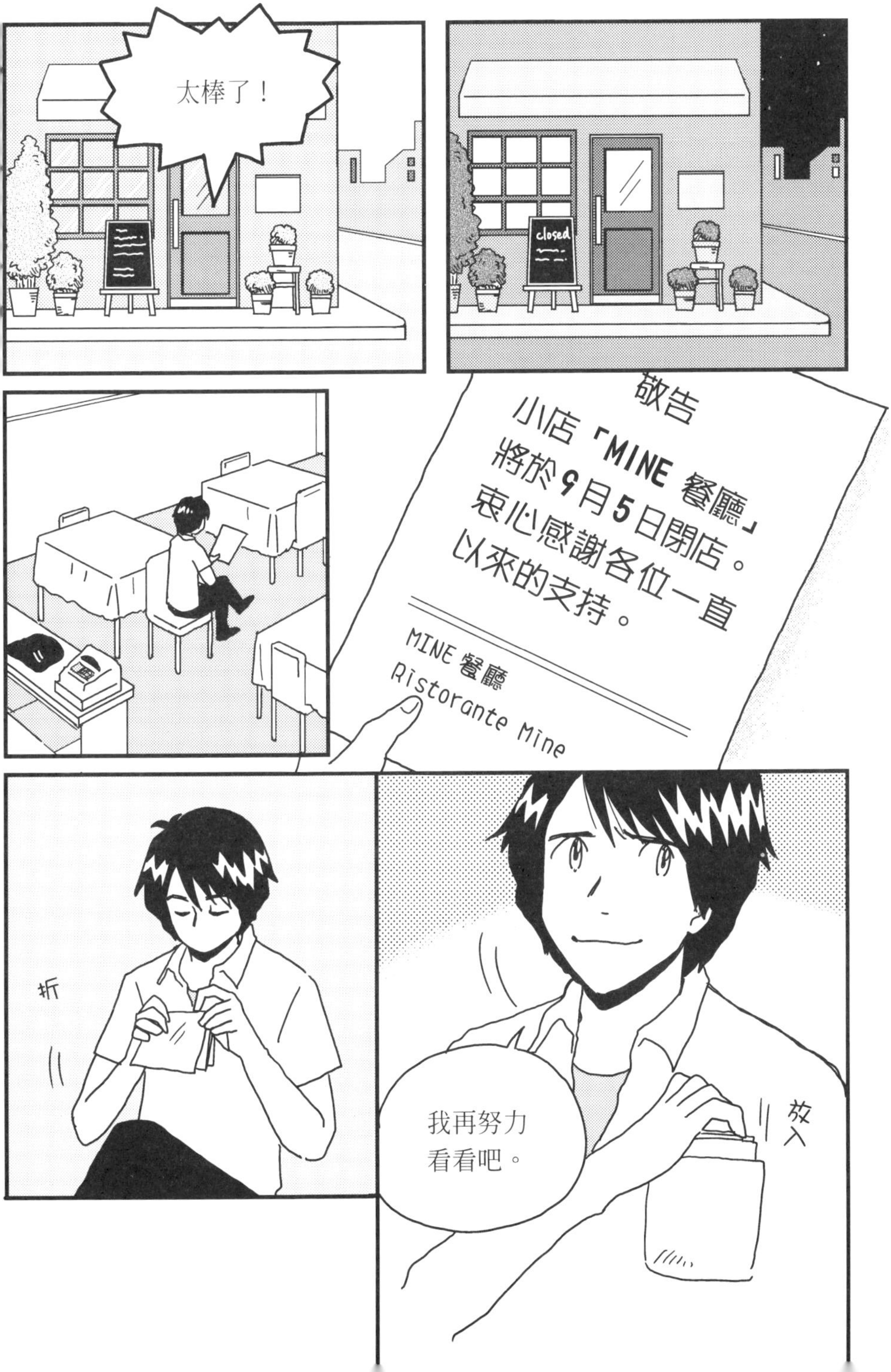

太棒了！

敬告
小店「MINE 餐廳」將於9月5日閉店。衷心感謝各位一直以來的支持。

MINE 餐廳
Ristorante Mine

折

我再努力看看吧。

放入

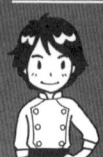

> **Follow up**
>
> 第 1 章說明進食是為了製造ATP。人類由營養素獲得能量的機制非常複雜、奧妙。現在我們要介紹三個能量代謝的步驟，以下將仔細說明過程。

2-3　ATP 的 Hop、Step、Jump

1　糖解作用

糖解作用將 1 分子的葡萄糖分解為 2 分子的丙酮酸，不需氧氣也能進行反應，有別於檸檬酸循環與電子傳遞鍊的機制，屬於無氧代謝[※1]。

　　糖解作用會進行圖 2-1 的十個反應步驟。

　　這是什麼呢？

　　不需要記住每個反應與物質，只需搭配文字解說和圖的編號❶～❿，掌握過程。

　　好的。

首先，葡萄糖會透過酵素的作用，轉變成6-磷酸葡萄糖（❶），而酵素是讓反應易於發生的物質。此反應使用ATP所產生的能量，在形成ATP前，先借用[※2] 1分子的ATP，我們記為借款 1。

之後的❸反應，6-磷酸果糖轉變成 1,6-雙磷酸果糖的反應也會先借用ATP，記為借款 2。

ATP在❼反應成形，亦即1,3-二磷酸甘油酸轉變為 3-磷酸甘油酸

※1：相反地，需要氧氣的反應稱為有氧代謝。
※2：ATP 無法儲藏，但細胞內部有微量的 ATP。

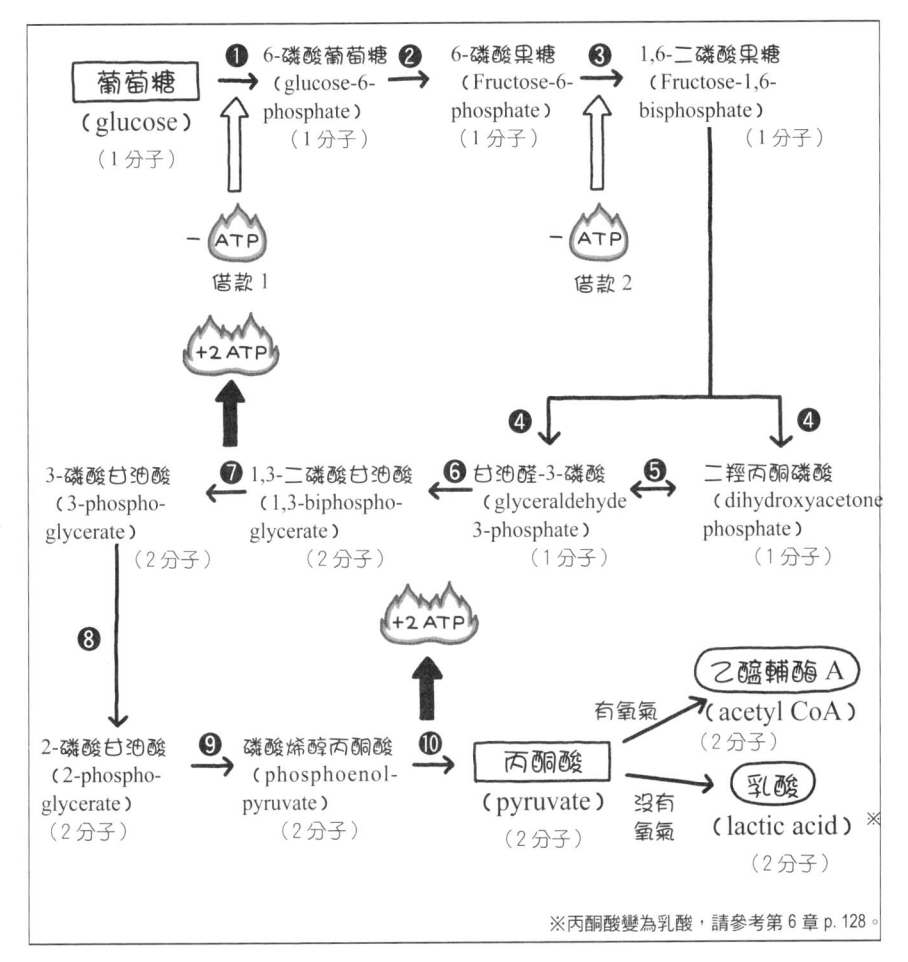

```
                    ❶  6-磷酸葡萄糖  ❷    6-磷酸果糖   ❸  1,6-二磷酸果糖
   ┌──────┐ →     （glucose-6-    →  （Fructose-6-  →  （Fructose-1,6-
   │ 葡萄糖 │         phosphate）        phosphate）        bisphosphate）
   └──────┘        （1分子）           （1分子）           （1分子）
   （glucose）
   （1分子）
              ─ ATP                 ─ ATP
               借款 1                借款 2


              +2 ATP
                                              ❹              ❹
   3-磷酸甘油酸          1,3-二磷酸甘油酸    ❻ 甘油醛-3-磷酸 ❺  二羥丙酮磷酸
   （3-phospho-  ❼←  （1,3-biphospho-  ←  （glyceraldehyde ↔ （dihydroxyacetone
    glycerate）         glycerate）          3-phosphate）      phosphate）
    （2分子）           （2分子）            （1分子）           （1分子）


                                +2 ATP
                                                        有氧氣   ┌─────────┐
                                                        ────→  │ 乙醯輔酶 A │
   ❽↓                                                           （acetyl CoA）
                                                                （2分子）
   2-磷酸甘油酸    ❾  磷酸烯醇丙酮酸   ❿   ┌─────┐
   （2-phospho-  →  （phosphoenol-  →   │ 丙酮酸 │                ┌──────┐
    glycerate）       pyruvate）         └─────┘    沒有          │ 乳酸  │
    （2分子）         （2分子）          （pyruvate） 氧氣   ────→ （lactic acid） ※
                                        （2分子）               （2分子）

                                       ※丙酮酸變為乳酸，請參考第 6 章 p. 128。
```

圖 2-1 糖解作用的過程

的反應。此步驟形成 2 分子的 ATP，❿反應也會形成 2 分子 ATP。計算形成的 ATP 數量可知，代謝 1 分子葡萄糖，會形成 2 分子 ATP：（－1）+（－1）+2+2 = 2 分子 ATP。

糖解作用的最終產物是丙酮酸（2 分子），而丙酮酸會進入檸檬酸循環。不過這裡會產生兩種狀況：若有氧氣，丙酮酸會形成乙醯輔酶 A，進入檸檬酸循環；若沒有氧氣，丙酮酸則會變成乳酸。

原來如此，有氧氣人體才可以獲得大量能量。

沒錯！氧化是進行檸檬酸循環的必要條件。

丙酮酸的兩條路

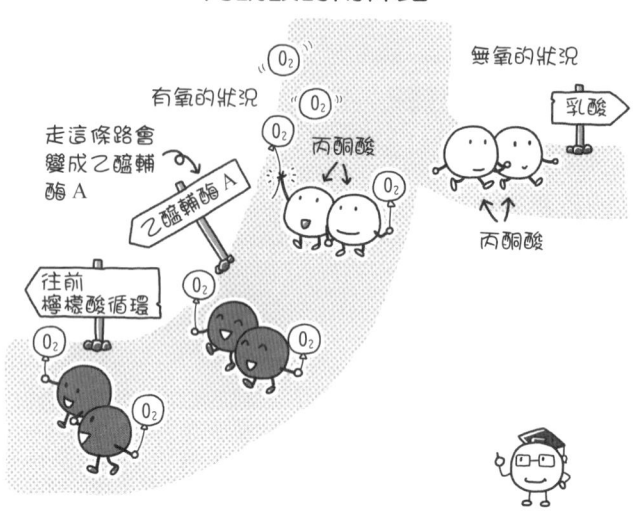

有氧氣，丙酮酸會形成乙醯輔酶 A；無氧則形成乳酸。

2　檸檬酸循環

檸檬酸循環始於乙醯輔酶A轉變成檸檬酸的反應，此不斷循環的代謝反應共有十個階段。以發現者名字命名，檸檬酸循環又可稱為克氏循環（Kreb cycle），而取英文名稱「tricarboxylic acid cycle」字首，則可稱為TAC循環。

檸檬酸循環的過程為圖2-2。酵素是此循環反應的觸媒，但圖2-2不寫出酵素，我們只需大致了解過程，以及此循環與電子傳遞鏈的關聯。

此外，檸檬酸存於柑橘類、梅干和醋等，有恢復疲勞的效果。

運動會的時候，媽媽會帶浸蜂蜜的檸檬片，為我消解疲勞呢！

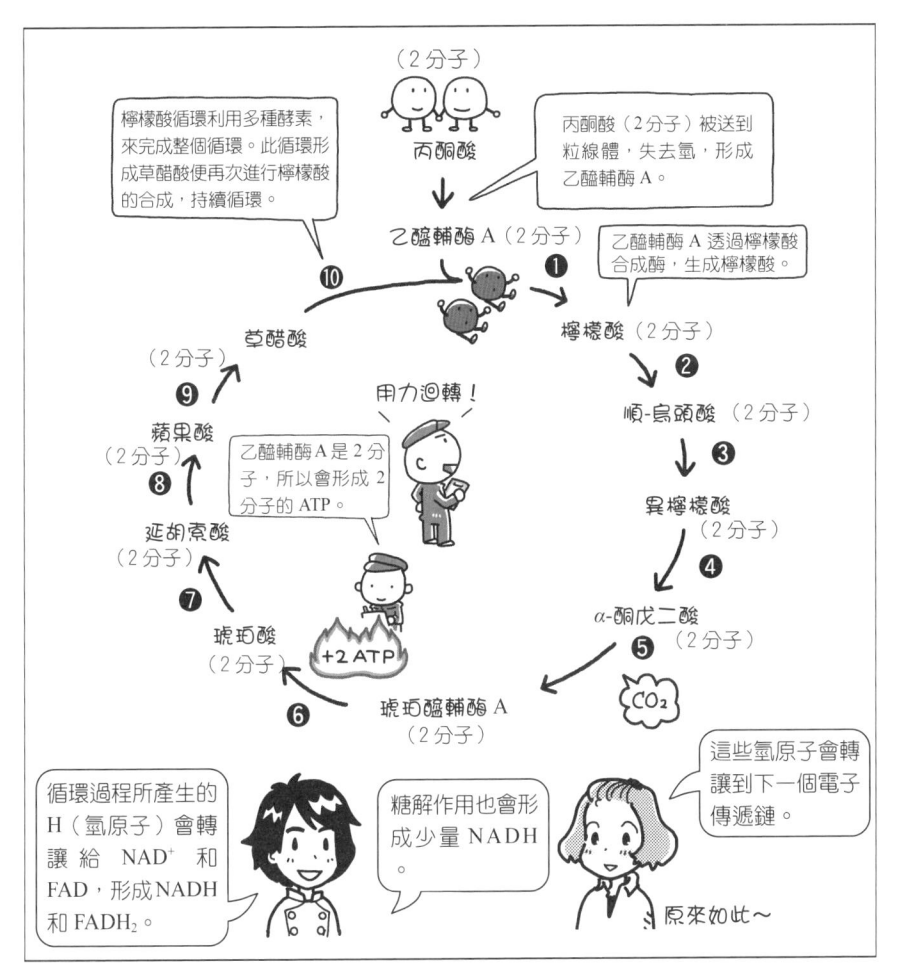

圖 2-2　檸檬酸循環的過程

　　琥珀醯輔酶A分解成琥珀酸（❻），會產生ATP。而α-酮戊二酸變成琥珀醯輔酶A（❺）所產生的二氧化碳（CO_2），這就是我們呼出的二氧化碳。

　　丙酮酸分解過程所產生的氫原子，由輔酶NAD^+（菸鹼醯胺腺嘌呤二核苷酸）和FAD（核黃素腺嘌呤二核苷酸）接收，形成 NADH 和 $FADH_2$。輔酶是輔助酵素作用的物質，也可搬運原子。NAD^+ 和FAD所接收的氫原子，會送到下一個步驟──電子傳遞鏈。

第 2 章　產生能量的機制　41

3 電子傳遞鏈

電子傳遞鏈以粒線體內膜為舞台,會大量產生ATP,而檸檬酸循環所產生的 NADH 和 FADH$_2$ 是推動電子傳遞鏈的關鍵。NADH 和 FADH$_2$ 所接收的氫原子會以氫離子(H$^+$)和電子(e$^-$)的型態,送達粒線體內膜的蛋白質複合體(呼吸鏈複合體),此機制藉由電子在粒線體內膜的轉移及流動,來產生大量ATP,過程請見下頁圖。

電子移動(❶)的刺激,貫穿內膜的三個複合體:複合體I、複合體III、複合體IV,產生幫浦作用,將位於粒線體基質的氫離子轉運到膜間腔(❷),使膜間腔堆積許多氫離子,粒線體基質和膜間腔產生濃度差異,稱為濃度梯度,而濃度高的膜間腔會對濃度低的粒線體基質施加壓力。

此過程能順利進行是因為有ATP合成酶,作為膜間腔通往粒線體基質的出口。濃度梯度到達界限,氫離子會湧向出口,在通過出口時製造ATP(❸),就像利用水勢轉動水車來發電一樣。ATP合成酶一秒能迴轉三十圈,產生三十四個ATP分子。

電子傳遞鏈的過程

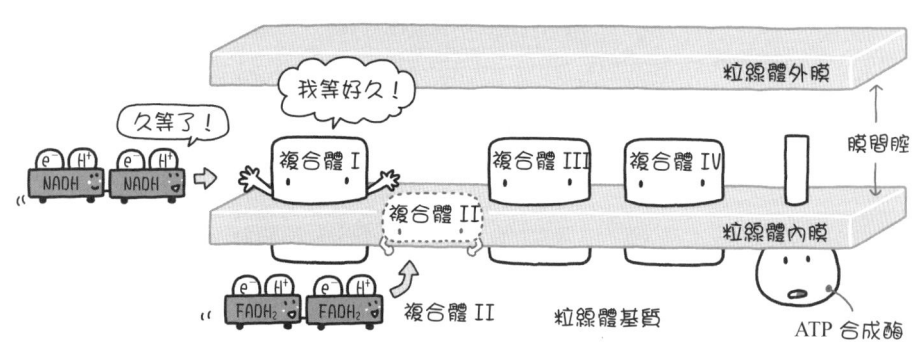

糖解作用和檸檬酸循環所產生的氫離子(H$^+$)、電子(e$^-$),由 NADH 和 FADH$_2$ 送達。

製作完ATP的氫離子和電子，與呼吸所吸入的氧，鍵結成水，以汗等形式排出體外。

❶電子在不同複合體之間轉移。

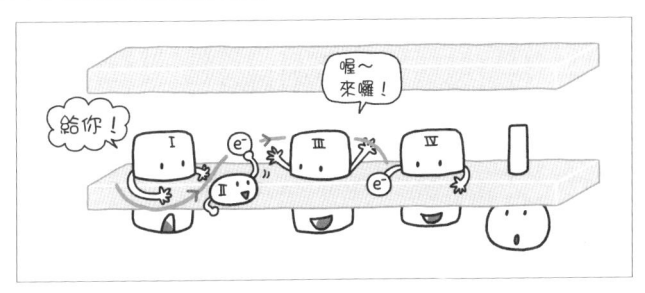

❷氫離子（H^+）被轉運到膜間腔堆積。

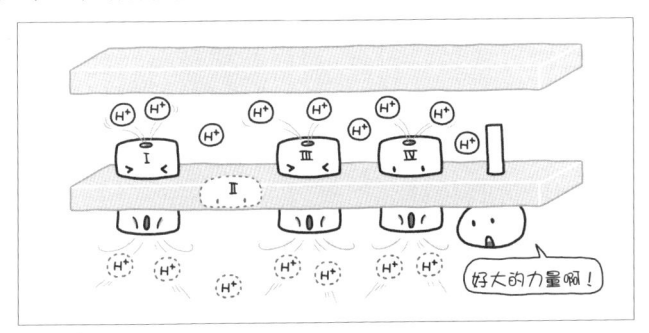

❸濃度梯度到達界限，氫離子（H^+）湧向 ATP 合成酶，產生 ATP。

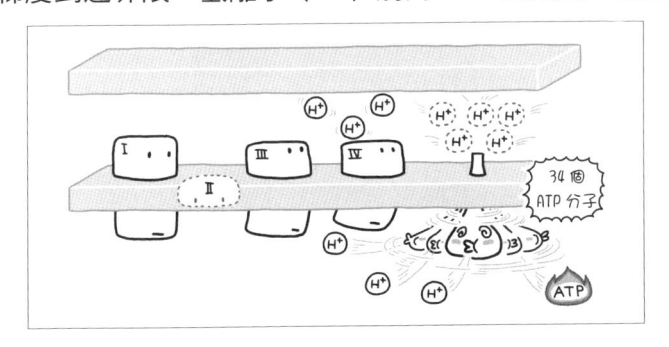

第 2 章　產生能量的機制

2-4 三大營養素製造 ATP 的途徑

> 我已了解葡萄糖製成 ATP 的過程,但既然我們常說「三大營養素可製造 ATP」,脂肪和蛋白質製造 ATP 的過程是什麼?

> 沒錯,脂肪和蛋白質也可以製造 ATP,我來簡要說明吧。

脂肪製造 ATP 的途徑為圖 2-3 的 ❶和❷,蛋白質則是❸~❽,所有途徑最後都會匯入葡萄糖製造 ATP 的過程。

<脂肪製造 ATP 的途徑>

脂肪的主要組成物質——脂肪酸和甘油,是製作 ATP 的材料。脂肪分解成的脂肪酸會運送到肌肉或肝臟分解,透過「β 氧化作用※」產生大量乙醯輔酶 A(❶)。甘油則變成糖解作用的中間物質——甘油-3 磷酸,匯入葡萄糖製造 ATP 的過程(❷)。

※參照第 4 章 follow up 4-5。

<蛋白質製造 ATP 的途徑>

蛋白質最小單位的胺基酸是製造 ATP 的材料。胺基酸有許多種類,不同種類有不同的代謝途徑。由於胺基酸會轉變成丙酮酸、乙醯輔酶 A 及檸檬酸循環的四種中間物質,所以途徑共有六條(❸~❽)。

> 妳知道脂肪和蛋白質的哪條途徑會與乙醯輔酶 A 匯合嗎?

> 是❶和❹!乙醯輔酶 A 是串聯糖解作用和檸檬酸循環的物質吧。

> 乙醯輔酶 A 不只能製造 ATP,還是多種代謝的中間物質,又稱為「代謝樞紐」。

> 哇喔。

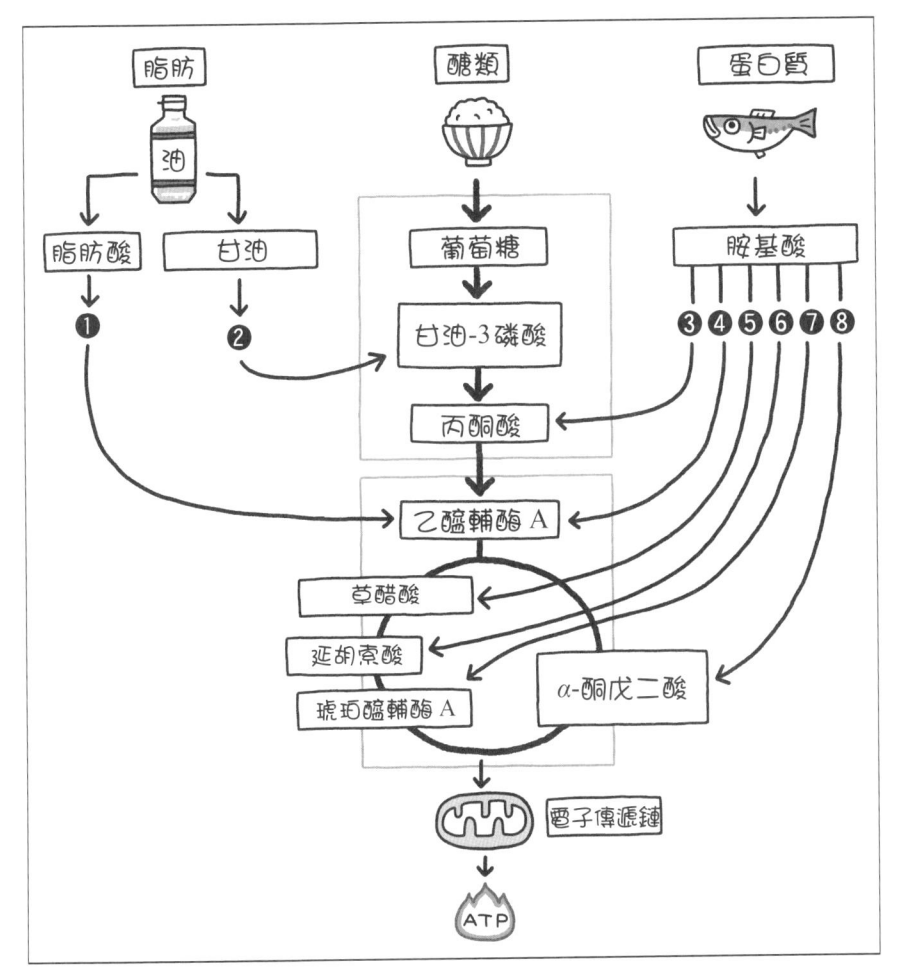

图 2-3 三大營養素製造 ATP 的途徑

Check!

- 切斷 ATP 的磷酸鍵結,可得到能量。
- 製造 ATP 的途徑有不需要氧氣的無氧代謝(糖解作用),以及需要氧氣的有氧代謝(檸檬酸循環、電子傳遞鏈)。
- 粒線體的有氧代謝使氫原子和氧發生反應,產生水,可得到大量 ATP。

第 2 章 產生能量的機制 45

阻礙ATP製造的「去偶聯劑」

　　你知道大量產生 ATP 的電子傳遞鏈，有一種會阻礙 ATP 生成的「去偶聯劑」嗎？去偶聯劑的英文為「uncoupler」，是「不成偶聯」的意思。電子傳遞鏈的偶聯是「電子流往粒線體內膜」和「形成ATP」，而去偶聯劑會讓電子無法流往內膜，無法形成 ATP，亦即堆積在膜間腔的氫離子，不經過 ATP 合成酶，就回到粒線體基質，使本來應該形成 ATP 的能量轉化為熱能。

　　去偶聯劑使代謝速率增加，人體為了補充 ATP 以提供細胞足夠的能量，而將大量脂肪轉化為 ATP，有助於減肥。其實，亦屬於去偶聯劑的二硝基酚（dinitrophenol）於一九三〇年代，曾以減肥效用風靡美國，但具有白內障和多發性神經炎等副作用，而且要達到瘦身效果，需服用能阻止ATP製造的量，此量幾近致死量，所以目前世界各國均禁用二硝基酚。很抱歉，減肥沒有捷徑啊。

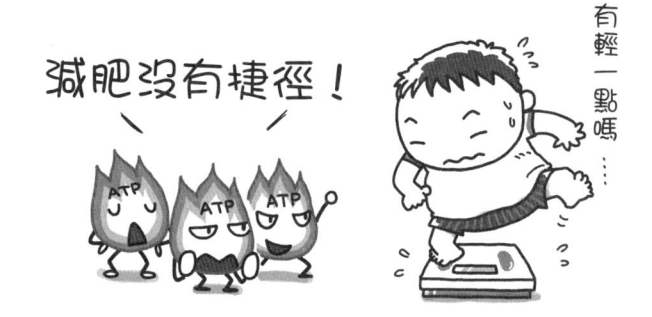

第3章

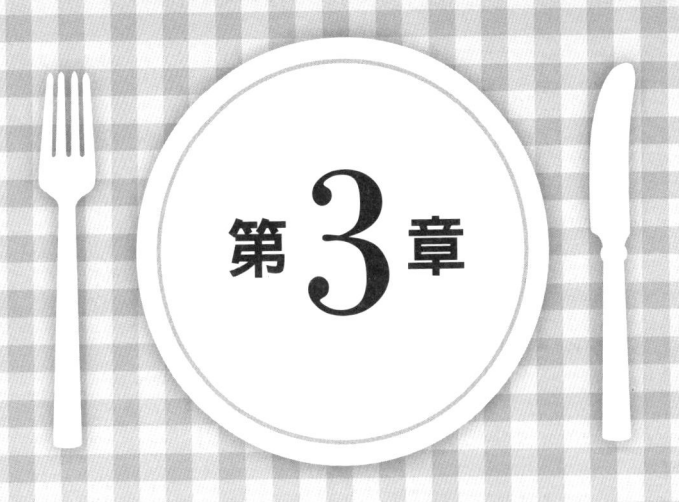

醣類的營養

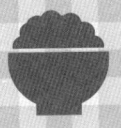

醣類為人體最主要的能量來源

3-1 醣類的種類

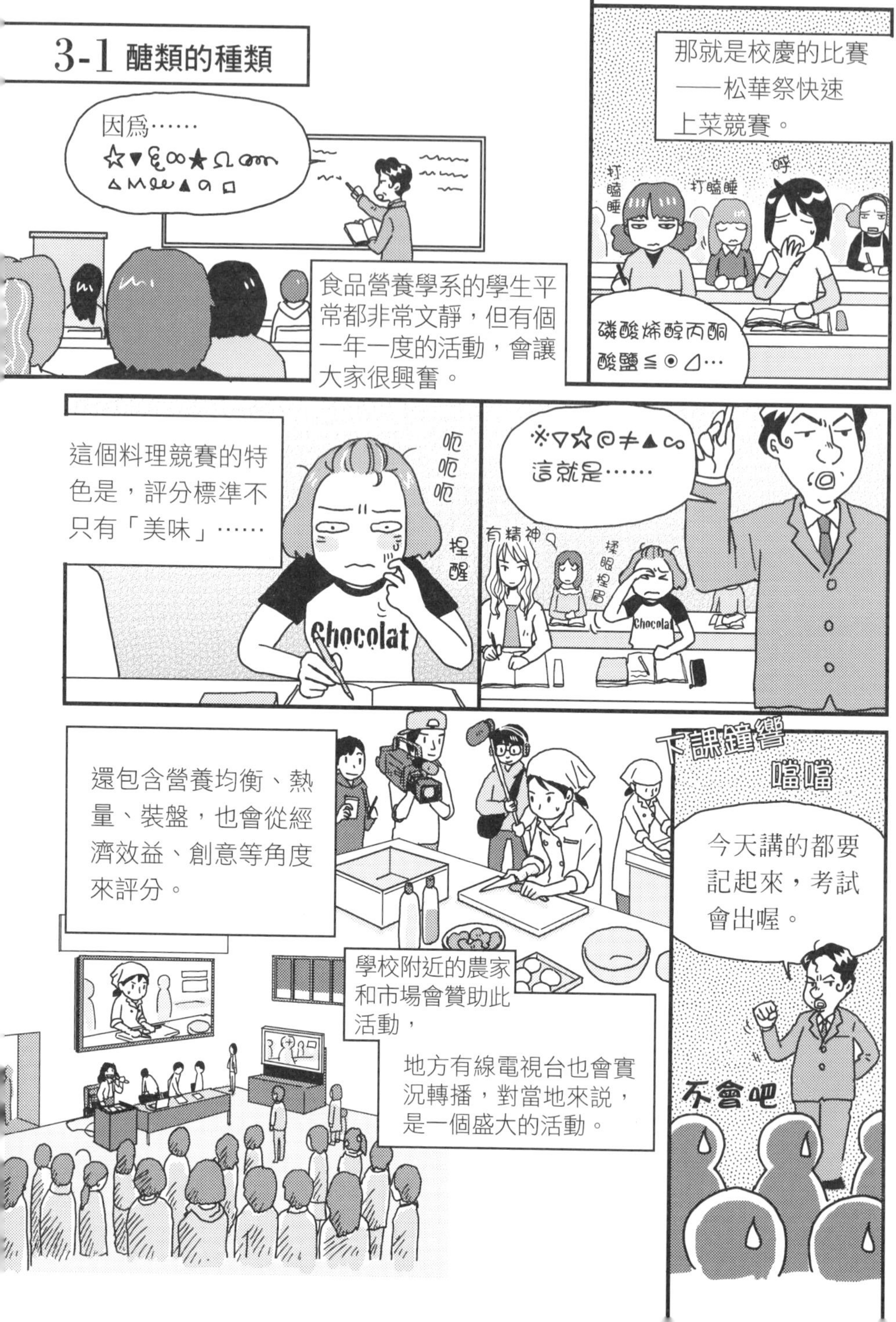

因為……
☆▼ζ∞★Ω㎝
△M℃▲ⓐ□

食品營養學系的學生平常都非常文靜，但有個一年一度的活動，會讓大家很興奮。

那就是校慶的比賽——松華祭快速上菜競賽。

磷酸烯醇丙酮酸鹽≦⊙⊿…

這個料理競賽的特色是，評分標準不只有「美味」……

※▽☆回♯▲∞
這就是……

還包含營養均衡、熱量、裝盤，也會從經濟效益、創意等角度來評分。

學校附近的農家和市場會贊助此活動，

地方有線電視台也會實況轉播，對當地來說，是一個盛大的活動。

下課鐘響
噹噹

今天講的都要記起來，考試會出喔。

不會吧

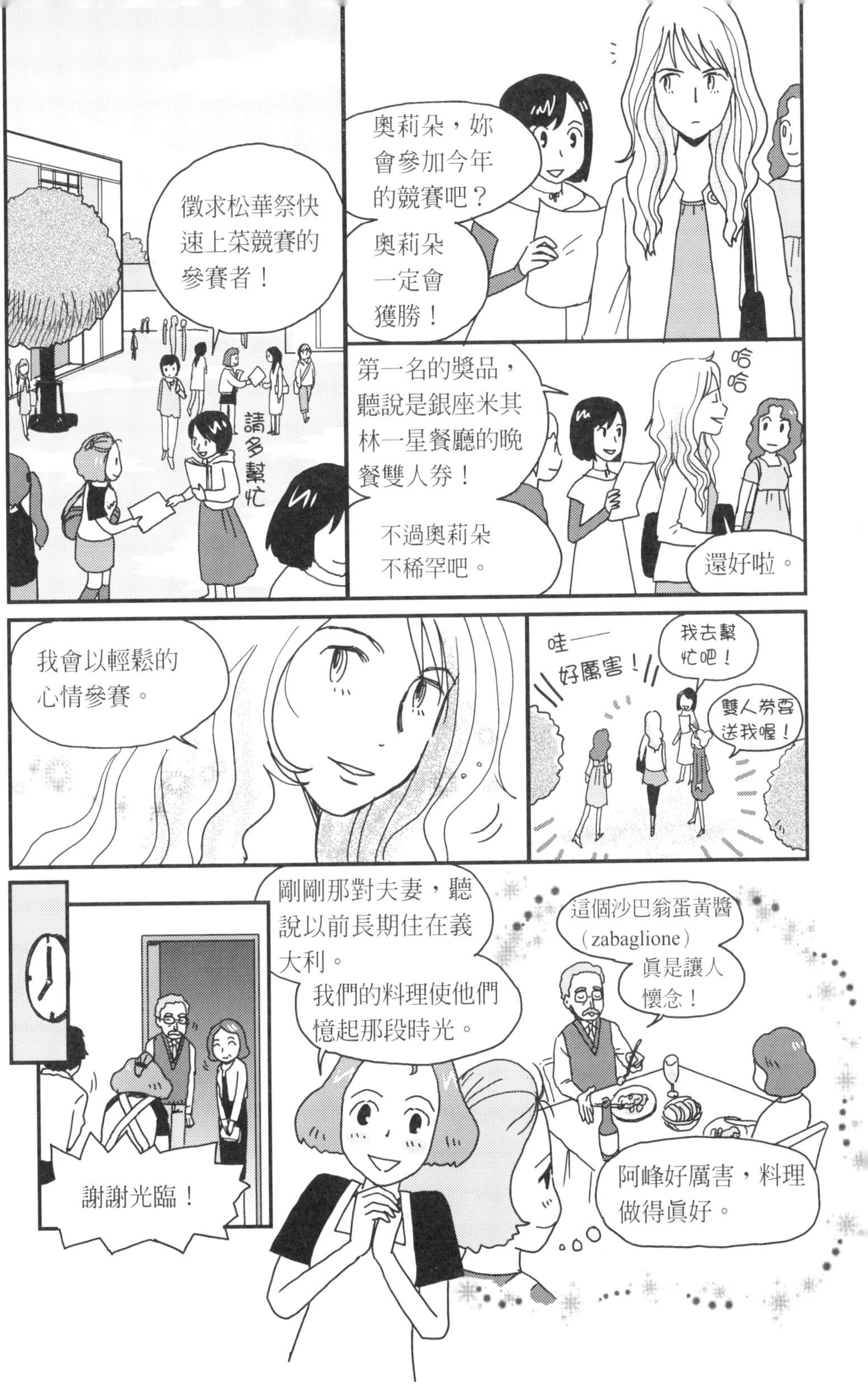
徵求松華祭快速上菜競賽的參賽者！
請多幫忙
奧莉朵，妳會參加今年的競賽吧？
奧莉朵一定會獲勝！
第一名的獎品，聽說是銀座米其林一星餐廳的晚餐雙人券！
不過奧莉朵不稀罕吧。
哈哈
還好啦。
我會以輕鬆的心情參賽。
哇——好厲害！
我去幫忙吧！
雙人券要送我喔！
謝謝光臨！
剛剛那對夫妻，聽說以前長期住在義大利。
我們的料理使他們憶起那段時光。
這個沙巴翁蛋黃醬（zabaglione）眞是讓人懷念！
阿峰好厲害，料理做得眞好。

50

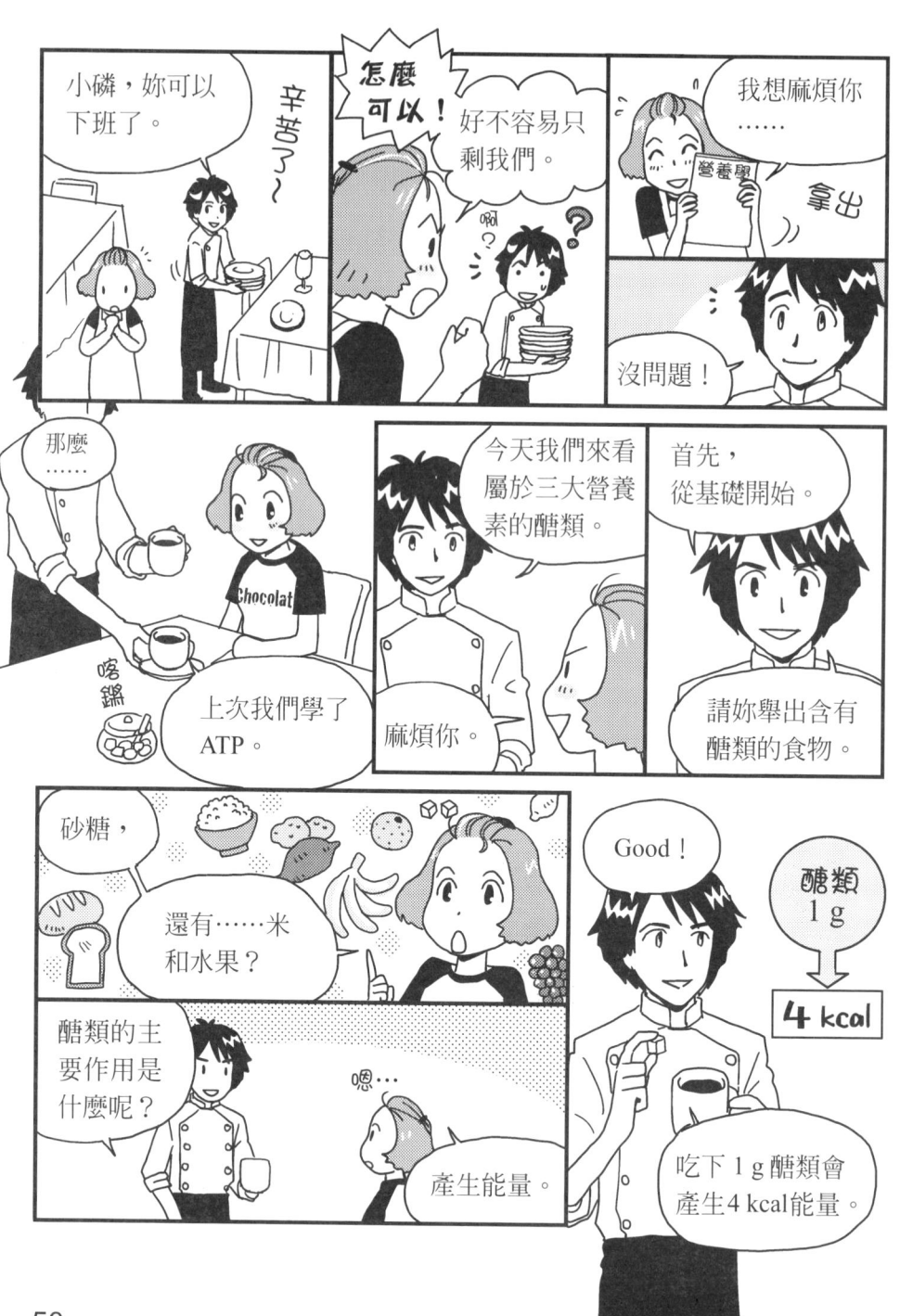

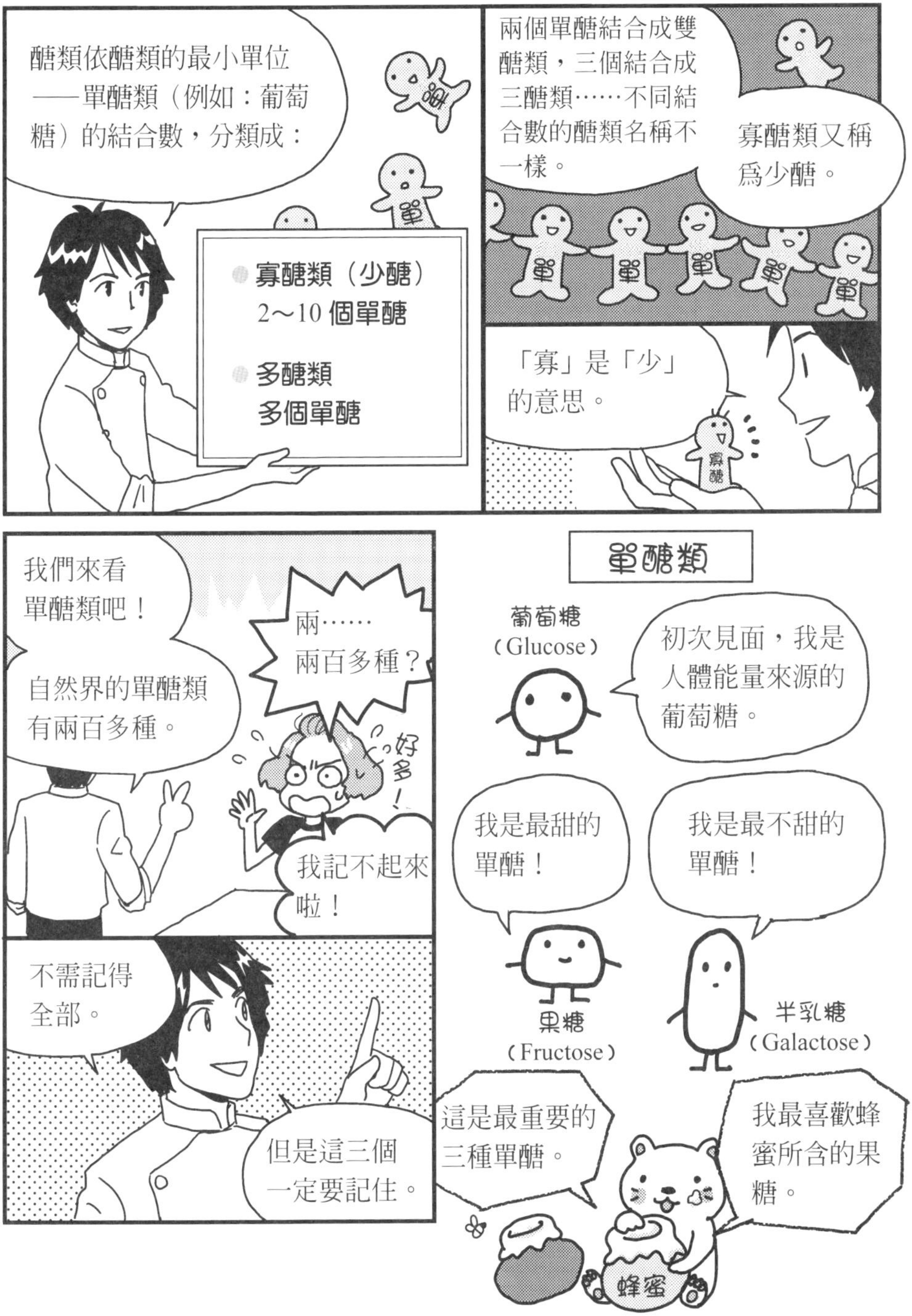

醣類依醣類的最小單位——單醣類（例如：葡萄糖）的結合數，分類成：

- 寡醣類（少醣）2～10 個單醣
- 多醣類 多個單醣

兩個單醣結合成雙醣類，三個結合成三醣類……不同結合數的醣類名稱不一樣。

寡醣類又稱為少醣。

「寡」是「少」的意思。

單醣類

我們來看單醣類吧！

自然界的單醣類有兩百多種。

兩……兩百多種？

好多！

我記不起來啦！

不需記得全部。

但是這三個一定要記住。

葡萄糖（Glucose）

初次見面，我是人體能量來源的葡萄糖。

我是最甜的單醣！

我是最不甜的單醣！

果糖（Fructose）

半乳糖（Galactose）

這是最重要的三種單醣。

我最喜歡蜂蜜所含的果糖。

蜂蜜

接著來看寡醣類，至少需記得這三個雙醣類。

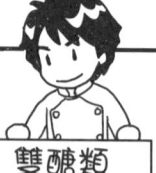

以下是醣類的巨大分子——多醣類。

雙醣類

名稱	食物來源
蔗糖（Sucrose）葡萄糖 果糖	砂糖　甘蔗　甜菜
麥芽糖（maltose）葡萄糖 葡萄糖	麥芽　水飴*
乳糖（Lactose）葡萄糖 半乳糖	母乳　牛奶

*水飴是日本糖漿，由發芽米磨成粉製成。

多醣類

名稱	食物來源
澱粉	穀類和根莖類
肝醣	動物的肝臟和肌肉

由不同單醣組成的雙醣，性質不同。

乳糖含於哺乳類的乳汁，母乳約含 7.0%，牛乳約含 4.5%。

這些都由數萬個葡萄糖鍵結而成。

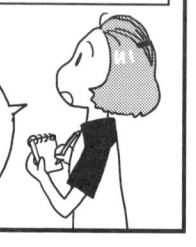

澱粉是兩種多醣類的混合物，即直鏈澱粉（amylose）和支鏈澱粉（amylopectin）。直鏈澱粉的葡萄糖鍵結為直鏈狀，支鏈澱粉則有分枝。

支鏈澱粉加水、加熱，會變黏稠。

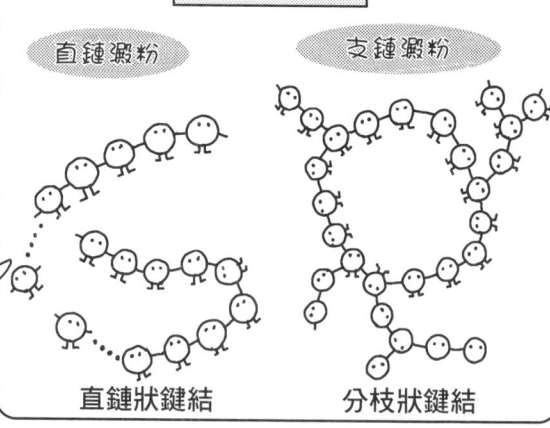

澱粉

直鏈澱粉　　支鏈澱粉

直鏈狀鍵結　　分枝狀鍵結

3-2 醣類的消化、吸收、代謝

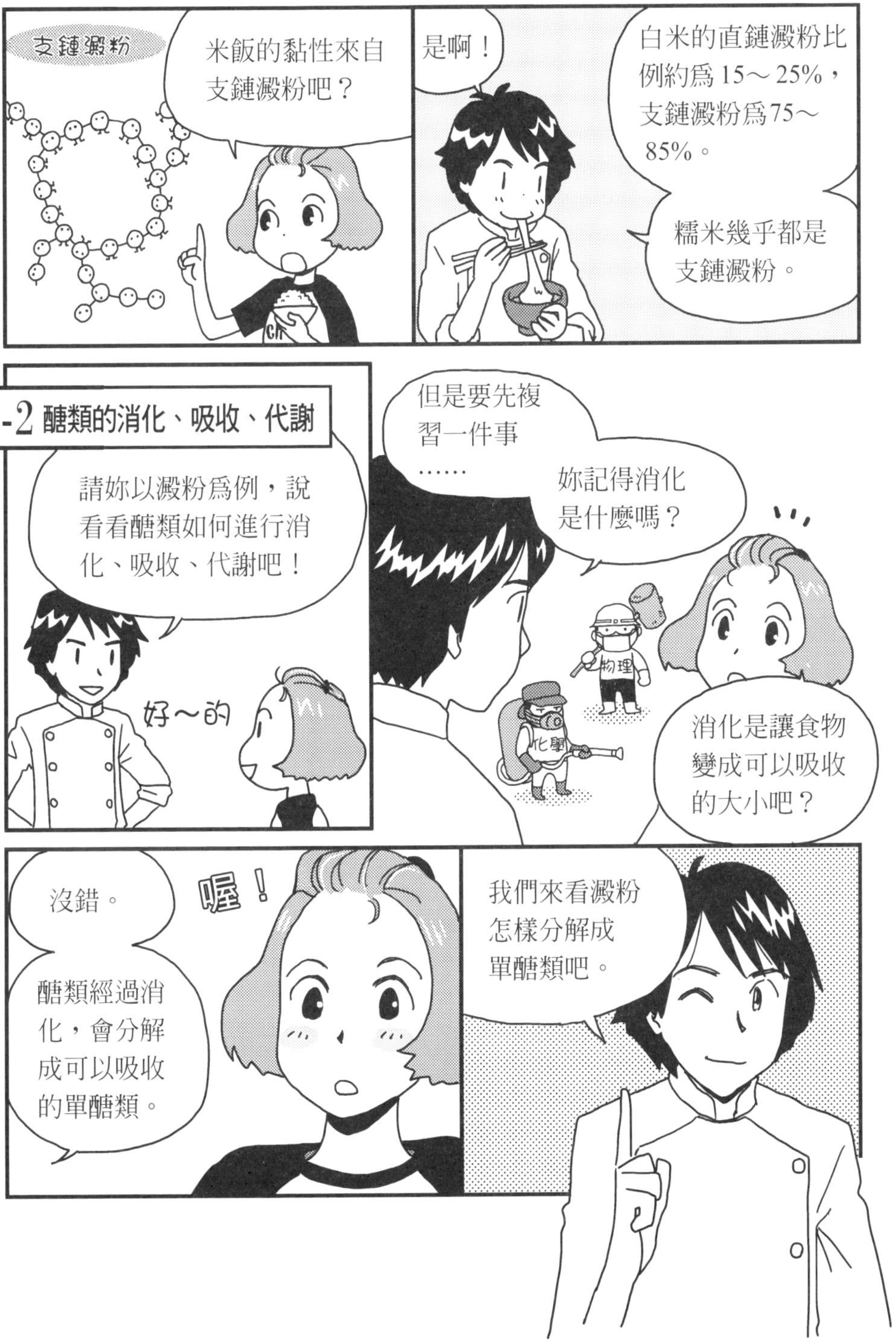

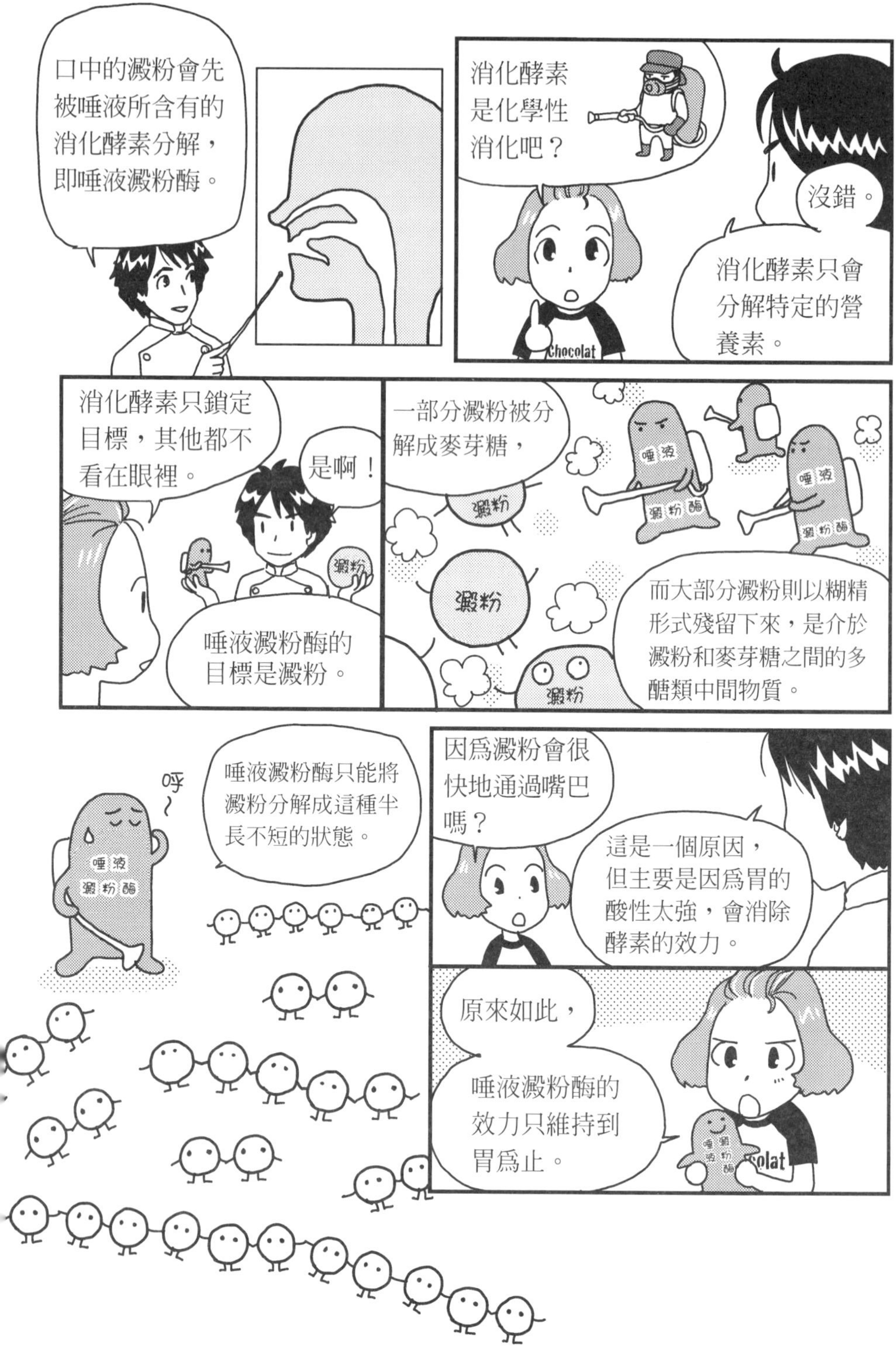
口中的澱粉會先被唾液所含有的消化酵素分解，即唾液澱粉酶。
消化酵素是化學性消化吧？
沒錯。
消化酵素只會分解特定的營養素。
Chocolat
消化酵素只鎖定目標，其他都不看在眼裡。
是啊！
澱粉
唾液澱粉酶的目標是澱粉。
一部分澱粉被分解成麥芽糖，
澱粉
唾液
澱粉酶
唾液
澱粉酶
澱粉
而大部分澱粉則以糊精形式殘留下來，是介於澱粉和麥芽糖之間的多醣類中間物質。
澱粉
呼~
唾液
澱粉酶
唾液澱粉酶只能將澱粉分解成這種半長不短的狀態。
因為澱粉會很快地通過嘴巴嗎？
這是一個原因，但主要是因為胃的酸性太強，會消除酵素的效力。
原來如此，
唾液澱粉酶的效力只維持到胃為止。

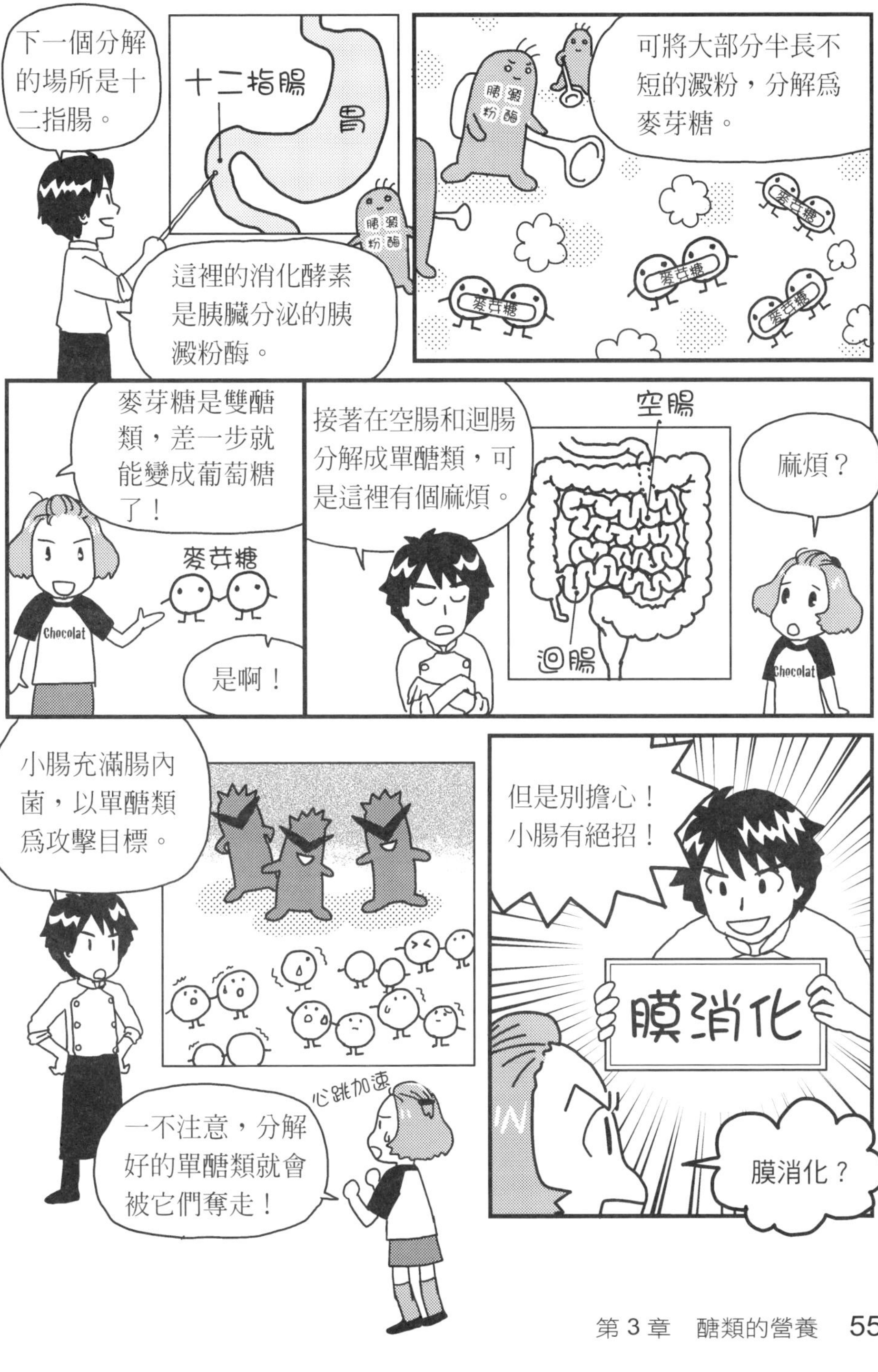
下一個分解的場所是十二指腸。
十二指腸
胃
這裡的消化酵素是胰臟分泌的胰澱粉酶。
胰澱粉酶
可將大部分半長不短的澱粉，分解爲麥芽糖。
麥芽糖
麥芽糖是雙醣類，差一步就能變成葡萄糖了！
麥芽糖
是啊！
接著在空腸和迴腸分解成單醣類，可是這裡有個麻煩。
空腸
迴腸
麻煩？
Chocolat
小腸充滿腸內菌，以單醣類爲攻擊目標。
一不注意，分解好的單醣類就會被它們奪走！
心跳加速
但是別擔心！小腸有絕招！
膜消化
膜消化？

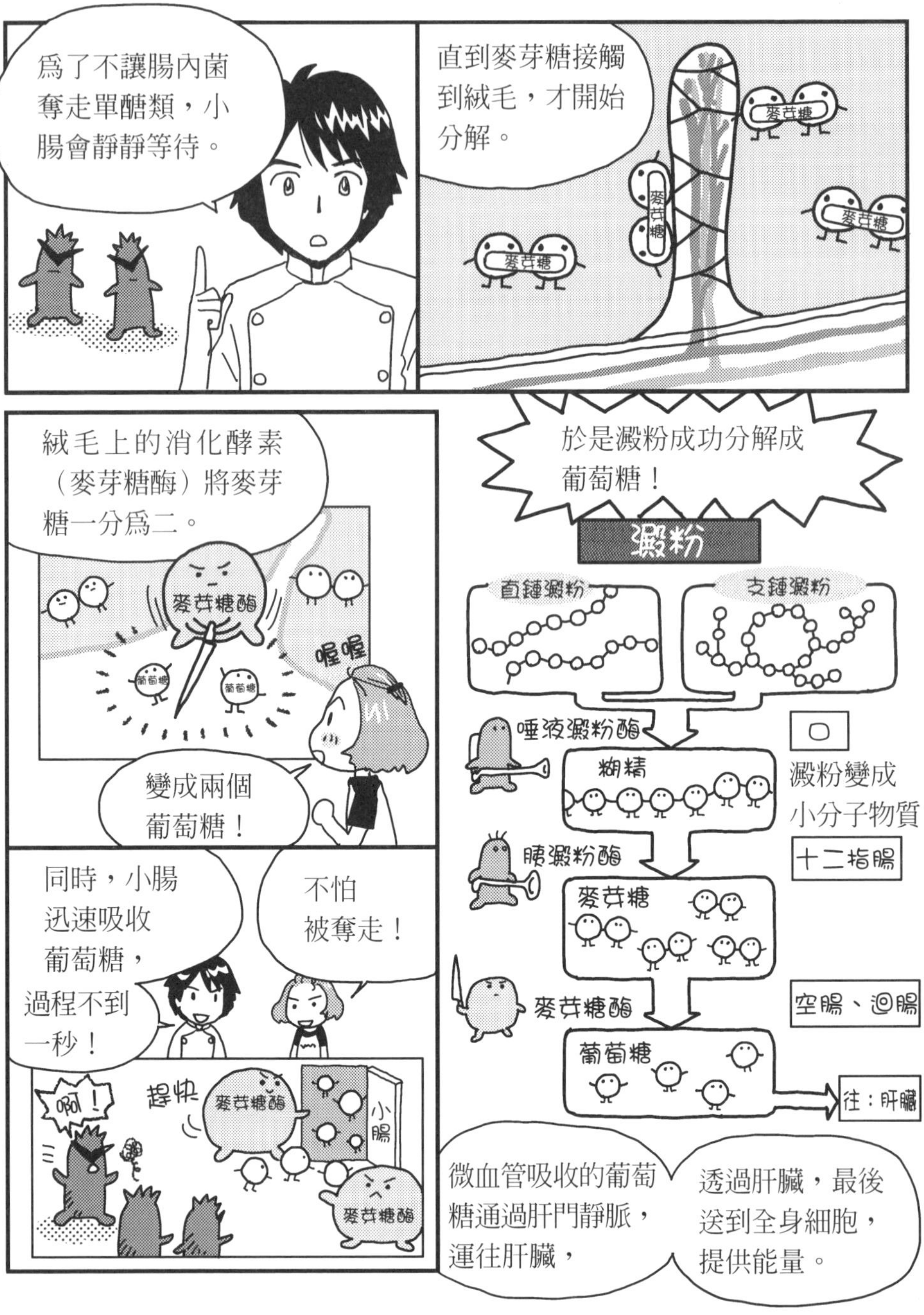
爲了不讓腸內菌奪走單醣類，小腸會靜靜等待。
直到麥芽糖接觸到絨毛，才開始分解。
麥芽糖
麥芽糖
麥芽糖
麥芽糖
絨毛上的消化酵素（麥芽糖酶）將麥芽糖一分爲二。
麥芽糖酶
喔喔
葡萄糖
葡萄糖
變成兩個葡萄糖！
於是澱粉成功分解成葡萄糖！
澱粉
直鏈澱粉
支鏈澱粉
唾液澱粉酶
糊精
口
澱粉變成小分子物質
胰澱粉酶
十二指腸
麥芽糖
麥芽糖酶
空腸、迴腸
葡萄糖
往：肝臟
同時，小腸迅速吸收葡萄糖，過程不到一秒！
不怕被奪走！
啊！
趕快
麥芽糖酶
小腸
麥芽糖酶
微血管吸收的葡萄糖通過肝門靜脈，運往肝臟，
透過肝臟，最後送到全身細胞，提供能量。

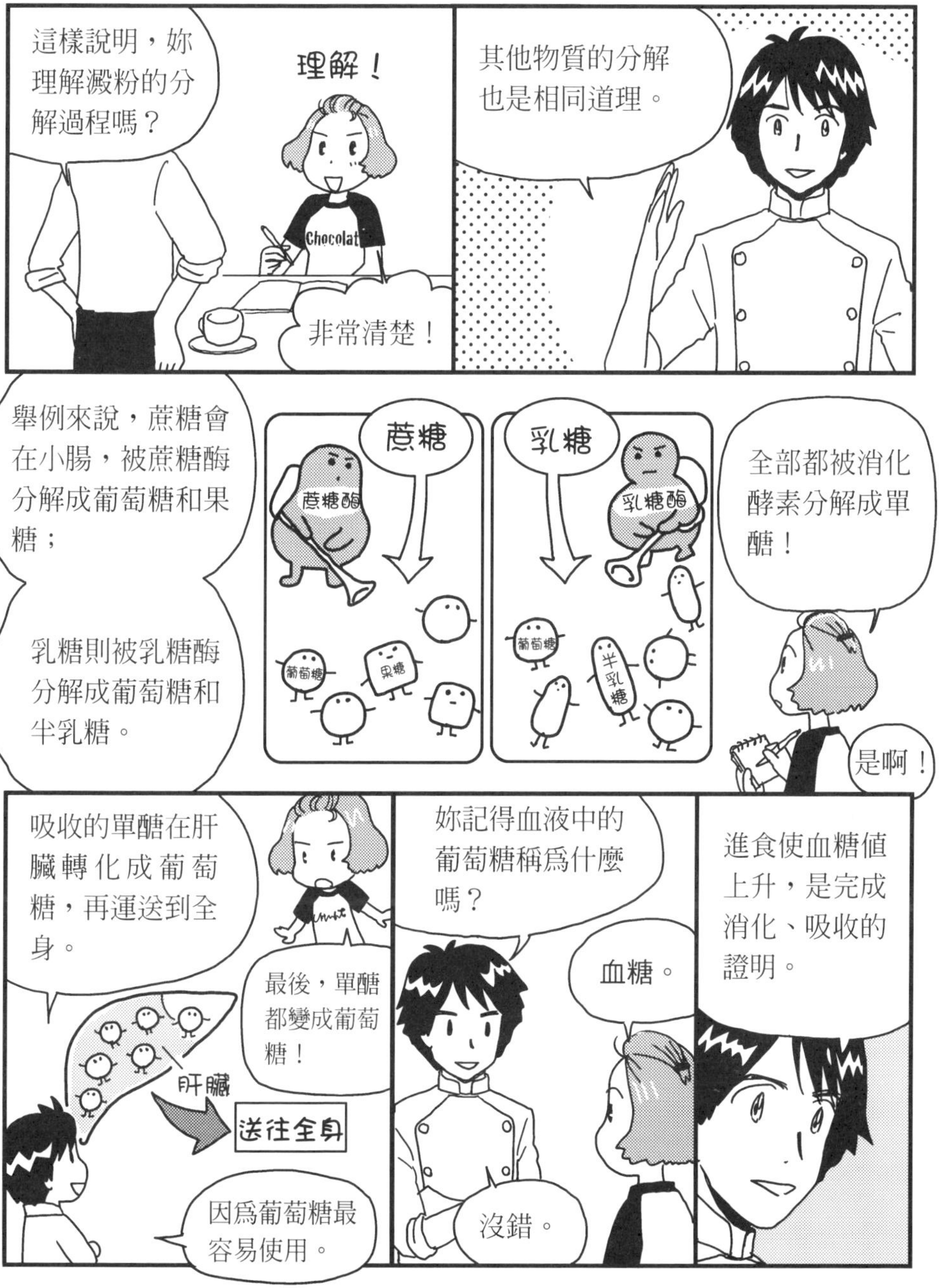
這樣說明，妳理解澱粉的分解過程嗎？
理解！
Chocolat
非常清楚！
其他物質的分解也是相同道理。
舉例來說，蔗糖會在小腸，被蔗糖酶分解成葡萄糖和果糖；
乳糖則被乳糖酶分解成葡萄糖和半乳糖。
蔗糖
蔗糖酶
葡萄糖
果糖
乳糖
乳糖酶
葡萄糖
半乳糖
全部都被消化酵素分解成單醣！
是啊！
吸收的單醣在肝臟轉化成葡萄糖，再運送到全身。
最後，單醣都變成葡萄糖！
肝臟
送往全身
因爲葡萄糖最容易使用。
妳記得血液中的葡萄糖稱爲什麼嗎？
血糖。
沒錯。
進食使血糖值上升，是完成消化、吸收的證明。

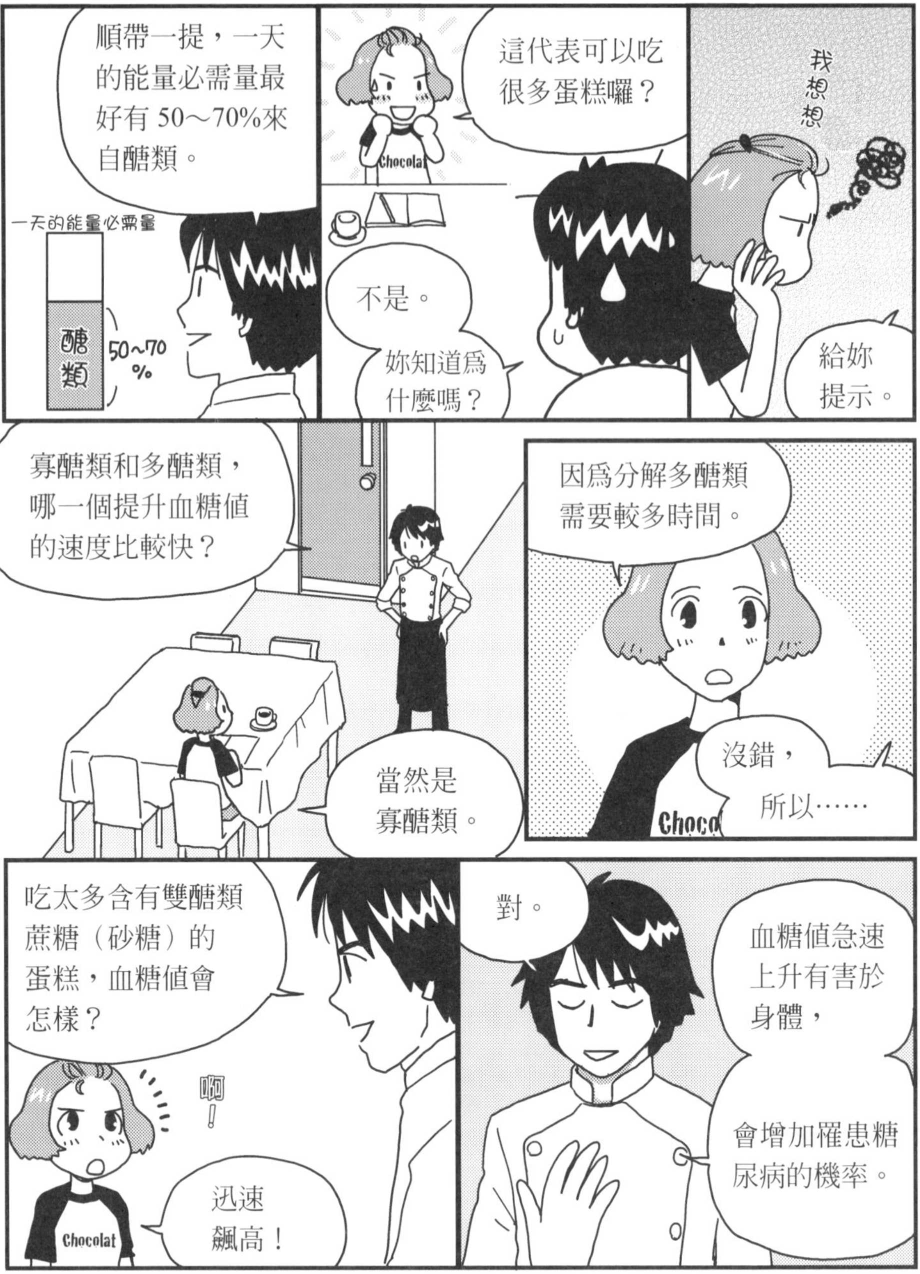
順帶一提，一天的能量必需量最好有 50～70%來自醣類。
一天的能量必需量
醣類
50～70%
這代表可以吃很多蛋糕囉？
不是。
妳知道爲什麼嗎？
我想想
給妳提示。
寡醣類和多醣類，哪一個提升血糖值的速度比較快？
當然是寡醣類。
因爲分解多醣類需要較多時間。
沒錯，
所以……
吃太多含有雙醣類蔗糖（砂糖）的蛋糕，血糖值會怎樣？
啊！
迅速飆高！
對。
血糖值急速上升有害於身體，
會增加罹患糖尿病的機率。

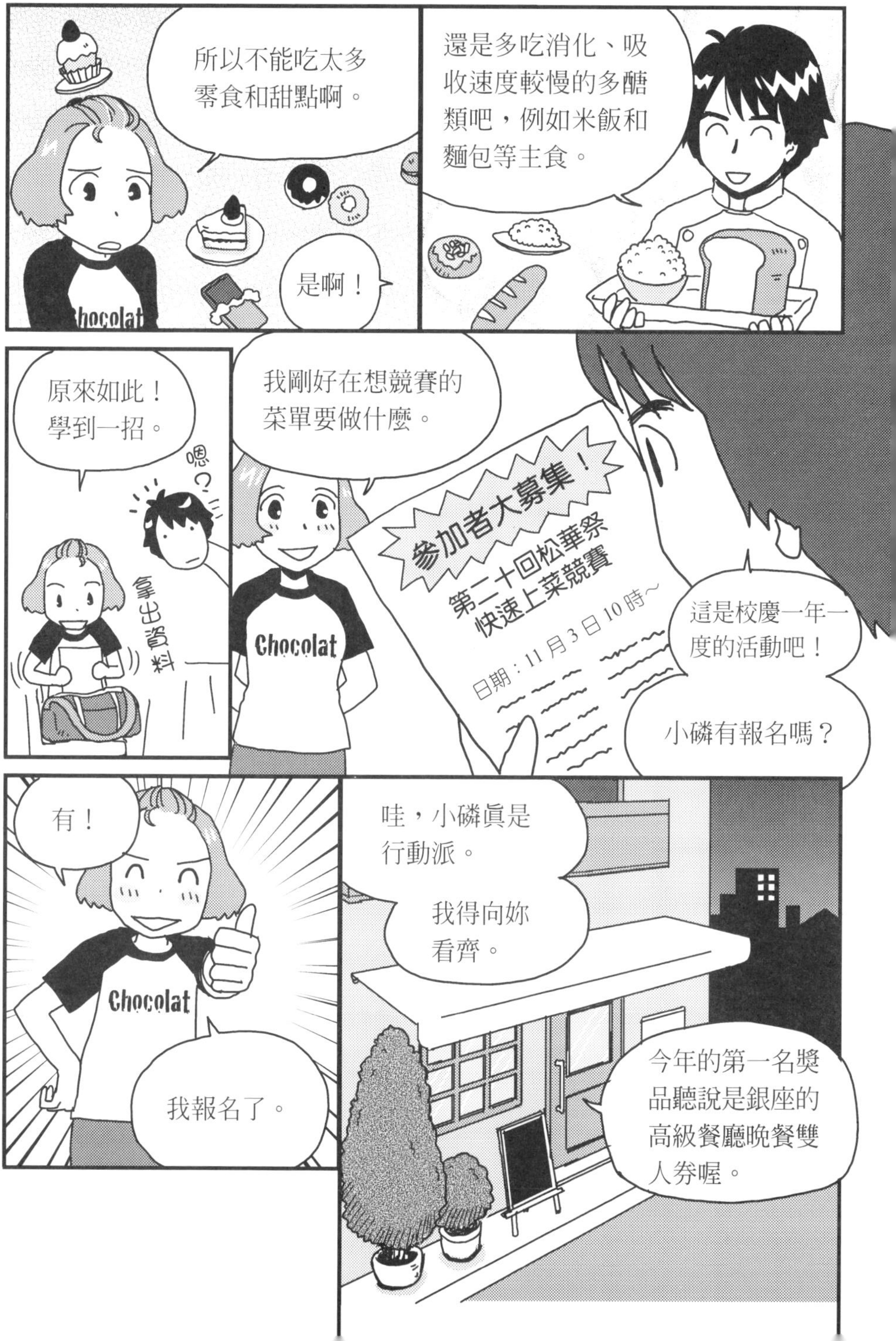
所以不能吃太多零食和甜點啊。
是啊！
還是多吃消化、吸收速度較慢的多醣類吧，例如米飯和麵包等主食。
Chocolat
原來如此！學到一招。
嗯？
拿出資料
我剛好在想競賽的菜單要做什麼。
Chocolat
參加者大募集！
第二十回松華祭
快速上菜競賽
日期：11月3日10時～
這是校慶一年一度的活動吧！
小磷有報名嗎？
有！
Chocolat
我報名了。
哇，小磷真是行動派。
我得向妳看齊。
今年的第一名獎品聽說是銀座的高級餐廳晚餐雙人券喔。

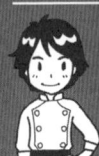

> **Follow up**
>
> 醣類是人體最主要的能量來源,我們已大致了解醣類消化、吸收、代謝的過程。接下來,將介紹漫畫沒有提到的醣類結構、鍵結,以及血糖。

3-3 醣類的結構

先看醣類最小單位的結構,亦即單醣類的結構(圖 3-1)。醣類大致以擁有五個或六個碳等來區分。葡萄糖、果糖、半乳糖有六個碳。醣類是碳、氫、氧所組成的化合物,因此稱為碳水化合物。

雙醣類由兩個單醣類鍵結而成,主要的組成物質為葡萄糖、果糖、半乳糖。圖 3-2 顯示葡萄糖和果糖如何鍵結成雙醣類,醣類和醣類的結合稱為糖苷鍵結。

多醣類由單醣類重複的糖苷鍵結形成。澱粉藉由數萬次的糖苷鍵結形成。圖 3-3 顯示組成澱粉的直鏈澱粉和支鏈澱粉的鍵結。

葡萄糖 (glucose)　　果糖 (fructose)　　半乳糖 (galactose)

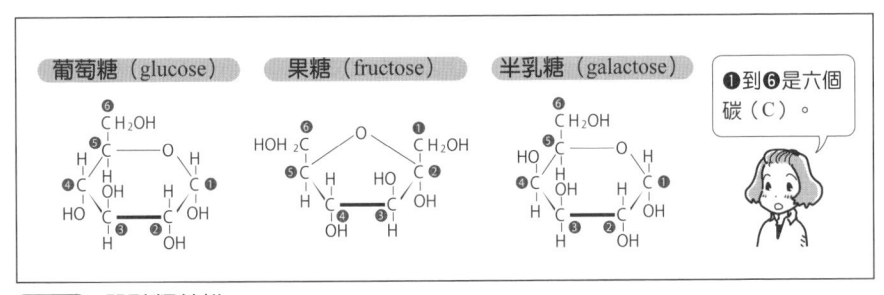

❶到❻是六個碳(C)。

圖 3-1　單醣類結構

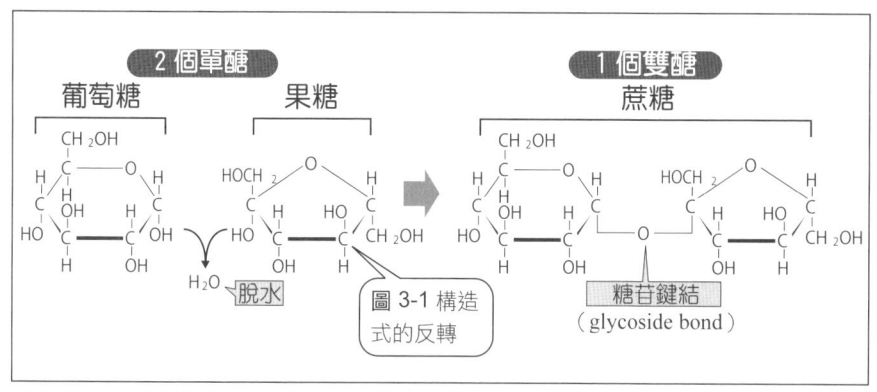

圖 3-2 雙醣類鍵結

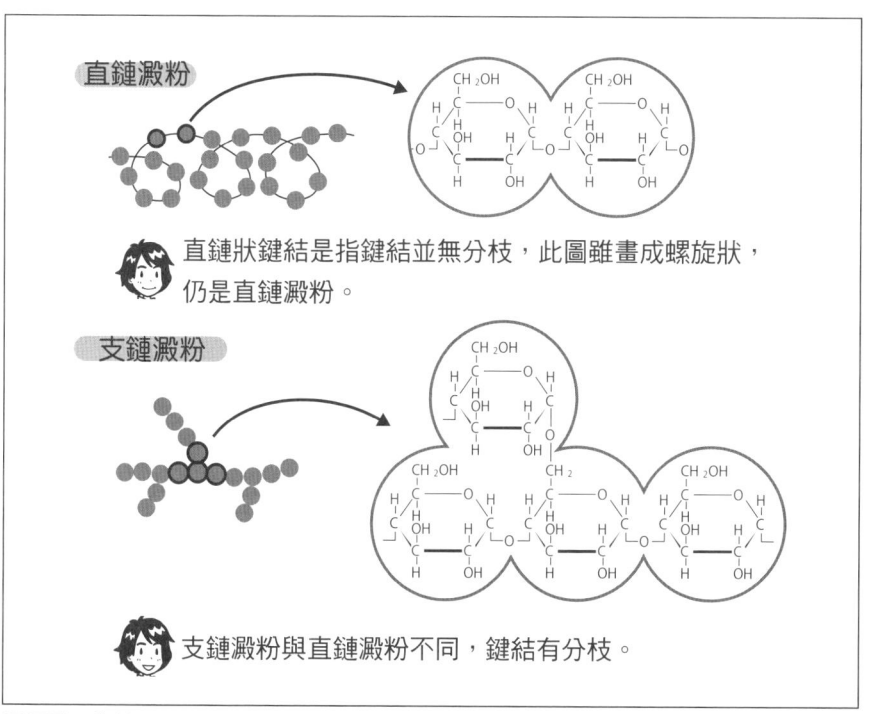

直鏈狀鍵結是指鍵結並無分枝，此圖雖畫成螺旋狀，仍是直鏈澱粉。

支鏈澱粉與直鏈澱粉不同，鍵結有分枝。

圖 3-3 直鏈澱粉與支鏈澱粉的結構

鍵結型態和黏性有關，支鏈澱粉的黏性較大。

而且相較於直鏈澱粉，支鏈澱粉的分子也比較大。

第 3 章　醣類的營養　61

3-4 肚子餓代表血糖下降

 接下來,我們來看進入肝臟的葡萄糖如何送往全身。

 是指血糖吧?

 是啊,妳猜進食和血糖有什麼關係。

以數字表示血液的葡萄糖濃度,即為血糖值。空腹的血糖值大約為 70～110 mg/dL。血糖值降低,腦部下視丘的攝食中樞會發出訊號,讓我們產生飢餓感;反之,血糖值超過正常值兩倍,位於下視丘的飽食中樞便發出訊號,產生飽足感。

攝食中樞和飽食中樞受位於大腦皮質的杏仁核控制。杏仁核裝滿食物的訊息,記錄你曾吃過的食物,例如:非常好吃、難吃、食物的色香味等。當你看到、聞到某樣食物,這些訊息便從杏仁核送往攝食中樞或飽食中樞,因此,會有看到喜歡吃的食物,即使飽了還會想吃的現象,這就是「另一個胃」的由來。

攝食中樞和飽食中樞

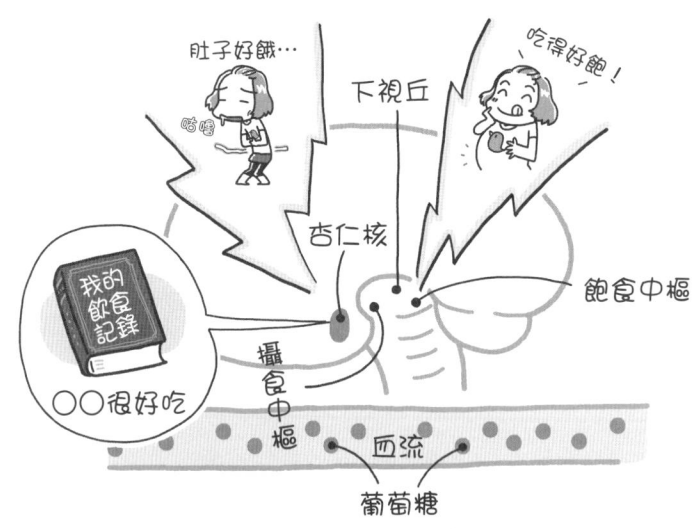

飢餓感、飽足感,與血糖值有關。

3-5 調節血糖值的激素

一般來說,血糖值會在進食後上升,再慢慢下降,如圖3-4,人體一天的血糖值沒有很大的變化。胰島素、升糖素、腎上腺素等激素是讓血糖值恢復正常的大功臣。我們來看這些激素的作用吧。

<血糖值高>

餐後血糖值變高,胰臟會分泌胰島素進入血液。胰島素為了讓血糖值降低,會促進肝醣與脂肪合成[※1]、抑制肝臟釋出葡萄糖、增加葡萄糖的消耗量。糖尿病患者的胰島素分泌量常會減少,或胰島素功能低落。

<血糖值低>

血糖值變低代表人體能量不足,或胰島素過剩。此時,產生作用的激素包含升糖素、腎上腺素、甲狀腺素、生長激素、糖皮質素（glucocorticoid）。這些激素會分解儲存於肝臟的肝醣,或促進糖質新生[※2],以非醣類的營養素製造葡萄糖,使血糖值上升。

※1：參照第6章 Follow up 6-5。
※2：糖質新生,英文為 gluconeogenesis,又名醣類新生、糖新生,詳細說明參照第6章。

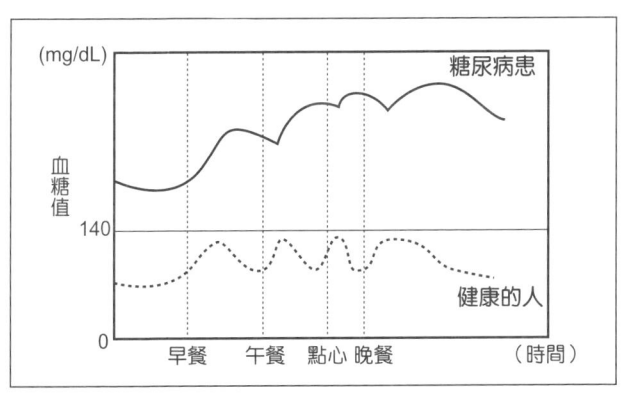

圖3-4 人體一天的血糖值變化

一直刺激胰島素（胰臟過勞），可能使人體的血糖控制能力變差，因此不能吃太多會讓血糖值急遽上升的蔗糖（例：砂糖）。

沒錯。胰島素不足或功能降低，可能導致高血糖，引起肥胖、糖尿病。近來，醫學界皆認為血糖的控制維持緩慢上升、緩慢下降，才是最好的。

調整血糖值的激素

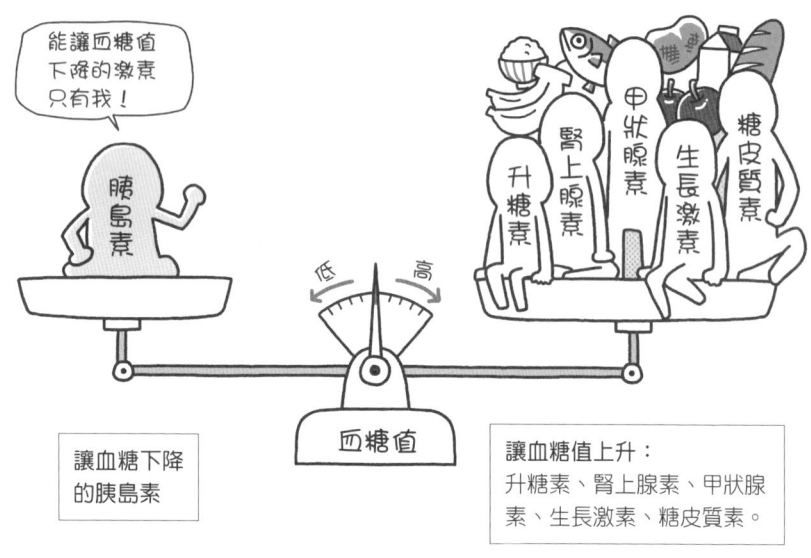

能讓血糖值下降的激素只有我！

胰島素

讓血糖下降的胰島素

讓血糖值上升：
升糖素、腎上腺素、甲狀腺素、生長激素、糖皮質素。

激素調節血糖值

3-6 另一個葡萄糖儲藏庫

葡萄糖會以肝醣的形式，儲存於肝臟。此外，肝醣也能以肌肉肝醣的形式，儲藏於肌肉。體重 66 kg 的男性，約有 300 g 的肌肉肝醣，運動選手等鍛練過的人則有 800 g。和肝臟 100 g 的儲存量相比，肌肉的肝醣儲存量高出許多，不過儲存於肌肉的肝醣只能作為肌肉活動的能量來源，無法維持血糖值。

肝醣所含的葡萄糖以連接磷酸的型態被切出,需將磷酸切除才會變成葡萄糖,但只有肝臟有執行這項任務的酵素(葡萄糖-6-磷酸酶,glucose-6-phosphatase),所以肌肉肝醣無法變成血糖。

「肝臟肝醣」和「肌肉肝醣」的差異

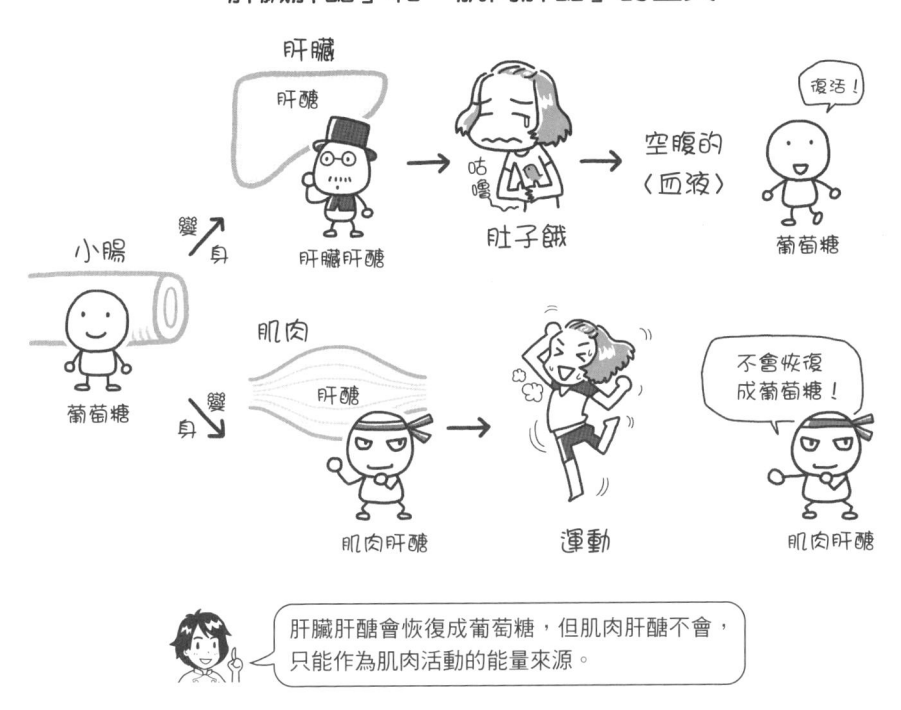

> 肝臟肝醣會恢復成葡萄糖,但肌肉肝醣不會,只能作為肌肉活動的能量來源。

☞ Check!

- 1 g醣類可產生 4 kcal能量。
- 重覆單醣類的糖苷鍵結,可形成雙醣類或多醣類。
- 直鏈澱粉和支鏈澱粉的組合比例,會影響澱粉的黏性。
- 人體一天所攝取的能量,醣類佔 50～70%為佳。
- 能讓血糖值下降的激素只有胰島素。
- 控制食慾的攝食中樞和飽食中樞,與血糖值的關係密切。

第 3 章　醣類的營養

腦和紅血球只吃葡萄糖！

腦是人體最消耗能量的器官，人體一天所生產的 ATP 約 1/4 皆被腦使用，平均每小時要消耗 4 g 葡萄糖。腦的神經細胞停止活動會影響生命，所以血糖的供應須以腦為優先。

此外，紅血球只吃葡萄糖，消耗量比腦少，但每小時也需消耗 2 g。光是腦和紅血球，一小時即消耗 6 g 葡萄糖。

相較於血糖的量，這樣的消耗速度很快速。空腹的血糖值為 70～110 mg/dL，以血液量 4～5 L 計算，血糖量約為 3.6 g[※]，這代表血糖一瞬間就會被腦和紅血球消耗完畢，因此人體需要儲存於肝臟的肝醣。不過肝臟只能儲存約 70～100 g 的肝醣，以一小時消耗 6 g 計算，差不多只夠撐十多個小時。

腦部和紅血球的葡萄糖消耗量，對成年人來說都一樣，不分性別、身高和體重。睡眠時腦仍會活動，所以早起必須吃早餐補充葡萄糖。肚子餓會使人發呆、煩躁，即是腦送出訊號，要求人體「趕快吃飯補充葡萄糖」的證據。

※設血糖值為 90 mg/dL，900 mg/L = 0.9 g/L，若血液量 4L，則有 0.9 x 4 = 3.6 g 的葡萄糖溶於血液。

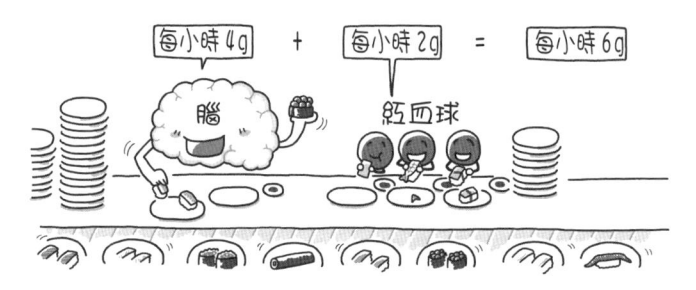

腦和紅血球二十四小時不停地吃葡萄糖

第4章

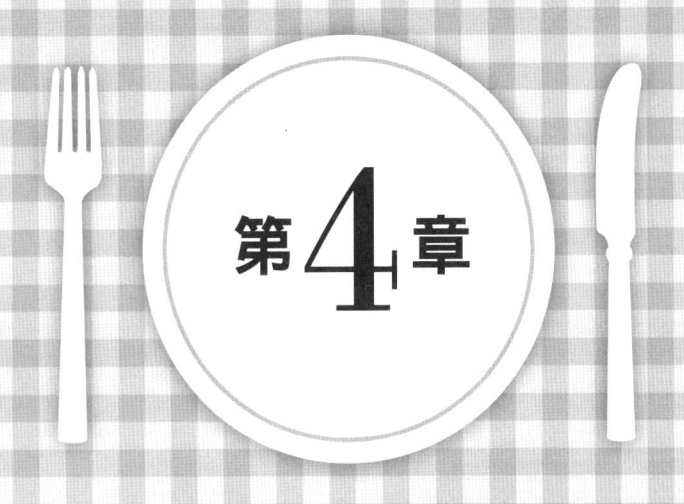

脂肪的營養

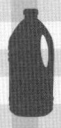

中性脂肪是重要的儲備燃料

4-1 脂肪的種類

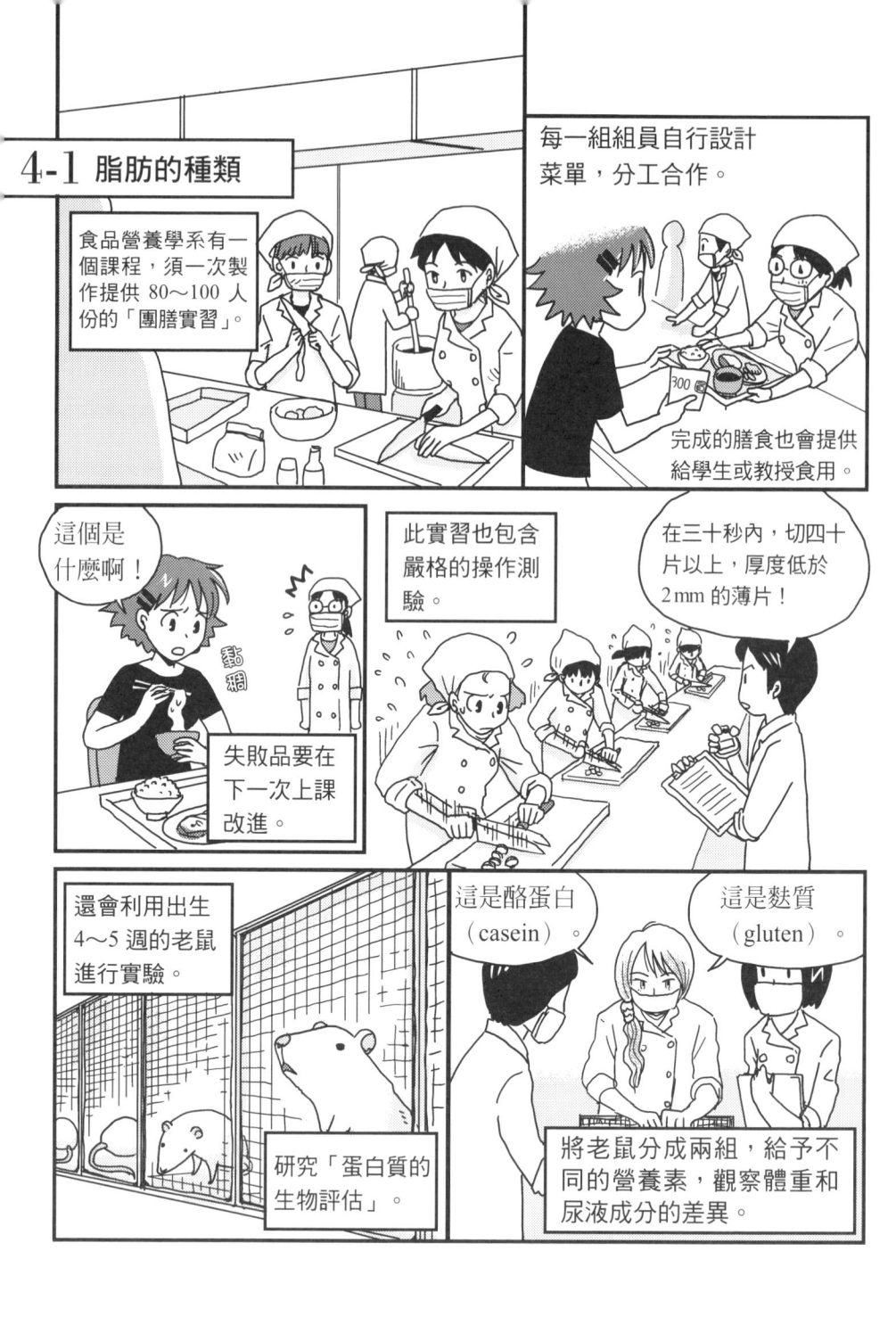

食品營養學系有一個課程，須一次製作提供 80～100 人份的「團膳實習」。

每一組組員自行設計菜單，分工合作。

完成的膳食也會提供給學生或教授食用。

這個是什麼啊！

失敗品要在下一次上課改進。

此實習也包含嚴格的操作測驗。

在三十秒內，切四十片以上，厚度低於 2mm 的薄片！

還會利用出生 4～5 週的老鼠進行實驗。

這是酪蛋白（casein）。

這是麩質（gluten）。

研究「蛋白質的生物評估」。

將老鼠分成兩組，給予不同的營養素，觀察體重和尿液成分的差異。

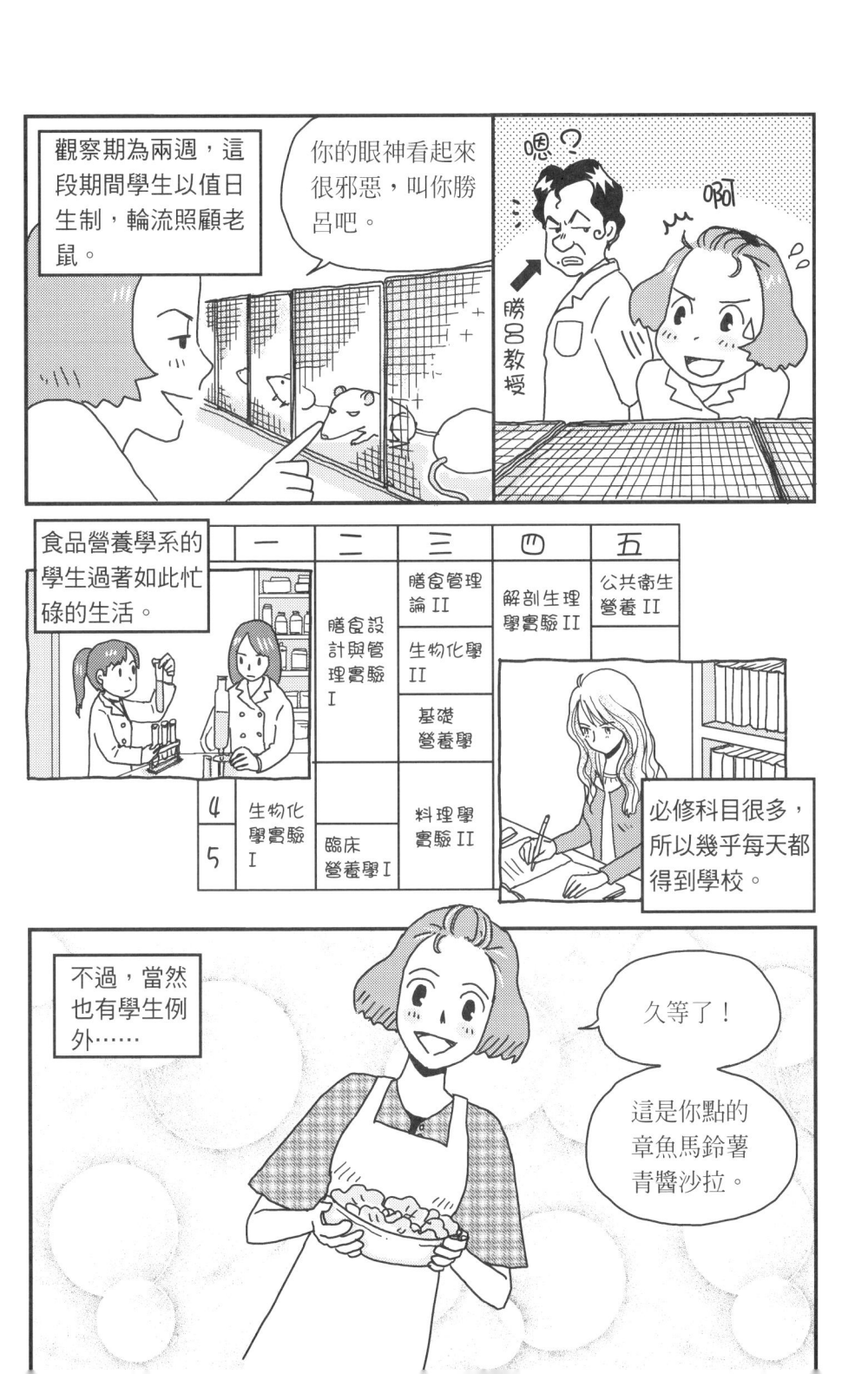

	一	二	三	四	五
		膳食設計與管理實驗 I	膳食管理論 II	解剖生理學實驗 II	公共衛生營養 II
			生物化學 II		
			基礎營養學		
4	生物化學實驗 I	臨床營養學 I	料理學實驗 II		
5					

觀察期為兩週，這段期間學生以值日生制，輪流照顧老鼠。

你的眼神看起來很邪惡，叫你勝呂吧。

↑勝呂教授

食品營養學系的學生過著如此忙碌的生活。

必修科目很多，所以幾乎每天都得到學校。

不過，當然也有學生例外……

久等了！

這是你點的章魚馬鈴薯青醬沙拉。

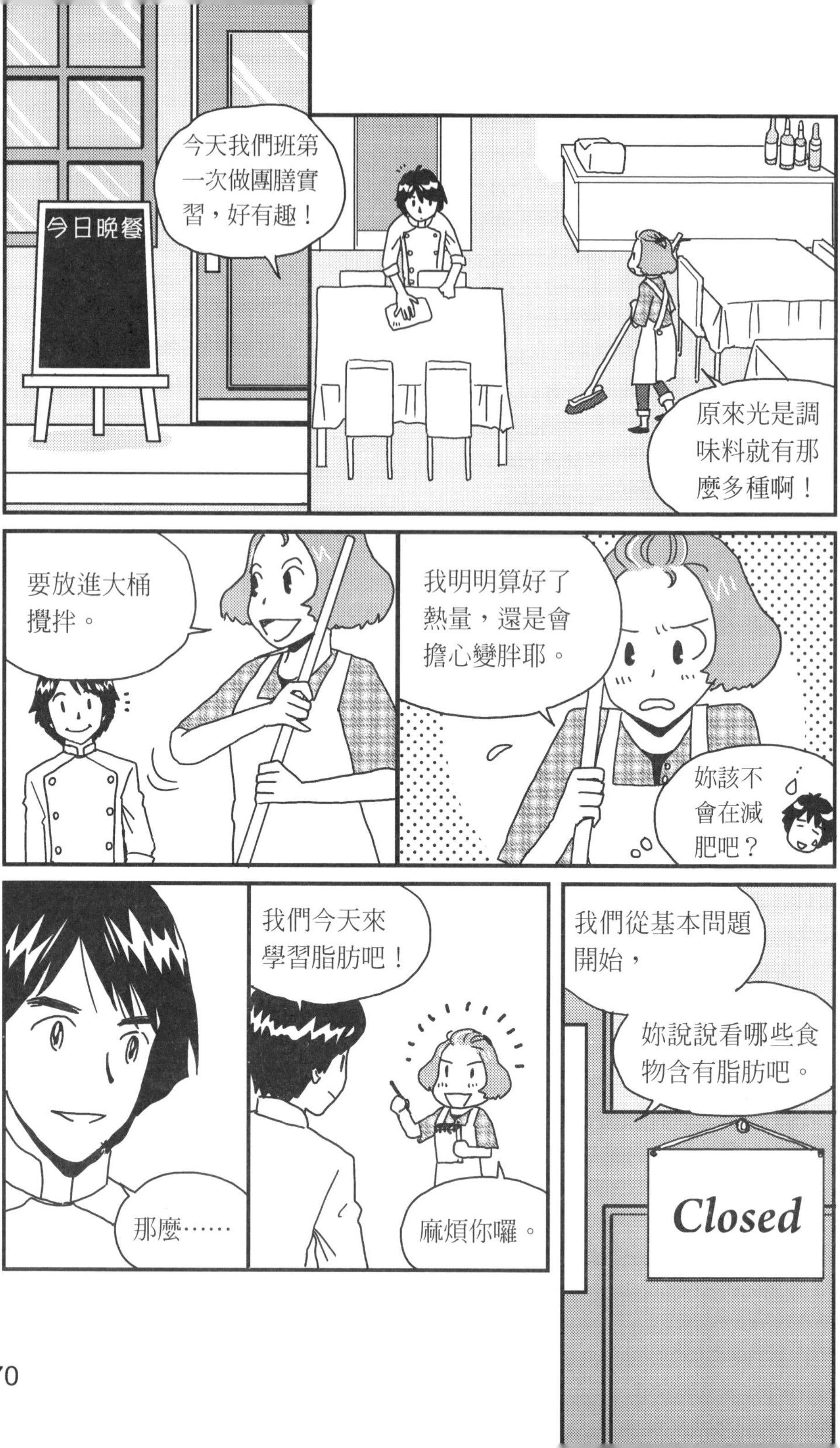
今日晚餐
今天我們班第一次做團膳實習，好有趣！
原來光是調味料就有那麼多種啊！
要放進大桶攪拌。
我明明算好了熱量，還是會擔心變胖耶。
妳該不會在減肥吧？
我們今天來學習脂肪吧！
我們從基本問題開始，
妳說說看哪些食物含有脂肪吧。
那麼……
麻煩你囉。
Closed

第 4 章 脂肪的營養

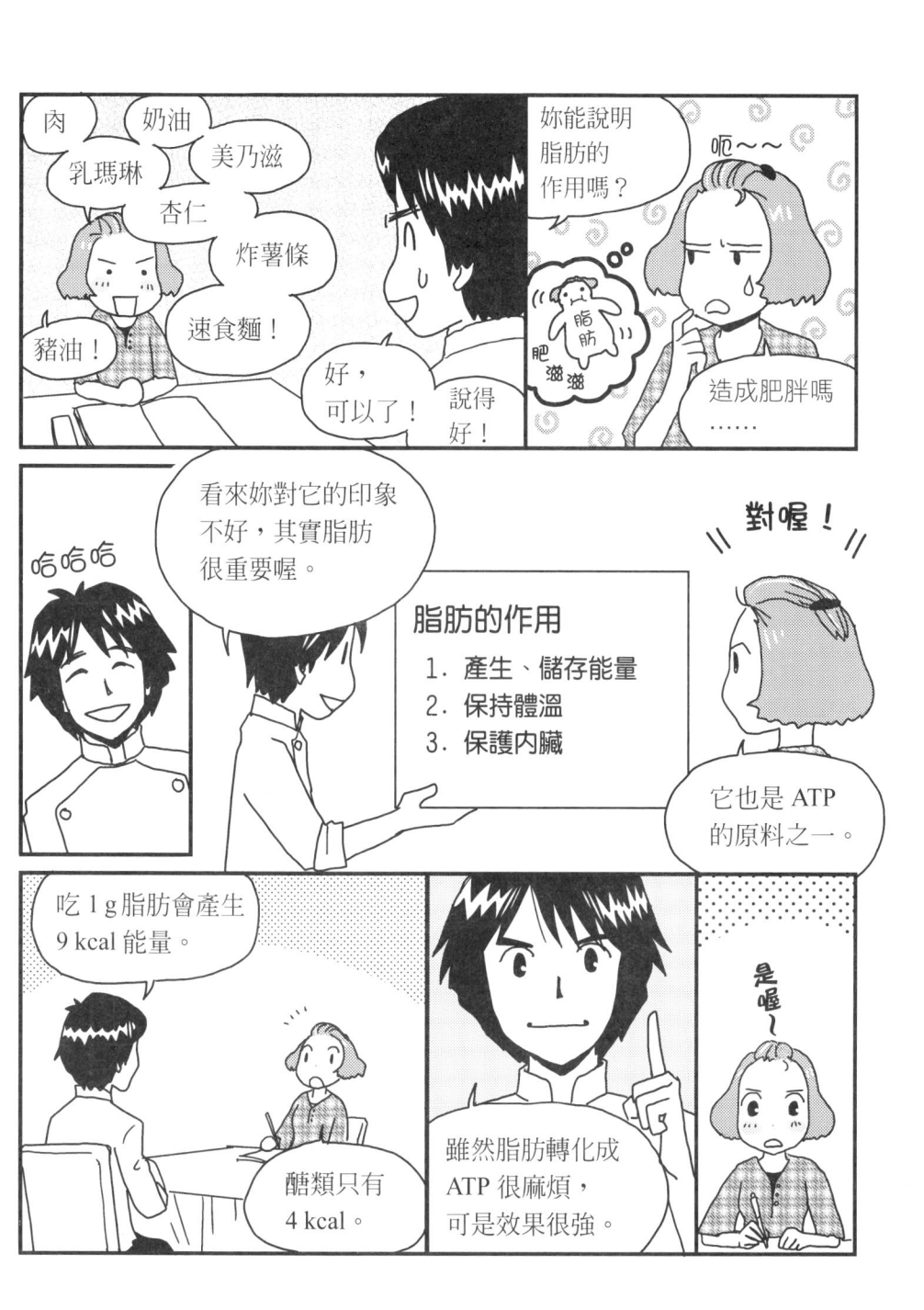

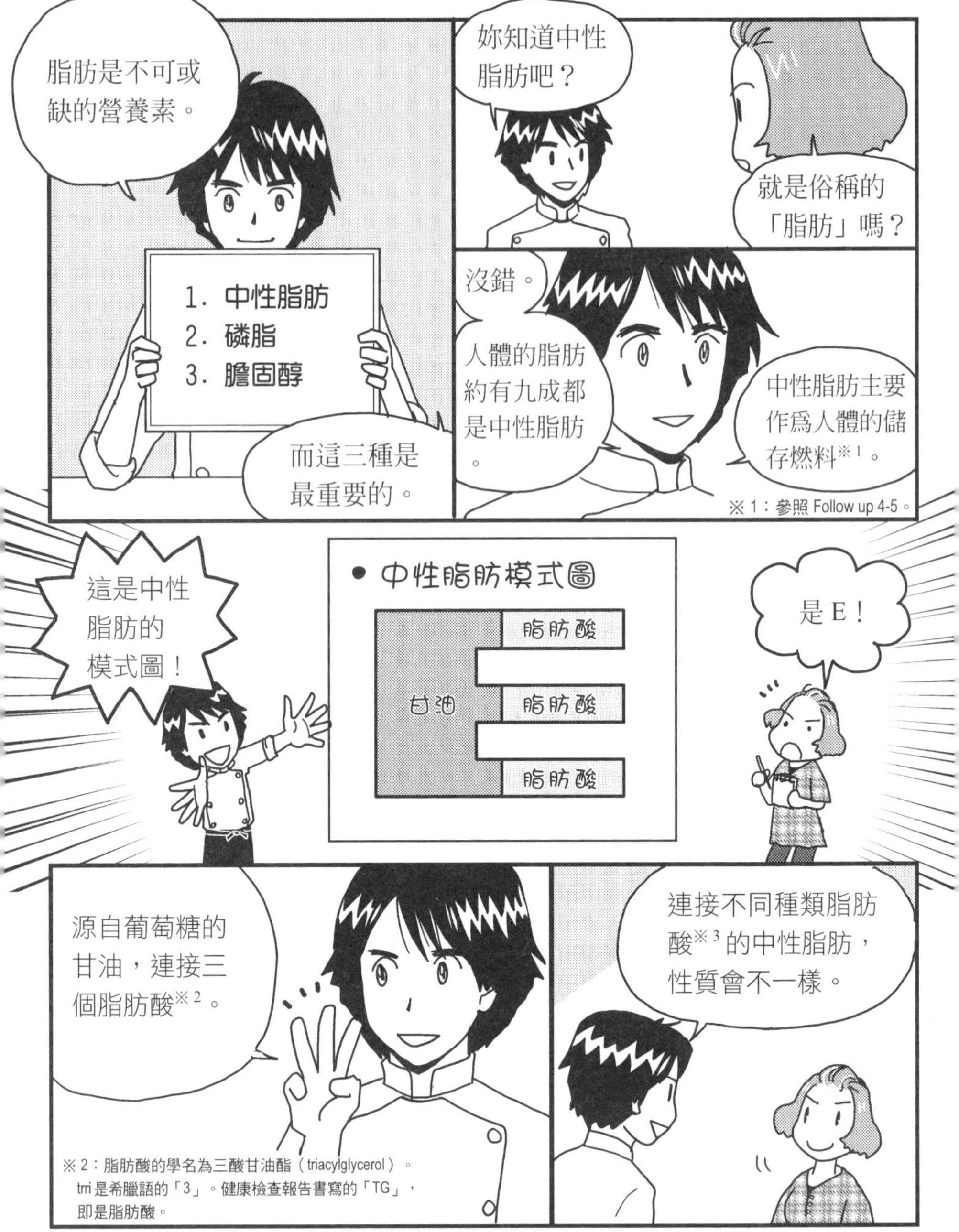

脂肪是不可或缺的營養素。

1. 中性脂肪
2. 磷脂
3. 膽固醇

而這三種是最重要的。

妳知道中性脂肪吧？

就是俗稱的「脂肪」嗎？

沒錯。

人體的脂肪約有九成都是中性脂肪。

中性脂肪主要作為人體的儲存燃料[※1]。

※1：參照 Follow up 4-5。

這是中性脂肪的模式圖！

● 中性脂肪模式圖

甘油 — 脂肪酸
甘油 — 脂肪酸
甘油 — 脂肪酸

是 E！

源自葡萄糖的甘油，連接三個脂肪酸[※2]。

連接不同種類脂肪酸[※3]的中性脂肪，性質會不一樣。

※2：脂肪酸的學名為三酸甘油酯（triacylglycerol）。trri 是希臘語的「3」。健康檢查報告書寫的「TG」，即是脂肪酸。

※3：參照 Follow up 4-4。

72

第 4 章　脂肪的營養

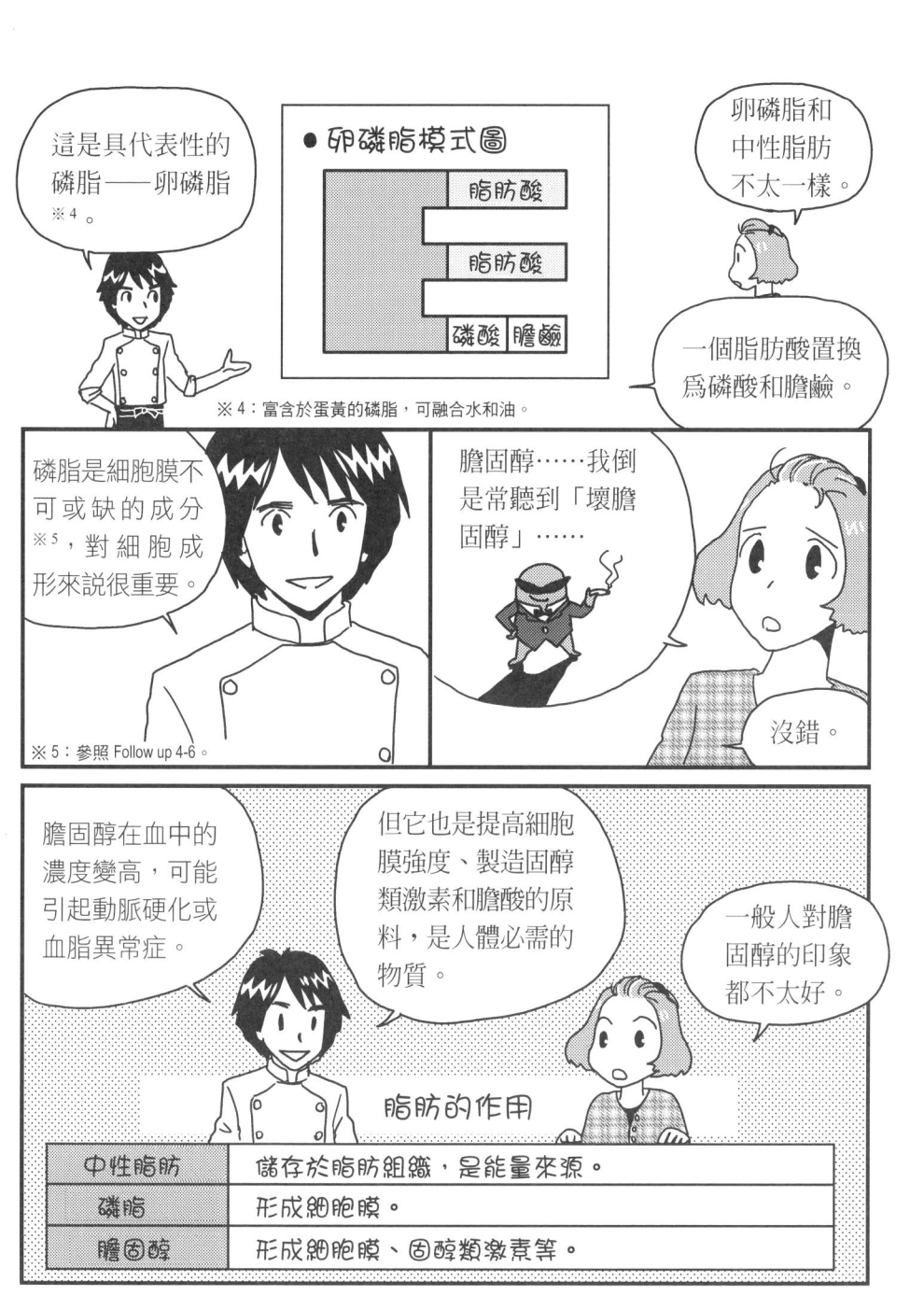

4-2 脂肪的消化、吸收、代謝

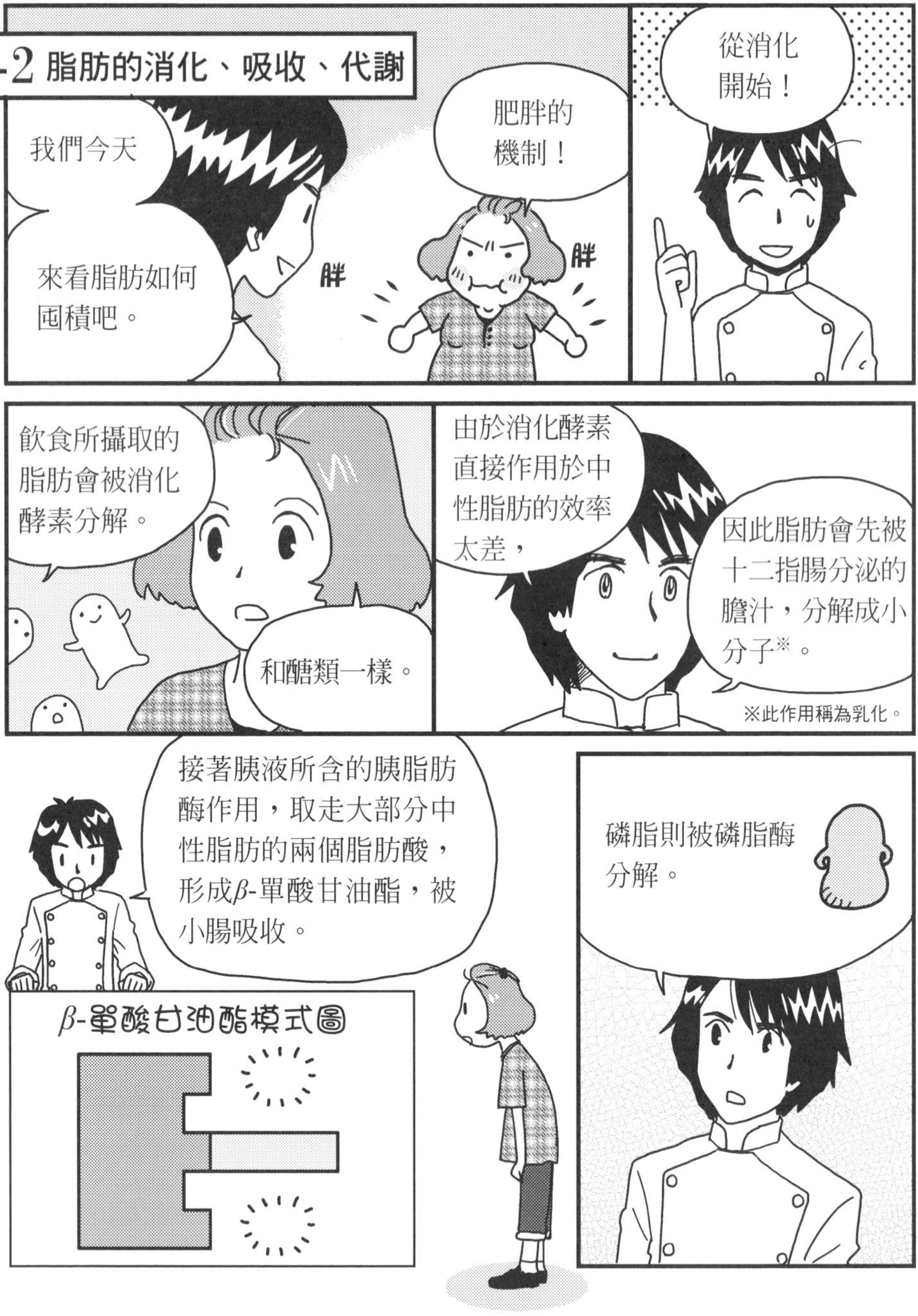

從消化開始！

我們今天來看脂肪如何囤積吧。

肥胖的機制！

飲食所攝取的脂肪會被消化酵素分解。

和醣類一樣。

由於消化酵素直接作用於中性脂肪的效率太差，

因此脂肪會先被十二指腸分泌的膽汁，分解成小分子※。

※此作用稱為乳化。

接著胰液所含的胰脂肪酶作用，取走大部分中性脂肪的兩個脂肪酸，形成β-單酸甘油酯，被小腸吸收。

磷脂則被磷脂酶分解。

β-單酸甘油酯模式圖

74

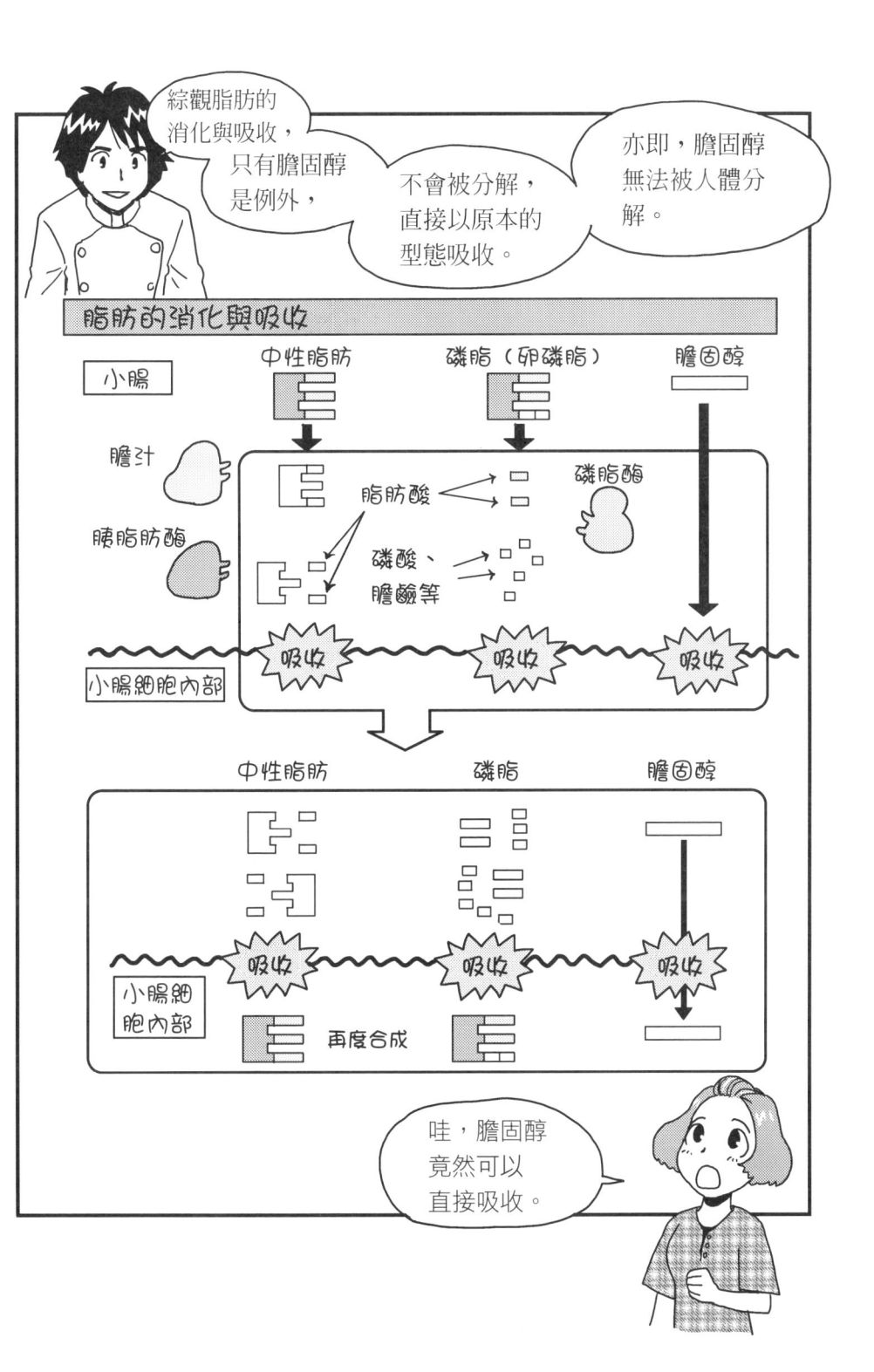

綜觀脂肪的消化與吸收，只有膽固醇是例外，不會被分解，直接以原本的型態吸收。亦即，膽固醇無法被人體分解。

脂肪的消化與吸收

小腸：中性脂肪、磷脂（卵磷脂）、膽固醇

膽汁

胰脂肪酶

脂肪酸

磷酸、膽鹼等

磷脂酶

吸收　吸收　吸收

小腸細胞內部

中性脂肪　磷脂　膽固醇

吸收　吸收　吸收

小腸細胞內部

再度合成

哇，膽固醇竟然可以直接吸收。

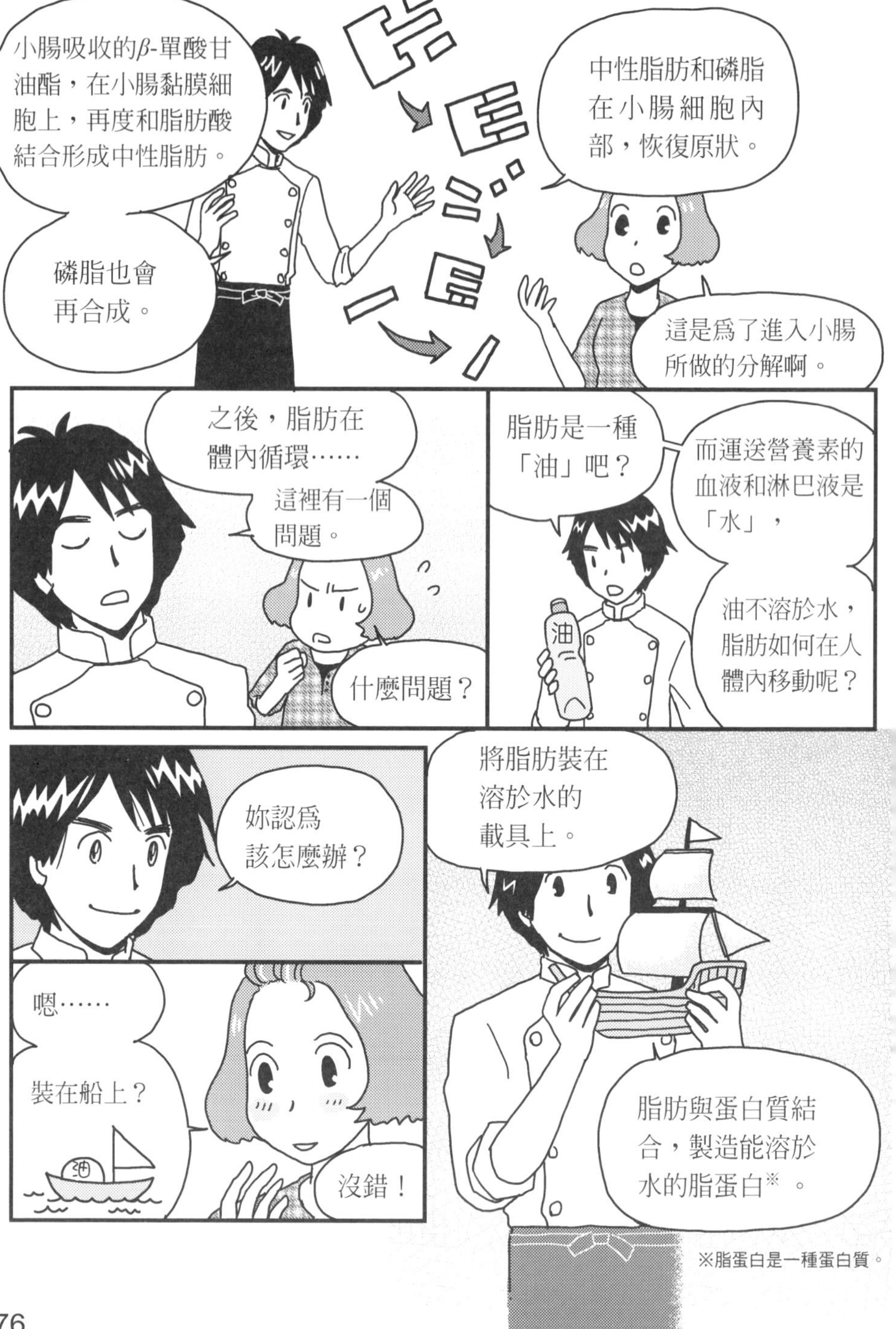

小腸吸收的β-單酸甘油酯，在小腸黏膜細胞上，再度和脂肪酸結合形成中性脂肪。

磷脂也會再合成。

中性脂肪和磷脂在小腸細胞內部，恢復原狀。

這是為了進入小腸所做的分解啊。

之後，脂肪在體內循環……這裡有一個問題。

什麼問題？

脂肪是一種「油」吧？

而運送營養素的血液和淋巴液是「水」，

油不溶於水，脂肪如何在人體內移動呢？

妳認為該怎麼辦？

嗯……

裝在船上？

沒錯！

將脂肪裝在溶於水的載具上。

脂肪與蛋白質結合，製造能溶於水的脂蛋白※。

※脂蛋白是一種蛋白質。

77

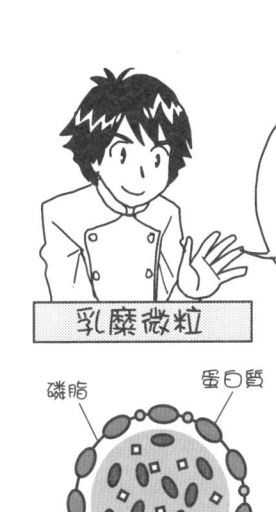

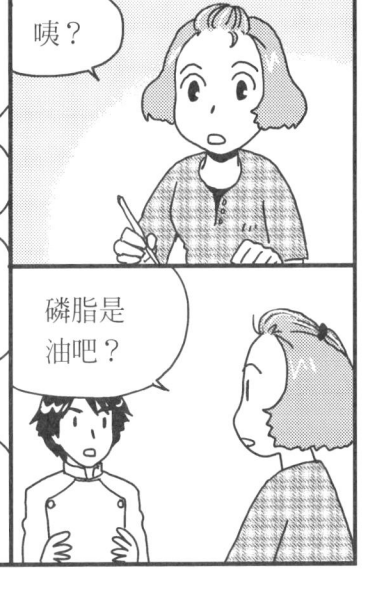

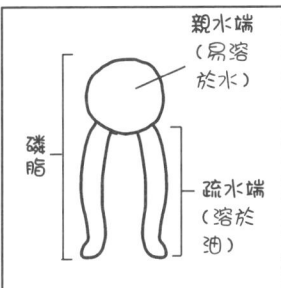

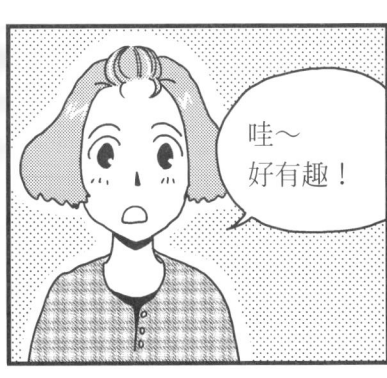

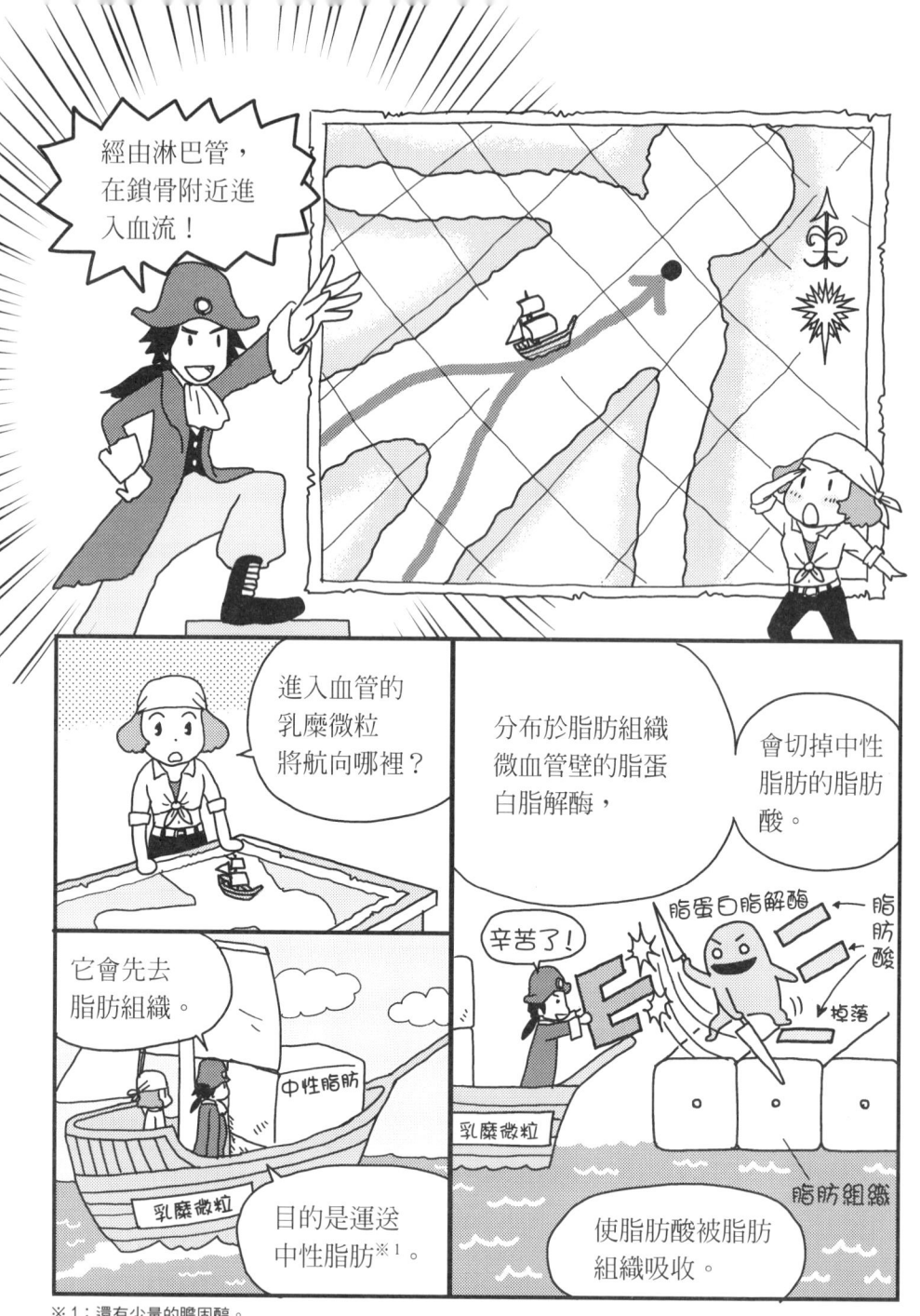

※1：還有少量的膽固醇。

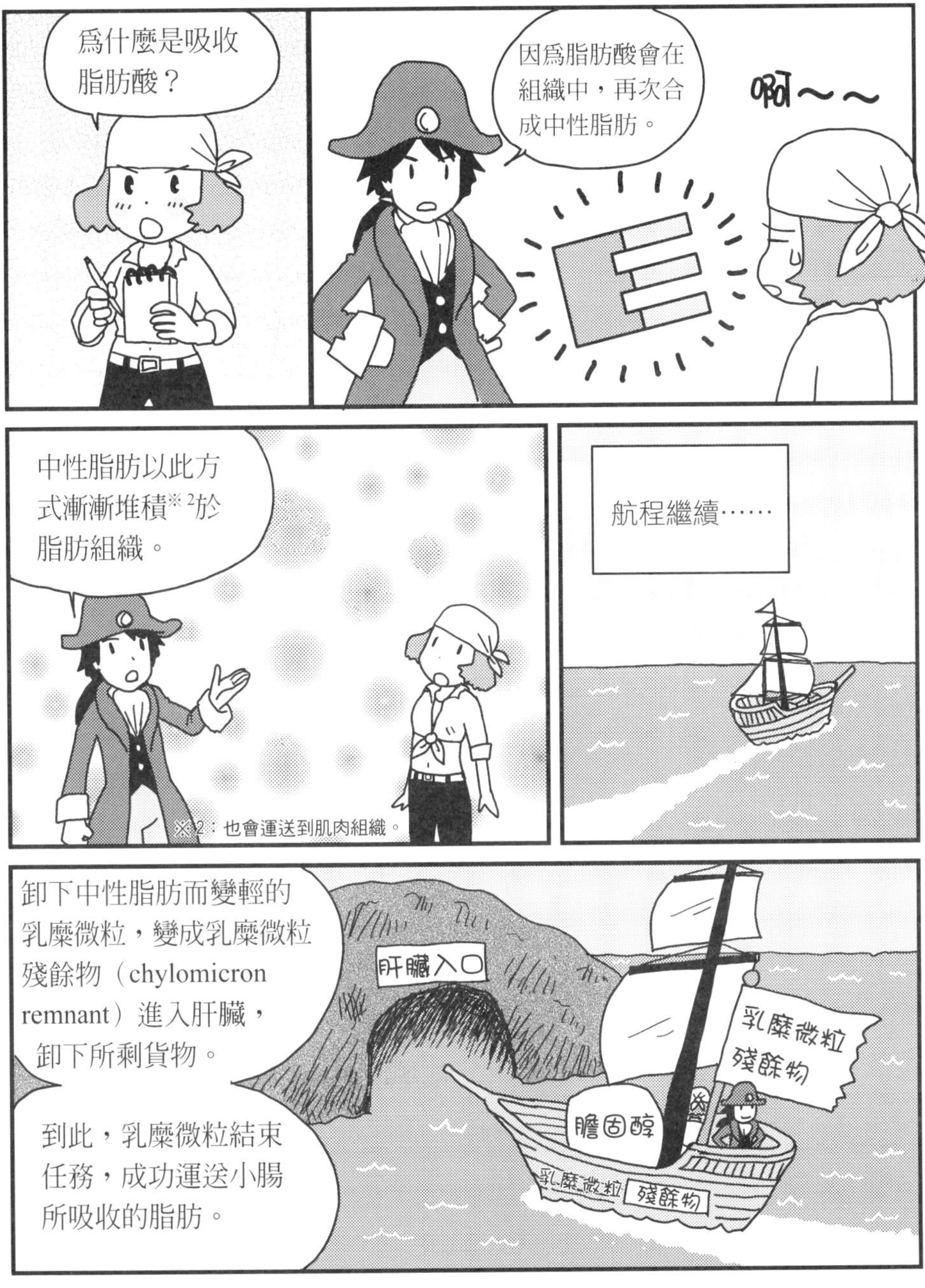

爲什麼是吸收
脂肪酸？
因爲脂肪酸會在
組織中，再次合
成中性脂肪。
啊～～
中性脂肪以此方
式漸漸堆積※2於
脂肪組織。
※2：也會運送到肌肉組織。
航程繼續……
卸下中性脂肪而變輕的
乳糜微粒，變成乳糜微粒
殘餘物（chylomicron
remnant）進入肝臟，
卸下所剩貨物。
肝臟入口
乳糜微粒
殘餘物
膽固醇
乳糜微粒 殘餘物
到此，乳糜微粒結束
任務，成功運送小腸
所吸收的脂肪。

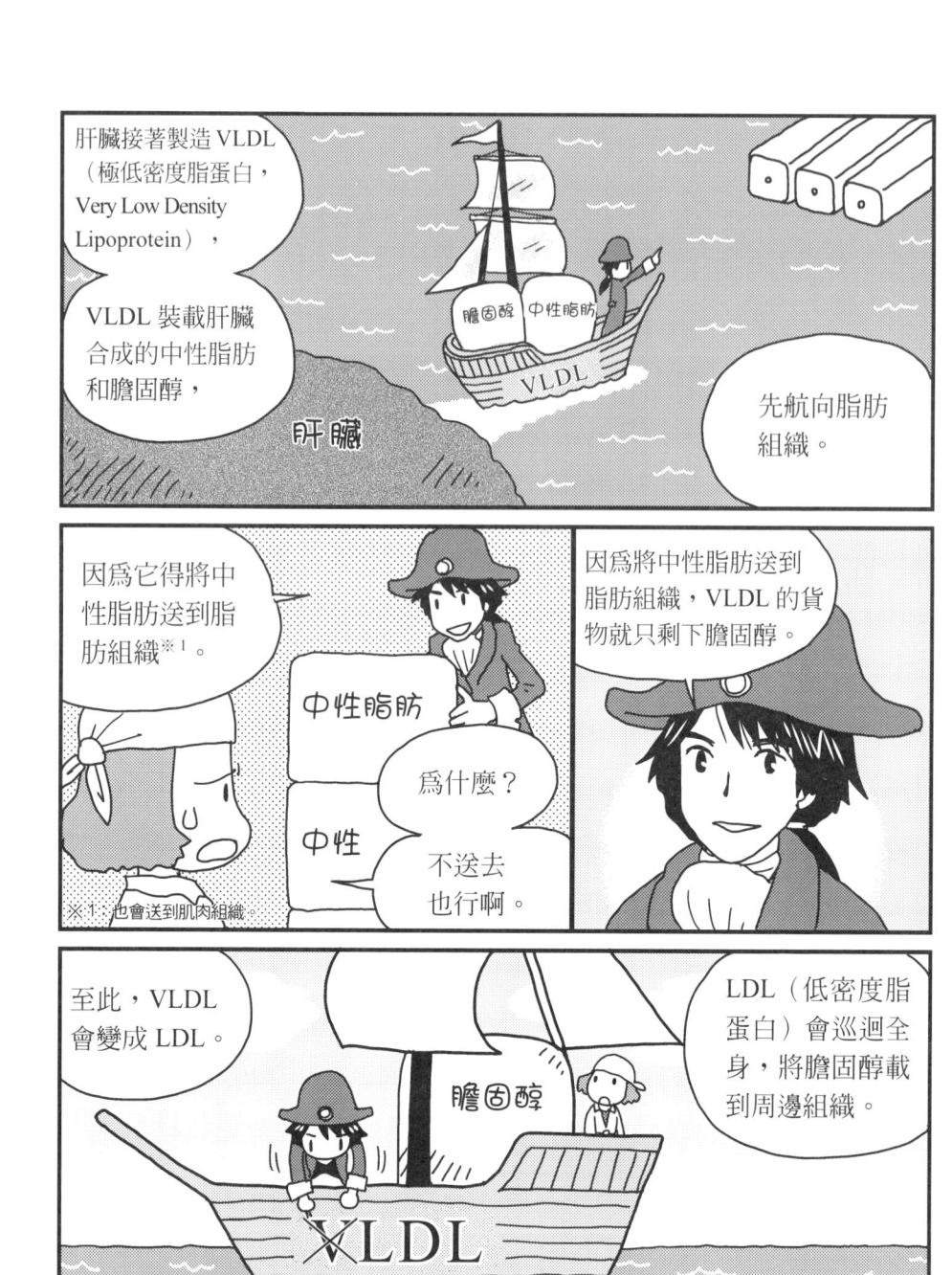

肝臟接著製造 VLDL（極低密度脂蛋白，Very Low Density Lipoprotein），

VLDL 裝載肝臟合成的中性脂肪和膽固醇，

先航向脂肪組織。

因為它得將中性脂肪送到脂肪組織※1。

為什麼？不送去也行啊。

因為將中性脂肪送到脂肪組織，VLDL 的貨物就只剩下膽固醇。

※1：也會送到肌肉組織。

至此，VLDL 會變成 LDL。

LDL（低密度脂蛋白）會巡迴全身，將膽固醇載到周邊組織。

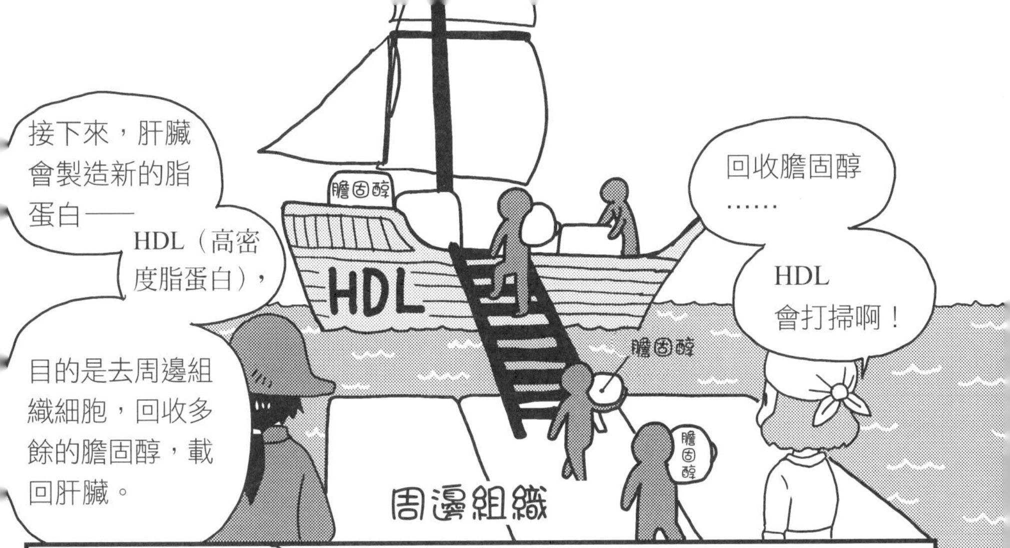

接下來，肝臟會製造新的脂蛋白——HDL（高密度脂蛋白），

目的是去周邊組織細胞，回收多餘的膽固醇，載回肝臟。

回收膽固醇……

HDL會打掃啊！

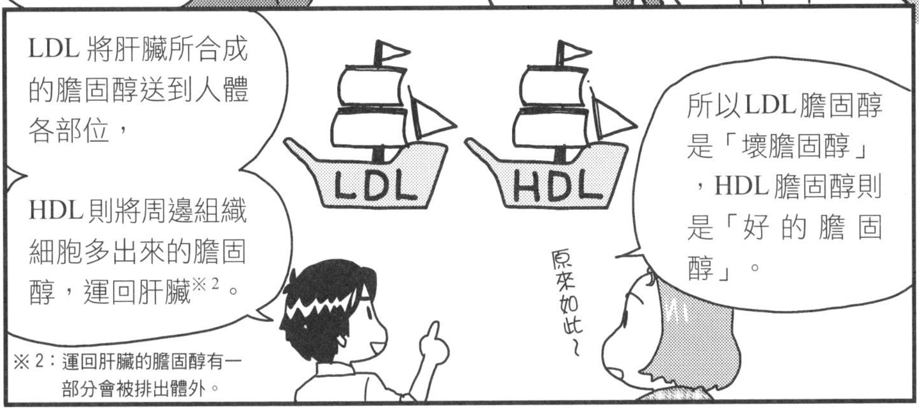

LDL將肝臟所合成的膽固醇送到人體各部位，

HDL則將周邊組織細胞多出來的膽固醇，運回肝臟※2。

※2：運回肝臟的膽固醇有一部分會被排出體外。

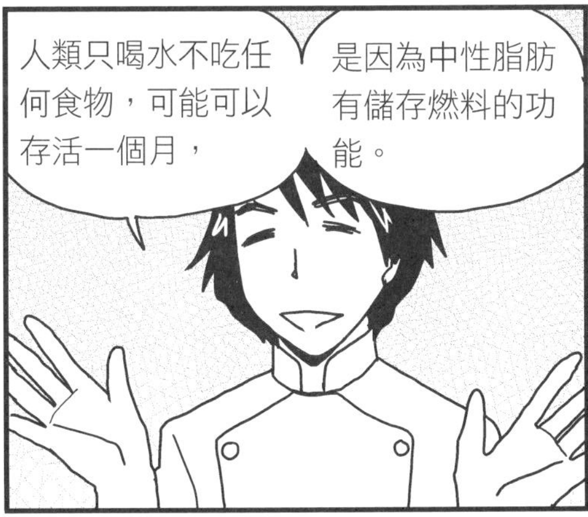

所以LDL膽固醇是「壞膽固醇」，HDL膽固醇則是「好的膽固醇」。

原來如此～

人類只喝水不吃任何食物，可能可以存活一個月，

是因為中性脂肪有儲存燃料的功能。

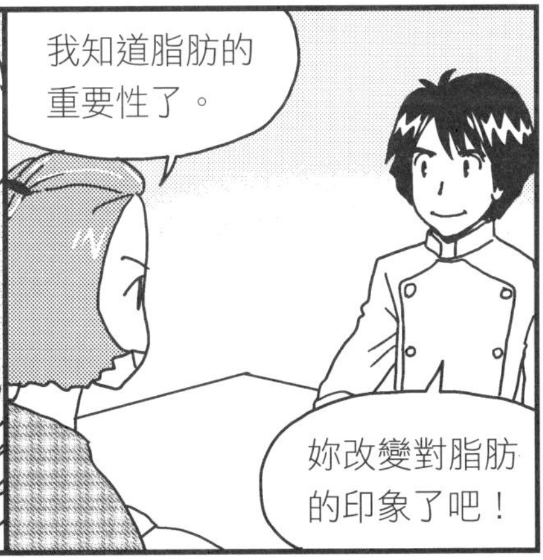

我知道脂肪的重要性了。

妳改變對脂肪的印象了吧！

第4章 脂肪的營養　81

Follow up

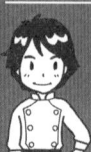

脂肪具有重要的功能,可儲存能量、形成細胞膜。減重者常避之唯恐不及,但脂肪對維持生命來說,是不可缺乏的元素。接下來,我們深入探討脂肪的作用及特徵吧。

4-3 聰明攝取脂肪的方法

1 g脂肪的熱量約為 9 kcal,是三大營養素中,能量最高的營養素,攝取 1 g脂肪會比攝取 1g醣類和蛋白質,得到更多(兩倍以上)能量。無法被消耗的能量會以體脂肪的形式儲存起來,因此脂肪攝取過多,容易造成肥胖,以及各種文明病。

但是,脂肪攝取不足也不行。舉例來說,中性脂肪不足會造成能量不足,使人容易疲倦。磷脂和膽固醇不足,腦神經系統和血管細胞會衰弱,增加腦溢血的危險。

脂肪的攝取應適量

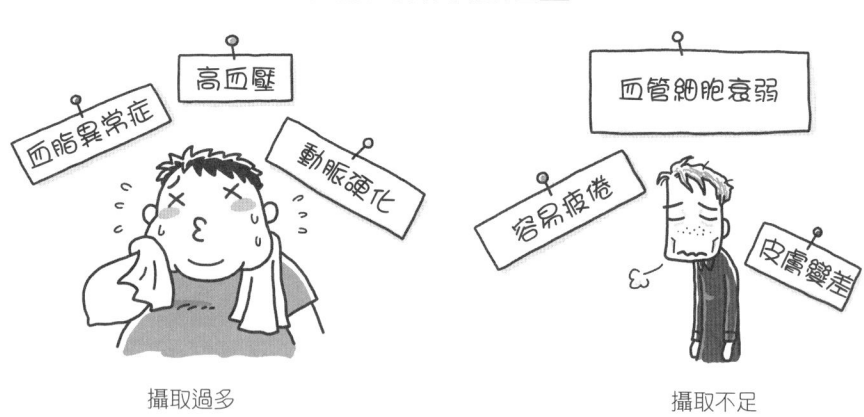

攝取過多　　　　　　　　　攝取不足

真是過猶不及啊。到底應該攝取多少脂肪呢？

理想的脂肪攝取量為一天能量攝取量的 20～25%。假設一天的能量攝取量為 2,000 kcal，則 20～25% 即是 400～500 kcal，將這脂肪攝取量換算為油脂重量，是 45～55 g，下圖是幾種食物的油脂含量。

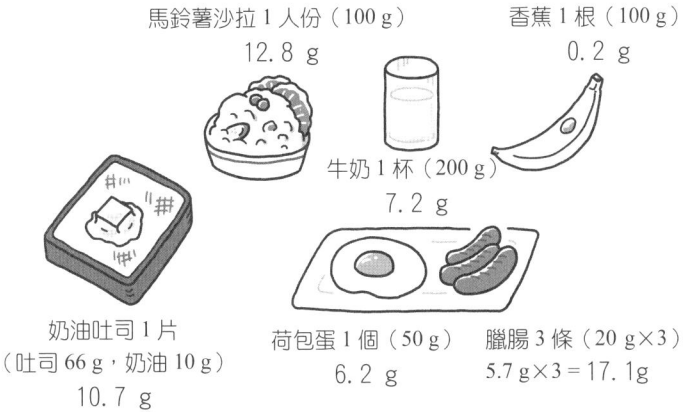

馬鈴薯沙拉 1 人份（100 g）
12.8 g

香蕉 1 根（100 g）
0.2 g

牛奶 1 杯（200 g）
7.2 g

奶油吐司 1 片
（吐司 66 g，奶油 10 g）
10.7 g

荷包蛋 1 個（50 g）
6.2 g

臘腸 3 條（20 g×3）
5.7 g×3 = 17.1 g

TOTAL 54.2 g 油脂

※脂肪含量會隨著材料、調味料、油、烹調方式而變。

哇，脂肪的攝取真容易。必須小心，不要吃太多啊……

是啊，有人光吃早餐，即吃下一天所需的脂肪量呢……

4-4　脂肪酸是什麼？

除了膽固醇，所有脂肪都含有脂肪酸。我們來看脂肪酸的結構，探討種類和性質吧。

❖ 脂肪酸結構

脂肪酸結構如圖 4-1，是由碳（C）、氫（H）和氧（O）組成。脂肪酸有羧基（carboxyl group），屬於酸性※。橫列的碳元素，稱為「碳鏈」，分為「短鏈脂肪酸」（碳數 2～4 個）和「中鏈脂肪酸」（碳數 5～12 個），以及「長鏈脂肪酸」

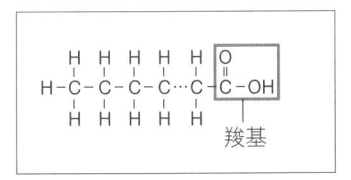

圖 4-1　脂肪酸基本結構

※參考第 1 章「營養學的基礎化學」（P.20）。

第 4 章　脂肪的營養

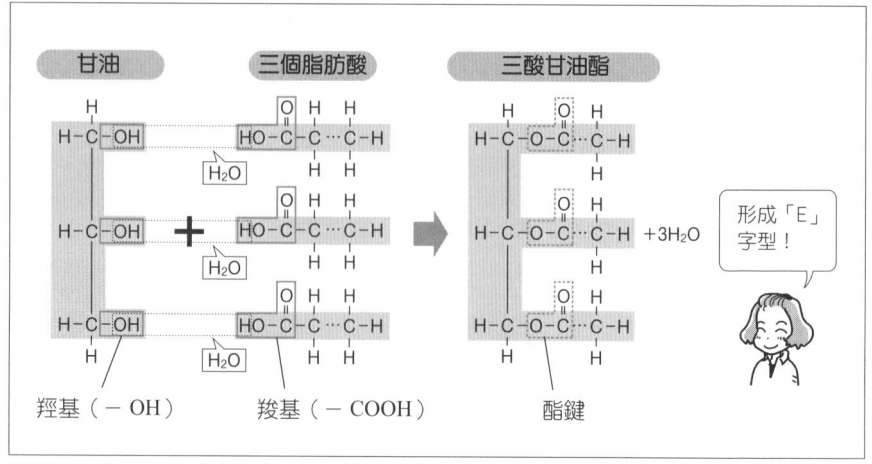

圖 4-2 中性脂肪的鍵結方式與構造

（碳數多於 12）。生物體內和食物所含的脂肪酸大多是碳數 16～22 的長鏈脂肪酸。

在此介紹最具代表性的中性脂肪結構式。中性脂肪由甘油鍵結三個脂肪酸所形成，結構式如圖 4-2。甘油的羥基（－OH）與脂肪酸的羧基（－COOH）反應，放出H_2O（水），進行脫水縮合反應，而羥基和羧基以酯鍵連接。

> **小常識　脂肪酸的碳鏈規則**
>
> 　一般來說，碳鏈的結構式如下圖（a）所示，可是脂肪酸的碳鏈其實是像（b），以拉鍊的形式結合在一起。另外，在化學上，碳鏈數量是由可置換的羧基這一側（右側）算起。
>
> **硬脂酸**

84

🧑 我把主要的脂肪酸和特徵彙整成表 4-1。

👧 脂肪酸可分為飽和脂肪酸與不飽和脂肪酸。

🧑 飽和脂肪酸與不飽和脂肪酸的差異,在於兩者的結構。妳看圖 4-3,有發現兩者的差異嗎?

👧 不飽和脂肪酸有雙鍵,但飽和脂肪酸沒有……

🧑 沒錯!雙鍵的有無和數量,造就不同的脂肪酸性質。

表 4-1 主要脂肪酸種類

	名稱	碳數	雙鍵數量	溶點(℃)	食物來源	備註
飽和脂肪酸	月桂酸	12	0	44	椰子油	
	肉荳蔻酸	14	0	54	奶油、椰子油	
	棕櫚酸	16	0	63	動植物油脂	
	硬脂酸	18	0	70	動物油脂	
不飽和脂肪酸	油酸	18	1	12	紅花油、菜籽油	
	α-次亞麻油酸	18	3	− 17	植物油	n-3 型
	亞麻油酸	18	2	− 5	植物油	n-6 型
	二十二碳六烯酸*	22	6	− 78	魚油	n-3 型
	二十碳五烯酸	20	5	− 54	魚油	n-3 型
	花生四烯酸	20	4	− 49.5	肝油、動物油脂	n-6 型

*二十二碳六烯酸,即 DHA。

圖 4-3 飽和脂肪酸(硬脂酸)與不飽和脂肪酸(油酸)的結構式

第 4 章 脂肪的營養

❖ 飽和脂肪酸與不飽和脂肪酸

表 4-1 的「熔點」即是飽和脂肪酸與不飽和脂肪酸的最大差異，不飽和脂肪酸的熔點比飽和脂肪酸低。以「雙鍵數量」，比較碳數都是18的脂肪酸（油酸、α-次亞麻油酸、亞麻油酸），可知雙鍵越多，熔點越低。

鮪魚肚含在嘴裡會有融化的感覺，是因為鮪魚的油脂含有大量熔點低的不飽和脂肪酸。

熔點差異決定於脂肪位於生物體內的狀態。生物體內的脂肪是液態，水中的魚類體溫幾乎和水溫相等，而人類、豬、牛等恆溫動物的體溫約 36～40℃，比魚類與植物高，所以魚類和植物的脂肪熔點要比恆溫動物低，脂肪才能維持液態。

魚油和植物油所含的大量不飽和脂肪酸，不易引發動脈硬化；而牛油或豬油等富含飽和脂肪酸，容易引發動脈硬化，即是因為牛豬油的熔點較高。因此，人們常說「魚肉比牛豬肉更健康」。

飽和脂肪酸與不飽和脂肪酸

油（OIL）
常溫下，為液體
（不飽和脂肪酸）

脂（FAT）
常溫下，為固體
（飽和脂肪酸）

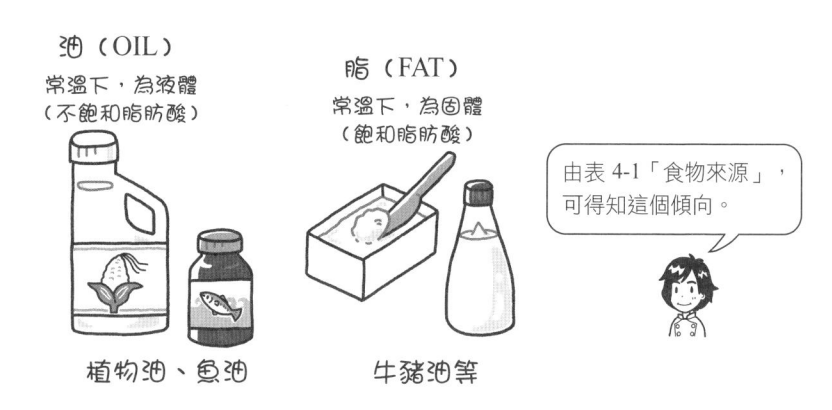

植物油、魚油

牛豬油等

由表 4-1「食物來源」，可得知這個傾向。

不飽和脂肪酸在常溫下，為液體；飽和脂肪酸在常溫下，為固體。

❖ n-3 型與 n-6 型，必需脂肪酸

不飽和脂肪酸可依雙鍵數量加以細分。擁有一個雙鍵為單元不飽和脂肪酸，有兩個以上的雙鍵，則為多元不飽和脂肪酸。

圖 4-4 表示 α-次亞麻油酸、亞麻油酸的結構式，兩個都是擁有兩個雙鍵的多元不飽和脂肪酸。

多元不飽和脂肪酸依雙鍵的位置，可以分成兩類：n-3 型不飽和脂肪酸（以下簡稱 n-3 型）和 n-6 型不飽和脂肪酸（以下簡稱 n-6 型）。由此圖可知，雙鍵的位置差異。碳鏈最左邊的甲基稱為甲基端，從甲基端的碳算起，若第一個雙鍵位於第三個碳的脂肪酸，屬於 n-3 型，位於第六個碳的則是 n-6 型。這和第 84 頁「小常識」所介紹的脂肪酸碳鏈規則正好相反，而從甲基端開始算碳數的規則，是多元不飽和脂肪酸的分類依據。

n-3 型脂肪酸包括存於植物油的α-次亞麻油酸，含於鯖魚、秋刀魚、鰹魚等背部青色的魚的二十碳五烯酸（EPA）或二十二碳六烯酸（DHA）等。n-3 型可降低血中不好的膽固醇（LDL膽固醇）和中性脂肪，防止血小板凝集，預防動脈硬化。

n-6 型包括花生四烯酸、γ-次亞麻油酸等，而日本人主要攝取的是植物油所含的亞麻油酸，攝取過多會引發過敏和發炎，造成動脈硬化，須注意攝取量。

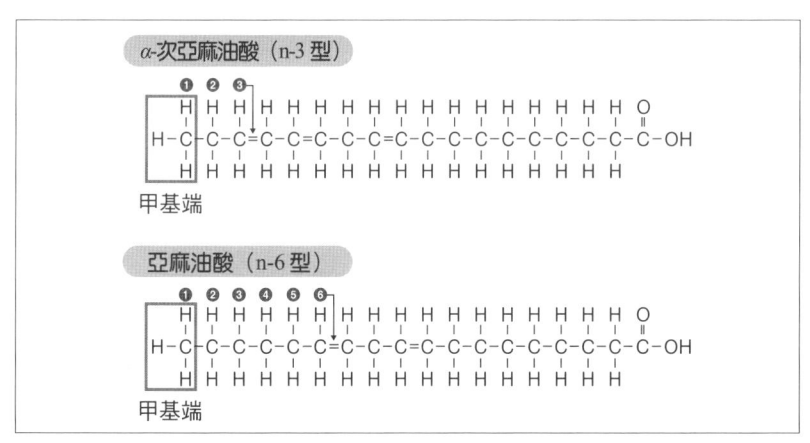

圖 4-4 n-3 型不飽和脂肪酸（α-次亞麻油酸）和 n-6 型不飽和脂肪酸（亞麻油酸）的結構式

人體無法合成[1] n-3 型的 α-次亞麻油酸、n-6 型的亞麻油酸和花生四烯酸,只能從飲食攝取,稱為必需脂肪酸。

※1:花生四烯酸雖可在體內合成,但合成量不足。

❖ 反式脂肪酸

有雙鍵的不飽和脂肪酸分為順式和反式。天然的不飽和脂肪酸幾乎都是順式,只要有一個反式的雙鍵,不飽和脂肪酸即稱為反式不飽和脂肪酸。

乳瑪琳是含反式不飽和脂肪酸的著名食品。乳瑪琳以植物油為原料,原本是順式不飽和脂肪酸,但因為添加了氫而變成飽和脂肪酸,而這個氧化過程容易產生反式不飽和脂肪酸,可能引發某些疾病,有的國家因此禁止使用乳瑪琳,或限制用量,不過因為對反式脂肪酸的安全性未有定論,所以台灣和日本目前並未設限。

> 有雙鍵的不飽和脂肪酸可能會有「異構物」,亦即由相同種類原子組成,但結構不同的物質。

> 結構不同?

> 看圖吧。氫夾著碳雙鍵,在同一側鍵結的是順式;氫在不同側鍵結的是反式。

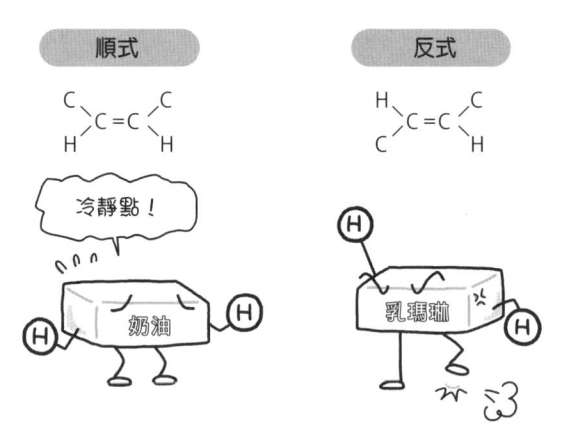

順(cis)是「同一側」,反(trans)則是「對面」的意思。
反式脂肪酸是具有反式鍵結的脂肪酸。

4-5 中性脂肪是優良儲備燃料

人體感到飢餓便會釋出脂肪的脂肪酸，作為ATP原料。

所以中性脂肪被稱為儲備燃料啊。

血糖低到某個程度，脂肪才會被當作能量來源。血糖值降低，升糖素濃度便上升。若血糖值更加下降，血中腎上腺素的濃度也會上升。這些激素讓「能量不足」的訊號傳送到人體各處。

脂肪組織的激素敏感性脂解酶，接收到腎上腺素和升糖素的信號，即透過活化酵素，將中性脂肪分解成脂肪酸和甘油。

脂肪酸對細胞來說具有毒性，因此不能直接儲存。此外，脂肪酸不溶於水，得靠血液的白蛋白（動植物細胞和體液所含的可溶性蛋白質）來搬運，將脂肪酸運到肌肉和肝臟。透過白蛋白運送脂肪酸，使脂肪酸被分解、產生ATP[2]的過程，稱為 β 氧化作用。

簡單來說，β 氧化作用就是「分解脂肪酸，切出數個檸檬酸循環所需的乙醯輔酶A，大量製造ATP」。進入細胞的脂肪酸藉由圖 4-5 的反應，轉換為乙醯輔酶A。從脂肪酸的碳鏈每次切出兩個碳，合成乙醯輔酶A（圖 4-6）。因為乙醯輔酶A的碳數只有三，所以只切下脂肪酸的兩個碳，這個切除過程會一直重複，直到脂肪酸的碳都被切完。

※2：分解脂肪酸也會生成 $FADH_2$、NADH。

脂肪酸分解過程，為 β 氧化作用

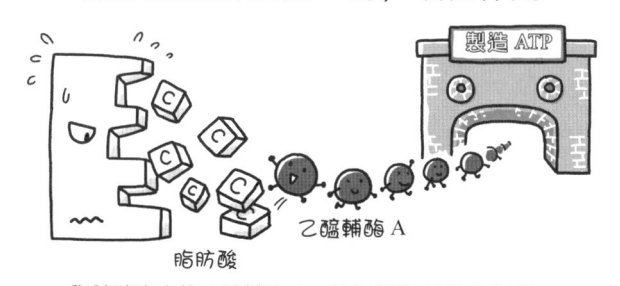

脂肪酸產生的乙醯輔酶A，執行製造ATP的任務。

第 4 章 脂肪的營養

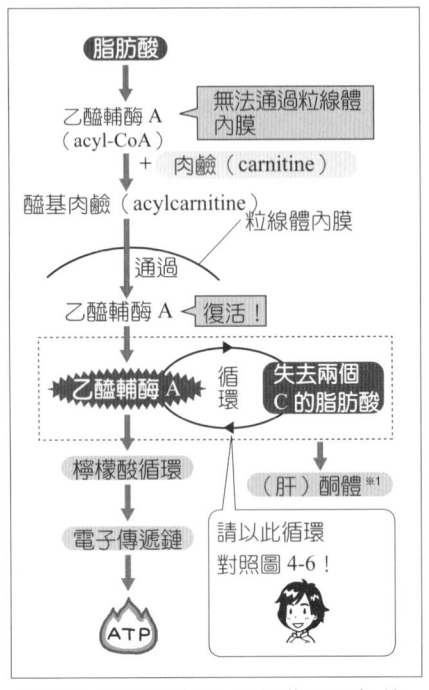

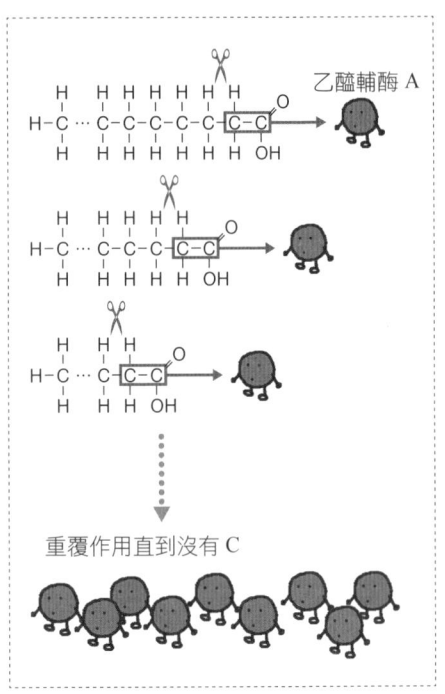

圖 4-5 脂肪酸產能（β氧化作用）的過程

圖 4-6 以碳鏈製造乙醯輔酶 A 的過程

舉例來說，碳數十八的硬脂酸會重複八次切除作業，產生九個乙醯輔酶A，再經由檸檬酸循環和電子傳遞鏈，轉變為ATP[※2]，製造一百四十六個ATP分子，相對於一個葡萄糖可產生三十八個ATP分子，脂肪真是能量全開。

有人可能會認為，用脂肪酸製造ATP似乎比葡萄糖好。其實，脂肪酸轉變為ATP的過程非常複雜，而且有幾個轉換的必需條件（因脂肪酸無法溶於水，需要靠白蛋白搬運，代謝則需要肉鹼或輔酶A），因此脂肪酸還是當成「缺乏葡萄糖所需的儲備燃料」比較恰當。

※1：β氧化作用生成的乙醯輔酶 A，會在肝臟合成為水溶性燃料──酮體。
※2：參照第 2 章 follow up 2-4。

4-6 膽固醇使細胞得以長大？

👧 磷脂的結構和中性脂肪一樣，有兩個脂肪酸。

👦 對，可是兩者作用完全不同。

👧 磷脂是打造細胞膜的主成分。

👦 沒錯。我們接著來看磷脂如何打造細胞膜吧。

　　磷脂由易溶於水的親水端（磷酸、膽鹼等鹽基）和不易溶於水的疏水端所組成。將磷脂放入水中，自然會排列成**圖 4-7** 的樣子。

　　脂肪酸的疏水端相向而列，可將水隔離在外。由圖可知，細胞膜是雙層結構。

　　細胞膜還嵌入膽固醇，細胞膜的內外側皆有膽固醇，有助於細胞膜的補強。細菌的細胞膜也是雙層構造，但細菌的細胞不會長大，所以不需要膽固醇。

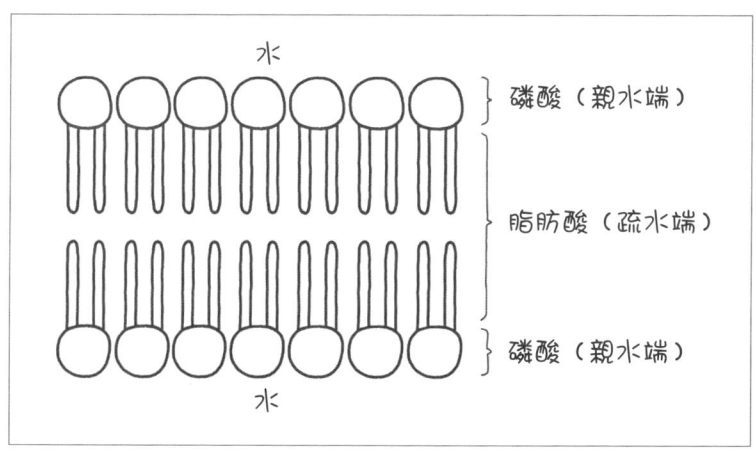

圖 4-7 細胞膜的結構

第 4 章　脂肪的營養

含有卵磷脂的食物

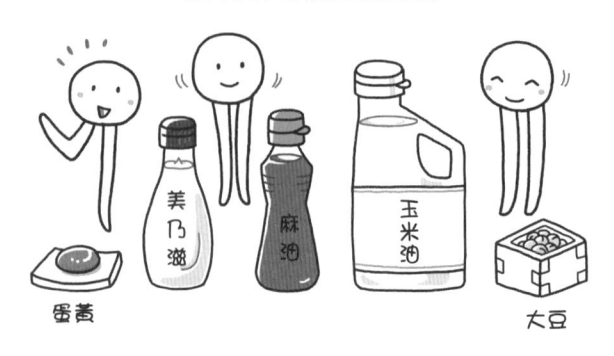

我們所攝取的磷脂中，最具代表性的是卵磷脂，根據不同原料又被稱為大豆卵磷脂、蛋黃卵磷脂等。含有大量卵磷脂的食物包含蛋黃、大豆製品、穀類、麻油、玉米油等。

4-7 運送脂肪的脂蛋白

來介紹脂蛋白吧。請看表 4-3。

來複習脂肪代謝吧。

人體所攝取的脂肪經消化、吸收，在小腸細胞形成乳糜微粒。乳糜微粒充滿中性脂肪，所以粒子大小比其他脂蛋白大許多。

表 4-3 將脂肪運送到全身的脂蛋白

名稱	裝載物	組成粒子	功能	粒子大小
乳糜微粒	中性脂肪 膽固醇	磷脂和 蛋白質	將來自飲食的中性脂肪送往組織	大 ↑ 小
VLDL			將肝臟合成的中性脂肪送往組織	
LDL	膽固醇		將膽固醇送往周邊組織	
HDL			回收膽固醇，送往肝臟	

乳糜微粒是大胃王

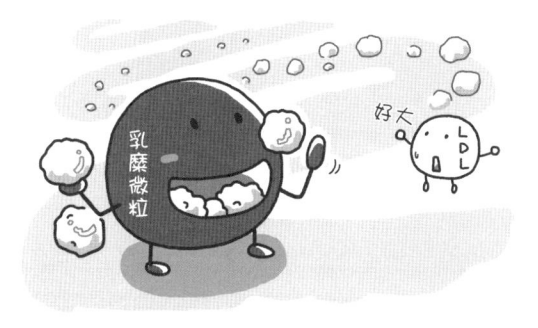

因為塞滿中性脂肪,所以乳糜微粒的粒子很大。

VLDL(very low-density lipoprotein,極低密度脂蛋白)將肝臟合成的中性脂肪運送到脂肪組織和肌肉。VLDL結束任務,即轉變成搬運膽固醇的LDL(low-density lipoprotein,低密度脂蛋白)。血中的LDL太多,易造成動脈硬化,使動脈變窄,增加引發心肌梗塞和心絞痛的機率。相反,若血中有較多HDL(high density lipoprotein,高密度脂蛋白)回收不要的膽固醇,機率便會降低。HDL過少,細胞膜和血管會變脆弱,免疫力降低。

LDL膽固醇被稱為壞膽固醇吧?

LDL膽固醇原本並非壞的物質,只是會在血中滯留太久,對身體造成不好的影響。

LDL所裝載的膽固醇是細胞膜成分、類固醇激素的組成成分、製作膽酸的原料等,對身體來說是不可或缺的物質。不過LDL的血中濃度太高,會成為動脈硬化和血脂異常症的病因。

將膽固醇運送到周邊組織的LDL,會繼續裝載膽固醇在血液中漂盪。經過一段時間,LDL會被自由基分子※轉化成氧化型LDL。人體察覺體內存有此異物——氧化型LDL,便出動巨噬細胞將氧化型LDL一個一個吃掉。

※自由基分子的說明,請參照第8章 follow up 8-5。

巨噬細胞大口吃掉氧化型LDL，直到撐脹，變化為泡沫細胞（又稱「黃色瘤細胞」），會造成血脂異常症患者身上產生黃色瘤。膽固醇無法在體內分解，所以泡沫細胞上的膽固醇將以未分解的狀態，堆積於組織，接著壓迫血管，引發動脈硬化，如下圖。

如果有大量的維生素E、C、β-胡蘿蔔素，便可消除※自由基分子，不生成氧化型LDL，預防動脈硬化。

※參照第7章 column。

四格漫畫　**動脈硬化的形成假說**

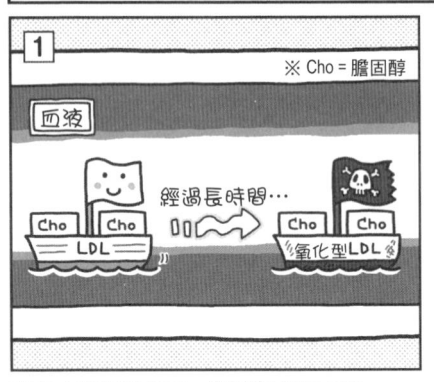

1　在血中漂盪的LDL，變成氧化型LDL。

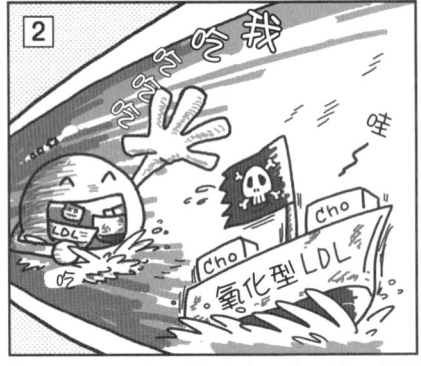

2　氧化型LDL被人體判定為異物，被巨噬細胞一個個吃掉。

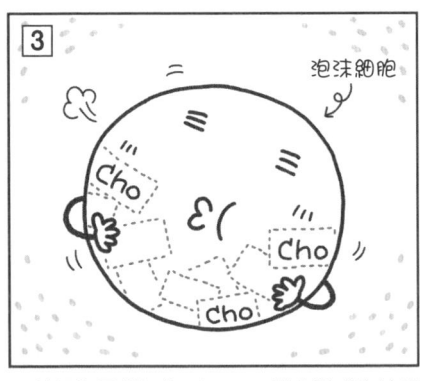

3　巨噬細胞吞噬氧化型LDL，膨大變成泡沫細胞。

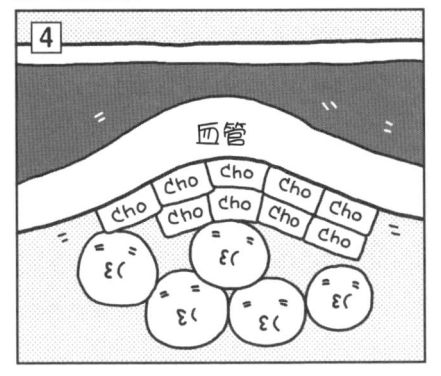

4　無法分解而堆積的膽固醇壓迫血管，使營養素通道的血管變窄，甚至會造成堵塞。

第5章

蛋白質與胺基酸的營養

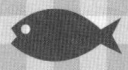

體蛋白的分解與合成,是生命的基礎

5-1 胺基酸是體蛋白的材料

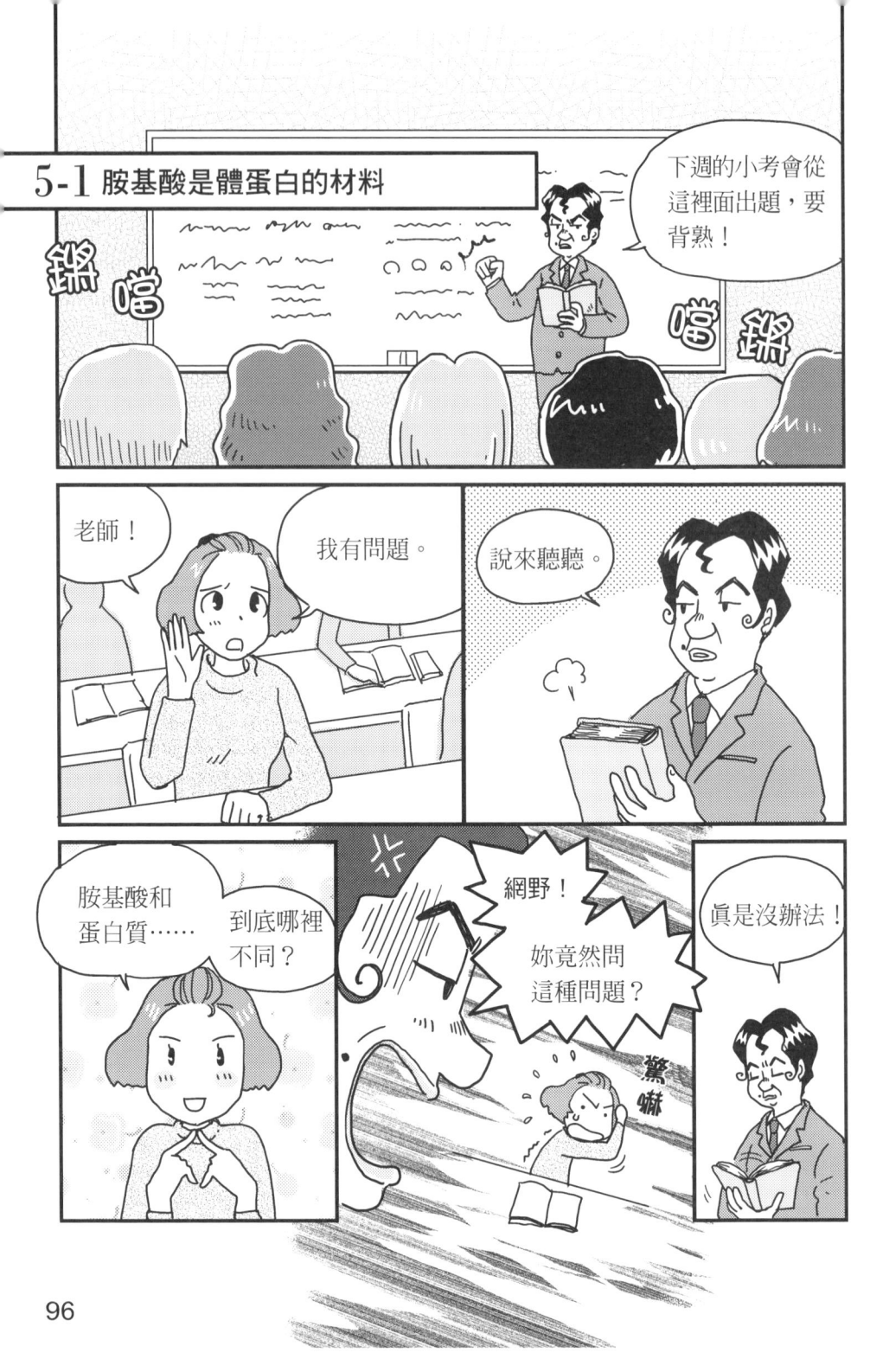

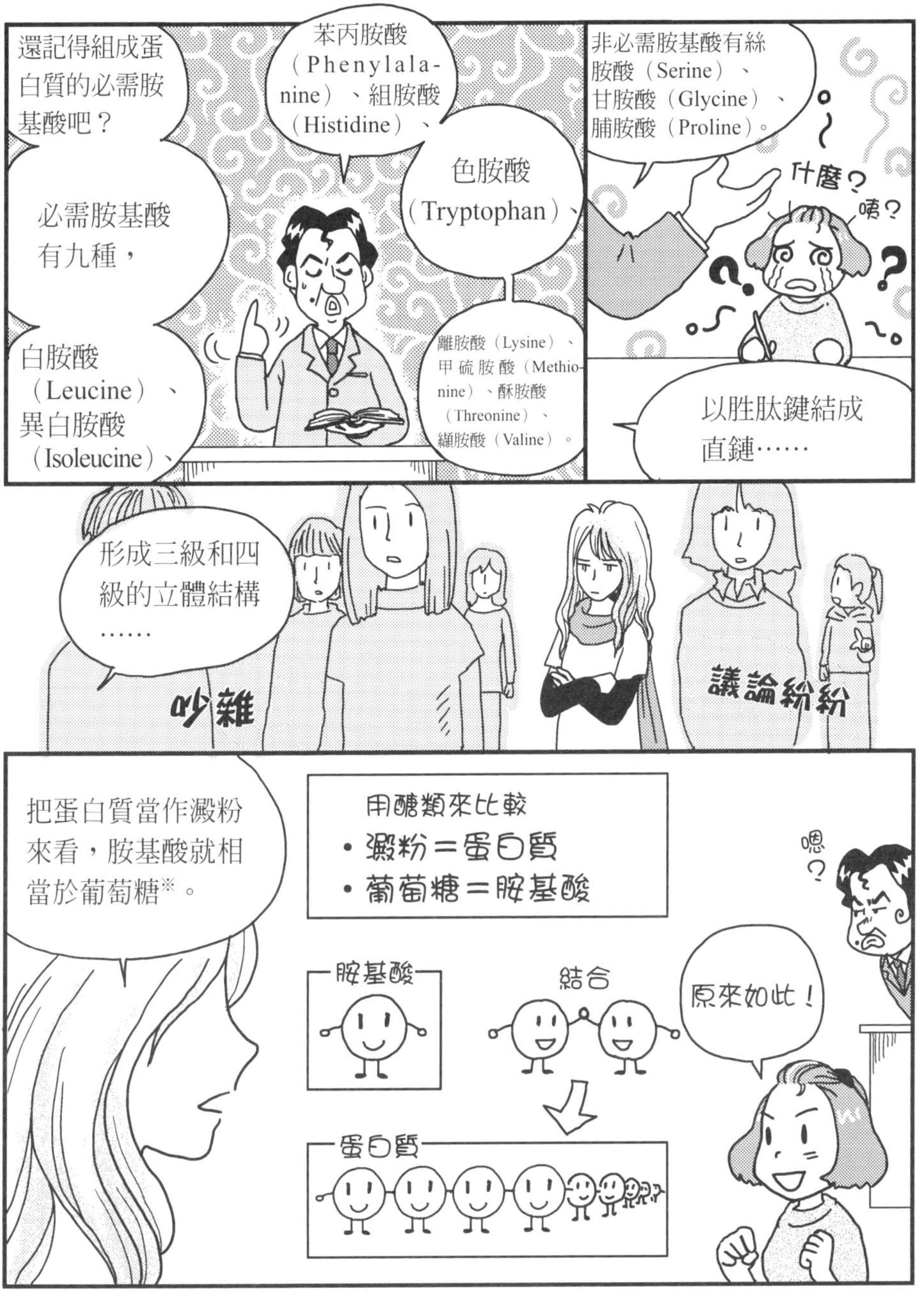

還記得組成蛋白質的必需胺基酸吧？

必需胺基酸有九種，

白胺酸（Leucine）、異白胺酸（Isoleucine）、

苯丙胺酸（Phenylalanine）、組胺酸（Histidine）、

色胺酸（Tryptophan）

離胺酸（Lysine）、甲硫胺酸（Methionine）、酥胺酸（Threonine）、纈胺酸（Valine）。

非必需胺基酸有絲胺酸（Serine）、甘胺酸（Glycine）、脯胺酸（Proline）。

什麼？唔？

以胜肽鍵結成直鏈……

形成三級和四級的立體結構……

吵雜　議論紛紛

把蛋白質當作澱粉來看，胺基酸就相當於葡萄糖※。

用醣類來比較
- 澱粉＝蛋白質
- 葡萄糖＝胺基酸

胺基酸　結合

蛋白質

嗯？

原來如此！

※胺基酸形成蛋白質的過程，請參照 Follow up 5-3。

第 5 章　蛋白質與胺基酸的營養　97

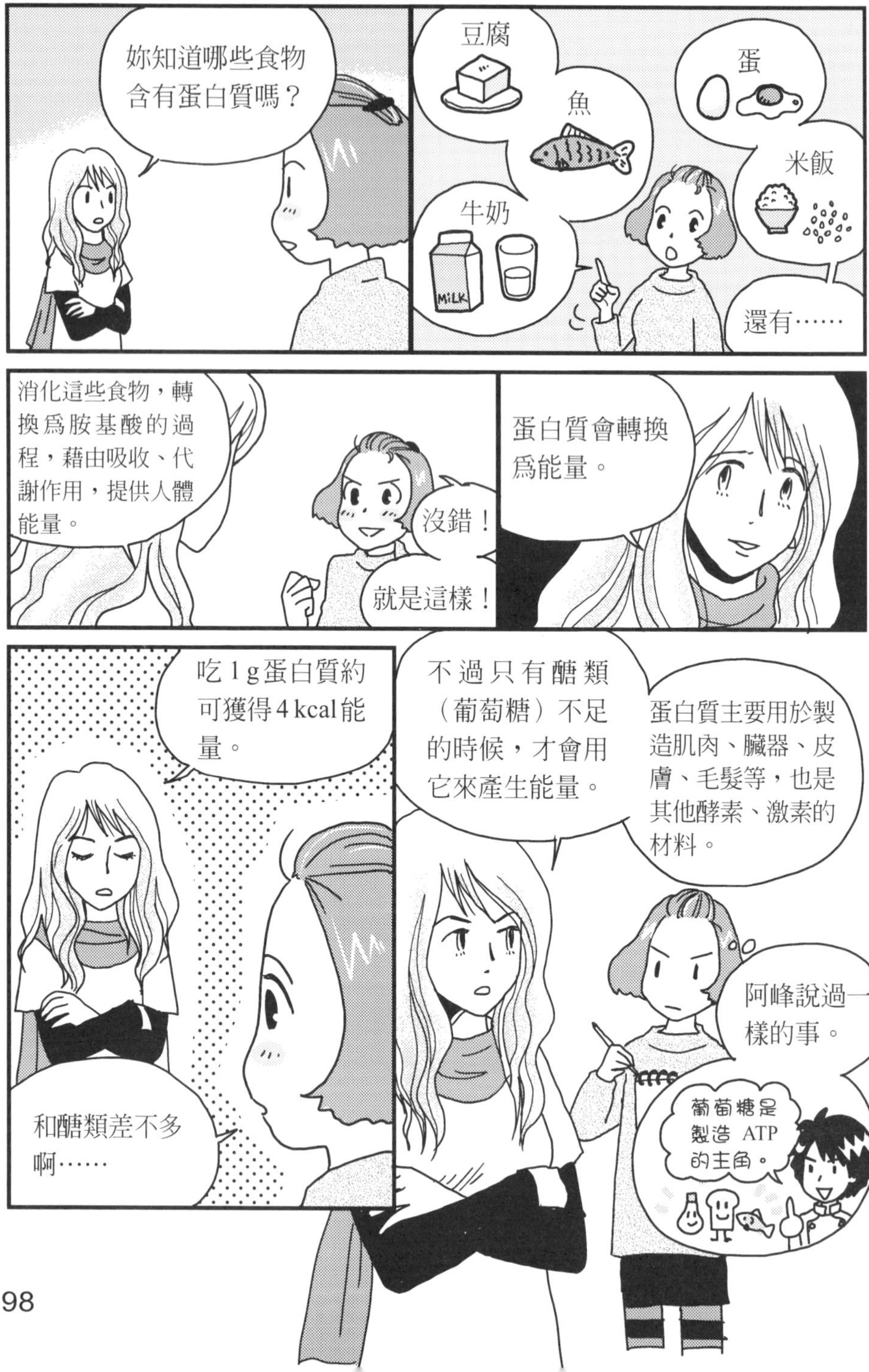
妳知道哪些食物含有蛋白質嗎？
豆腐
魚
蛋
米飯
牛奶
MILK
還有……
消化這些食物，轉換為胺基酸的過程，藉由吸收、代謝作用，提供人體能量。
沒錯！
就是這樣！
蛋白質會轉換為能量。
吃1g蛋白質約可獲得4kcal能量。
和醣類差不多啊……
不過只有醣類（葡萄糖）不足的時候，才會用它來產生能量。
蛋白質主要用於製造肌肉、臟器、皮膚、毛髮等，也是其他酵素、激素的材料。
阿峰說過一樣的事。
葡萄糖是製造ATP的主角。

人體的細胞由大約十萬種的蛋白質所組成，

而一個蛋白質則由二十種胺基酸鍵結而成。

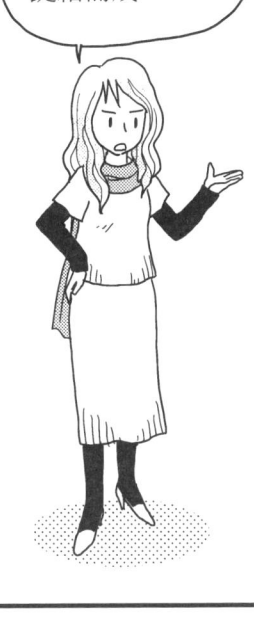

必需胺基酸		非必需胺基酸	
苯丙胺酸（Phenylalanine）	F	甘胺酸（Glycine）	G
白胺酸（Leucine）	L	丙胺酸（Alanine）	A
異白胺酸（Isoleucine）	I	絲胺酸（Serine）	S
色胺酸（Tryptophan）	W	脯胺酸（Proline）	P
甲硫胺酸（Methionine）	M	天門冬胺酸（Aspartate）	D
酥胺酸（羥丁胺酸）（Threonine）	T	天門冬醯胺（Aaparagine）	N
組胺酸（Histidine）	H	麩醯胺酸（Glutamine）	Q
纈胺酸（Valine）	V	麩胺酸（Glutamate）	E
離胺酸（Lysine）	K	胱胺酸（Cystine）	C
		精胺酸（Arginine）	R
		酪胺酸（Tyrosine）	Y

有無限種組合耶。

20×20×20×……

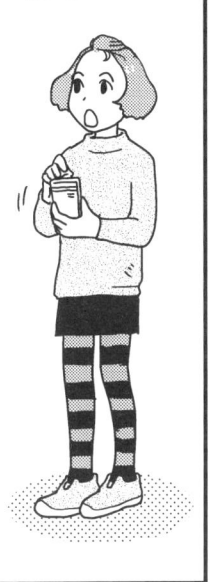

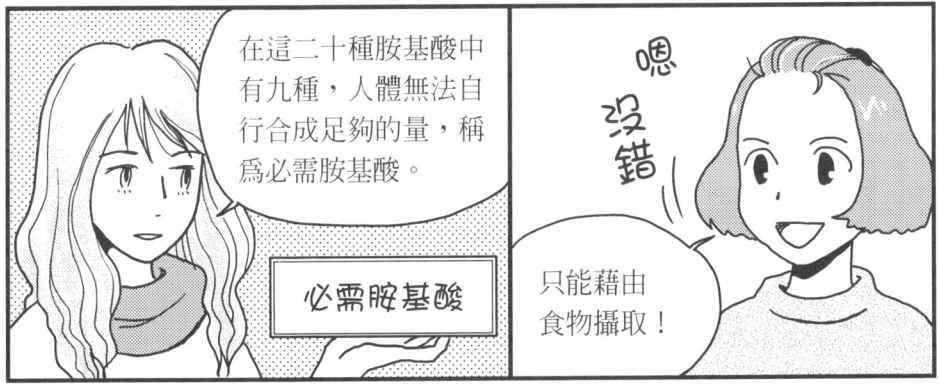

在這二十種胺基酸中有九種，人體無法自行合成足夠的量，稱為必需胺基酸。

必需胺基酸

嗯 沒錯

只能藉由食物攝取！

第 5 章 蛋白質與胺基酸的營養

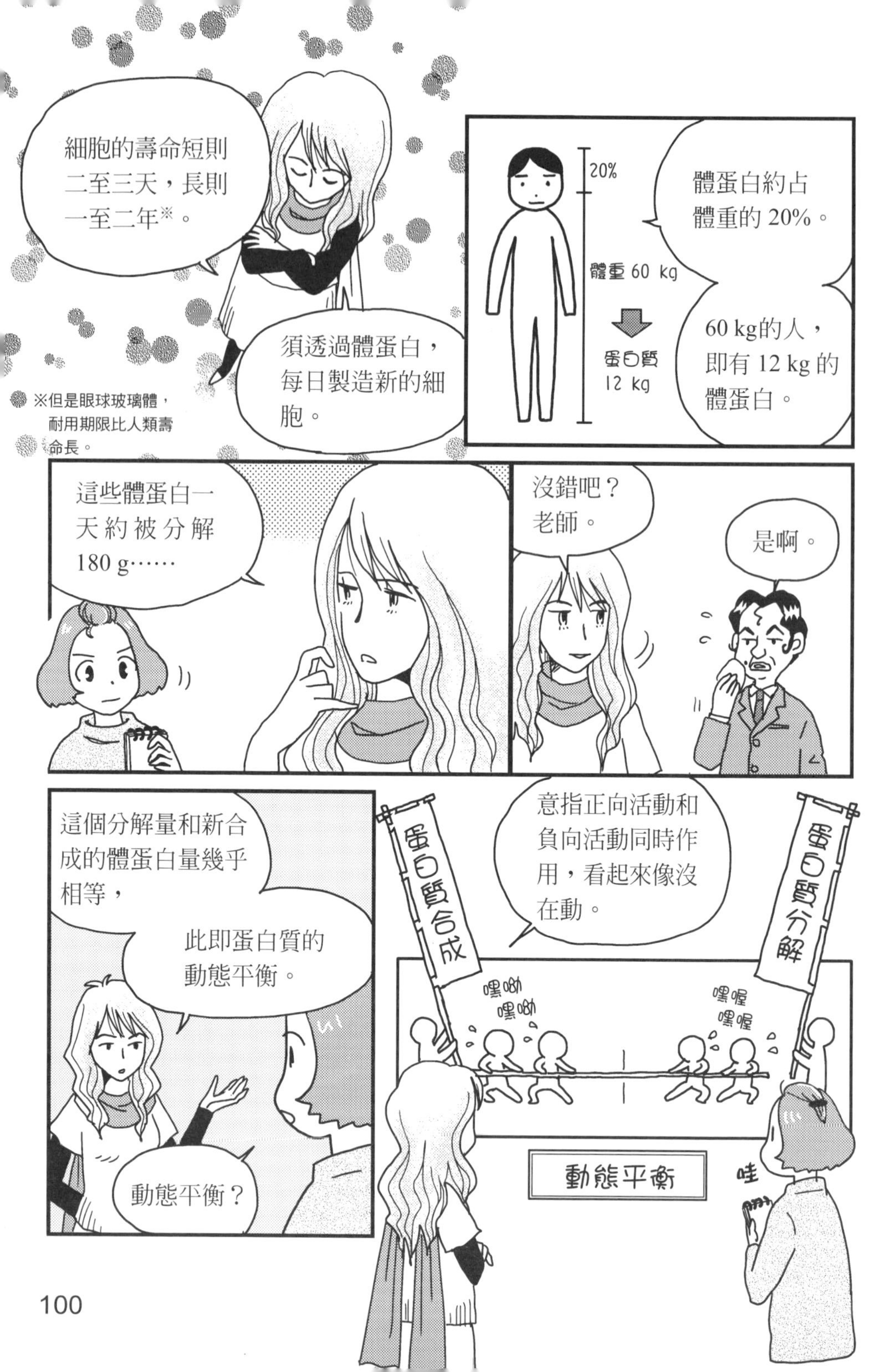

細胞的壽命短則二至三天，長則一至二年※。

須透過體蛋白，每日製造新的細胞。

※但是眼球玻璃體，耐用期限比人類壽命長。

體蛋白約占體重的20%。

20%
體重 60 kg
⇩
蛋白質 12 kg

60 kg的人，即有 12 kg 的體蛋白。

這些體蛋白一天約被分解180 g……

沒錯吧？老師。

是啊。

這個分解量和新合成的體蛋白量幾乎相等，

此即蛋白質的動態平衡。

動態平衡？

意指正向活動和負向活動同時作用，看起來像沒在動。

蛋白質合成　蛋白質分解

嘿咻嘿咻　嘿喔嘿喔

動態平衡

哇

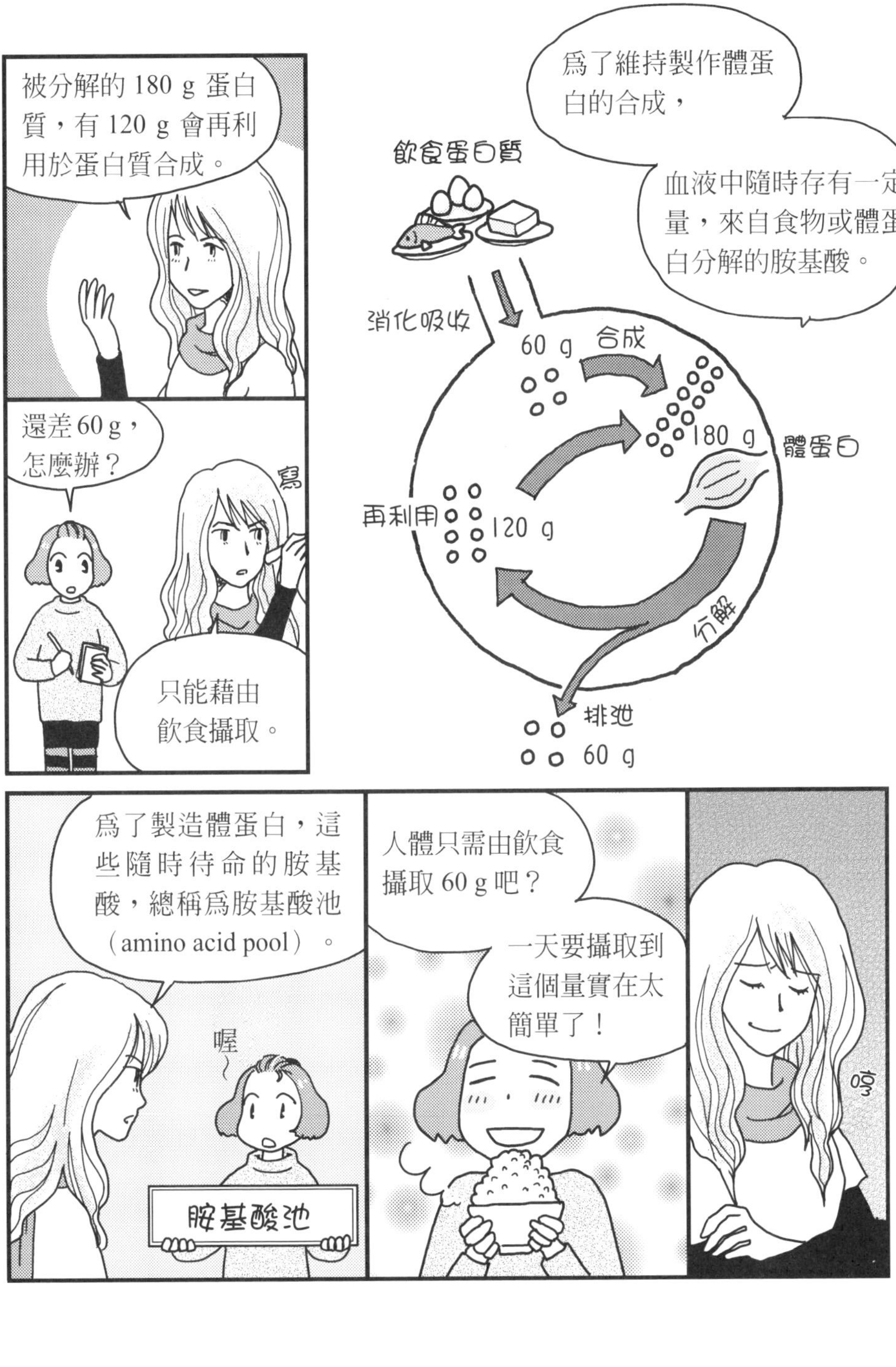

被分解的 180 g 蛋白質，有 120 g 會再利用於蛋白質合成。
還差 60 g，怎麼辦？
寫
只能藉由飲食攝取。
為了維持製作體蛋白的合成，
血液中隨時存有一定量，來自食物或體蛋白分解的胺基酸。
飲食蛋白質
消化吸收
60 g
合成
180 g
體蛋白
再利用
120 g
分解
排泄
60 g
為了製造體蛋白，這些隨時待命的胺基酸，總稱為胺基酸池（amino acid pool）。
喔
胺基酸池
人體只需由飲食攝取 60 g 吧？
一天要攝取到這個量實在太簡單了！
哼

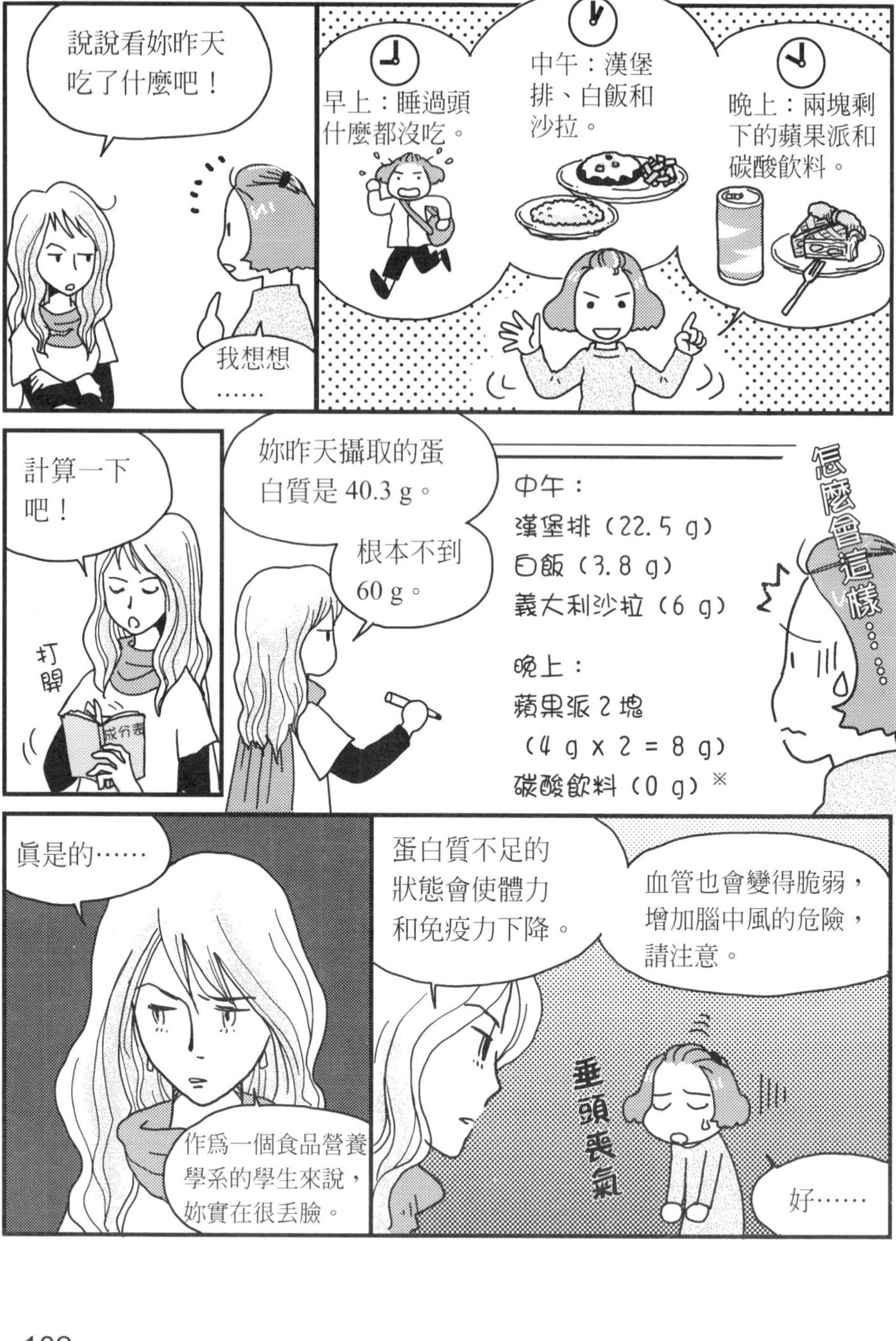

※實際上，要有食物的實際分量才可計算蛋白質量。

5-2 胺基酸的平衡

人體一天的蛋白質攝取量滿 60 g 當然重要，

但不可隨意攝取。

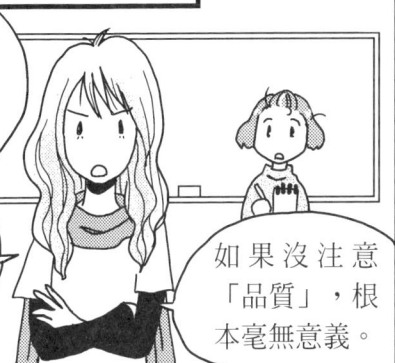

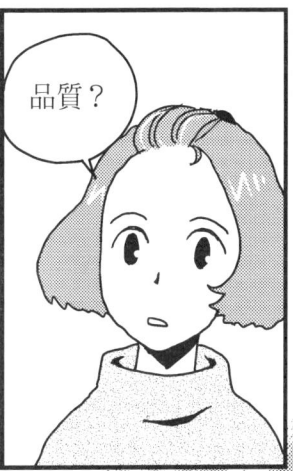

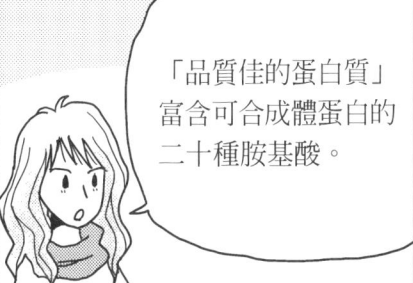

如果沒注意「品質」，根本毫無意義。

品質？

「品質佳的蛋白質」富含可合成體蛋白的二十種胺基酸。

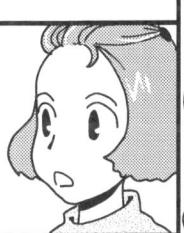

此圖為「木桶理論」[※1]，可表示食品所含必需胺基酸的狀態。

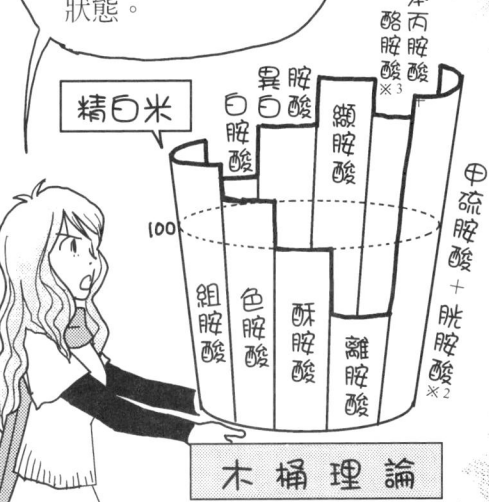

可是這二十種胺基酸當中，有十一種會在體內合成啊！

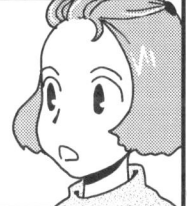

所以，也可說品質佳的蛋白質富含九種必需胺基酸。

精白米

苯丙胺酸 酪胺酸 [※3]
白胺酸
異胺酸
纈胺酸
甲硫胺酸 + 胱胺酸 [※2]
組胺酸
色胺酸
酥胺酸
離胺酸

木桶理論

※1：每片側板都代表一種胺基酸，板子長度代表各種必需胺基酸的含量。

※2：胱胺酸可代替甲硫胺酸，因此含量以兩者合計來表示。
※3：同樣道理，酪胺酸可代替苯丙胺酸，因此含量以兩者合計來表示。

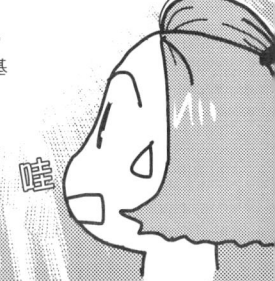

這是精白米的木桶。

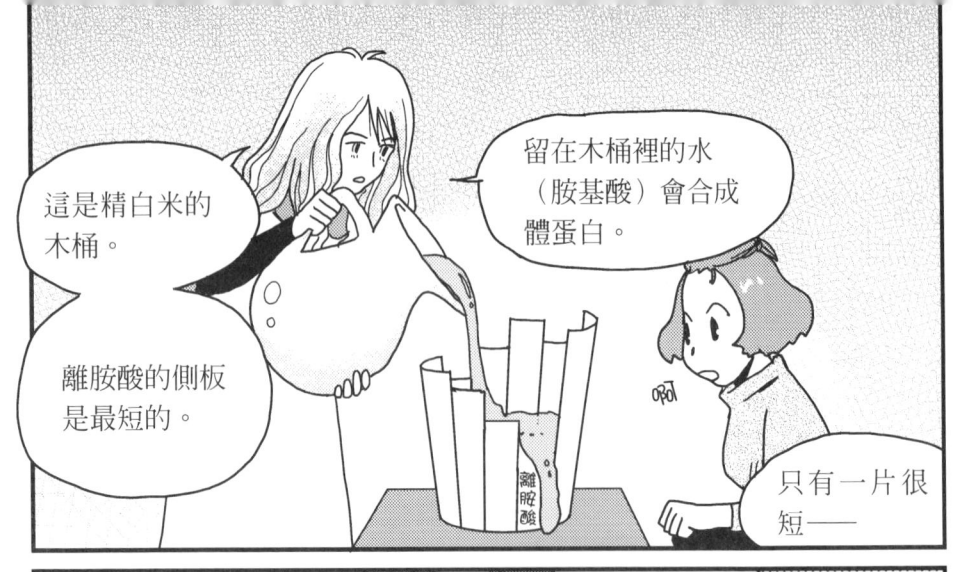

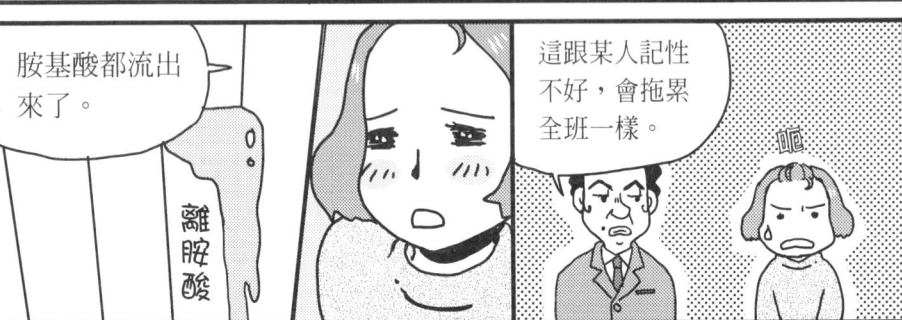

離胺酸的側板是最短的。

留在木桶裡的水（胺基酸）會合成體蛋白。

只有一片很短──

胺基酸都流出來了。

這跟某人記性不好，會拖累全班一樣。

這是用來評估蛋白質「品質」的胺基酸積分，

食物所含的各種必需胺基酸量超過基準，即為理想的蛋白質。

這樣胺基酸便不會流出來，能完全用來合成體蛋白吧！

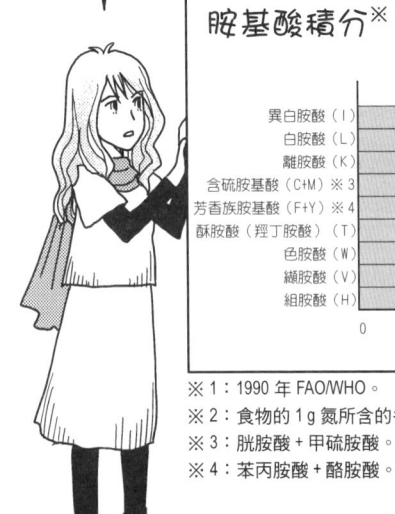

胺基酸積分[1]

胺基酸	(mg/gN)[2]
異白胺酸（I）	180
白胺酸（L）	410
離胺酸（K）	360
含硫胺基酸（C+M）[3]	160
芳香族胺基酸（F+Y）[4]	390
酥胺酸（羥丁胺酸）（T）	210
色胺酸（W）	70
纈胺酸（V）	220
組胺酸（H）	120

[1]：1990 年 FAO/WHO。
[2]：食物的 1g 氮所含的各種必需胺基酸的 mg 數量。
[3]：胱胺酸＋甲硫胺酸。
[4]：苯丙胺酸＋酪胺酸。

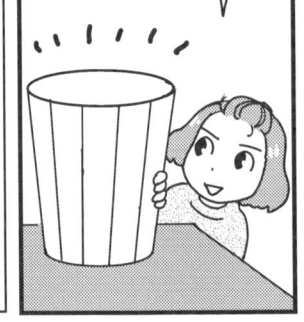

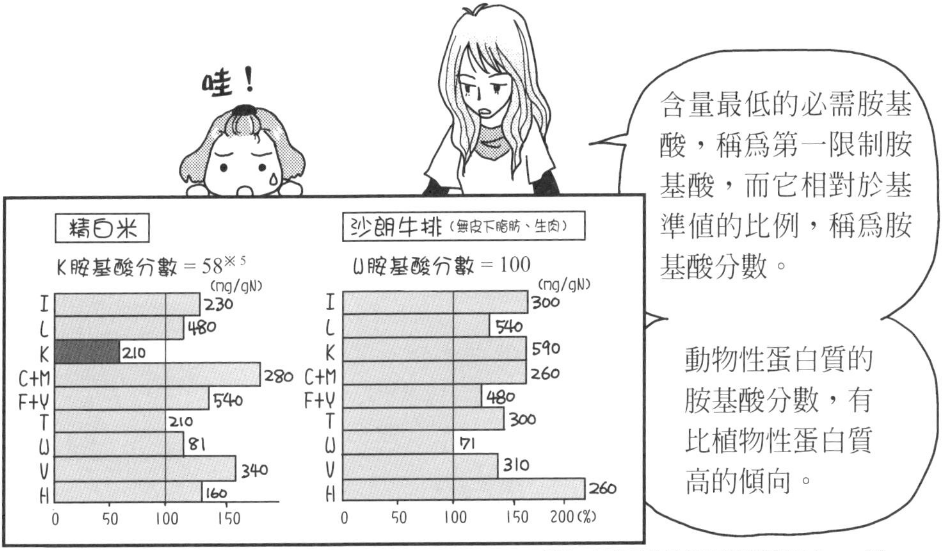

哇！

含量最低的必需胺基酸，稱為第一限制胺基酸，而它相對於基準值的比例，稱為胺基酸分數。

動物性蛋白質的胺基酸分數，有比植物性蛋白質高的傾向。

精白米	沙朗牛排（蛋皮下脂肪、生肉）
K胺基酸分數 = 58 [※5]	U胺基酸分數 = 100

精白米 (ng/gN)：
- I 230
- L 480
- K 210
- C+M 280
- F+V 540
- T 210
- U 81
- V 340
- H 160

沙朗牛排 (ng/gN)：
- I 300
- L 540
- K 590
- C+M 260
- F+V 480
- T 300
- U 171
- V 310
- H 260

※5：胺基酸分數的計算請參照 Follow up 5-6。

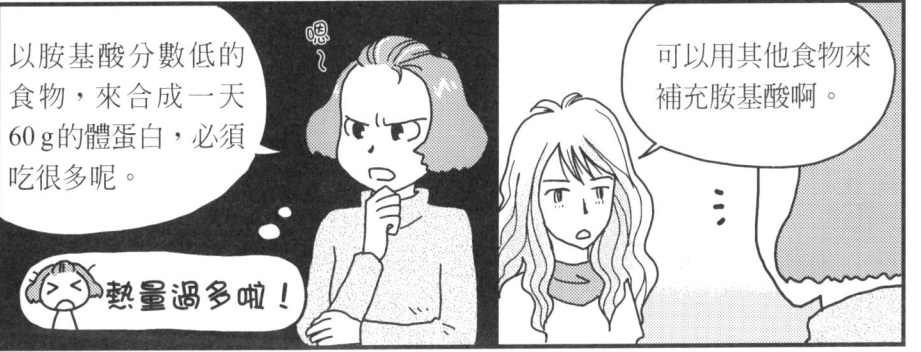

以胺基酸分數低的食物，來合成一天 60 g 的體蛋白，必須吃很多呢。

熱量過多啦！

可以用其他食物來補充胺基酸啊。

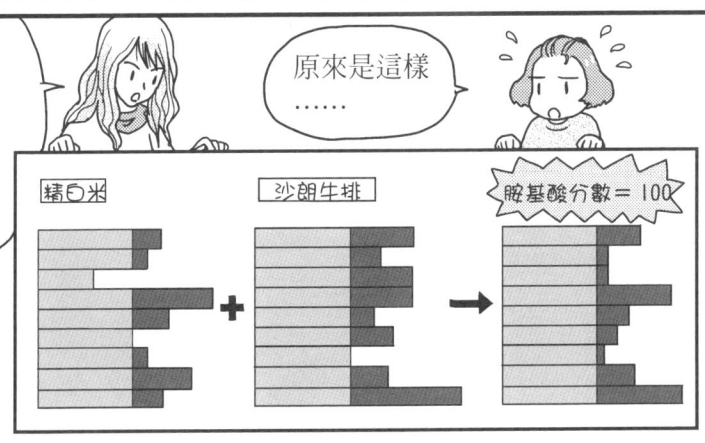

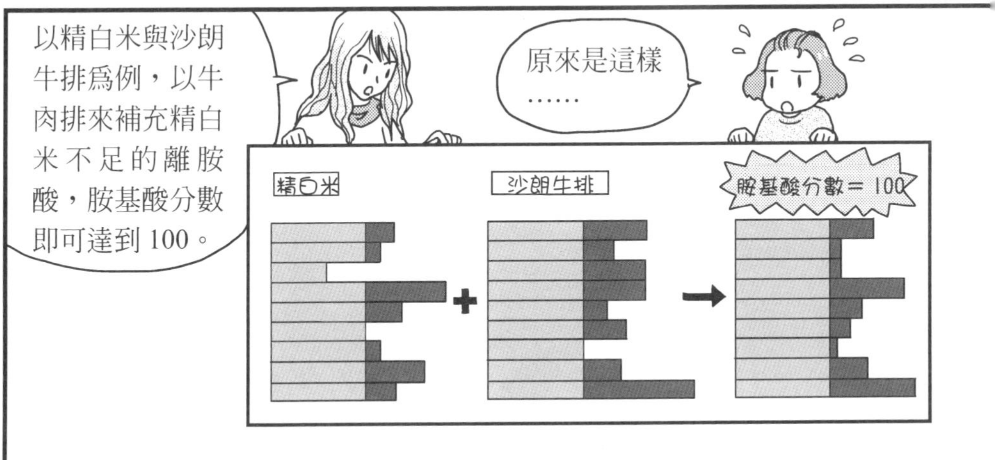

以精白米與沙朗牛排為例，以牛肉排來補充精白米不足的離胺酸，胺基酸分數即可達到 100。

原來是這樣……

精白米 + 沙朗牛排 → 胺基酸分數 = 100

第 5 章　蛋白質與胺基酸的營養

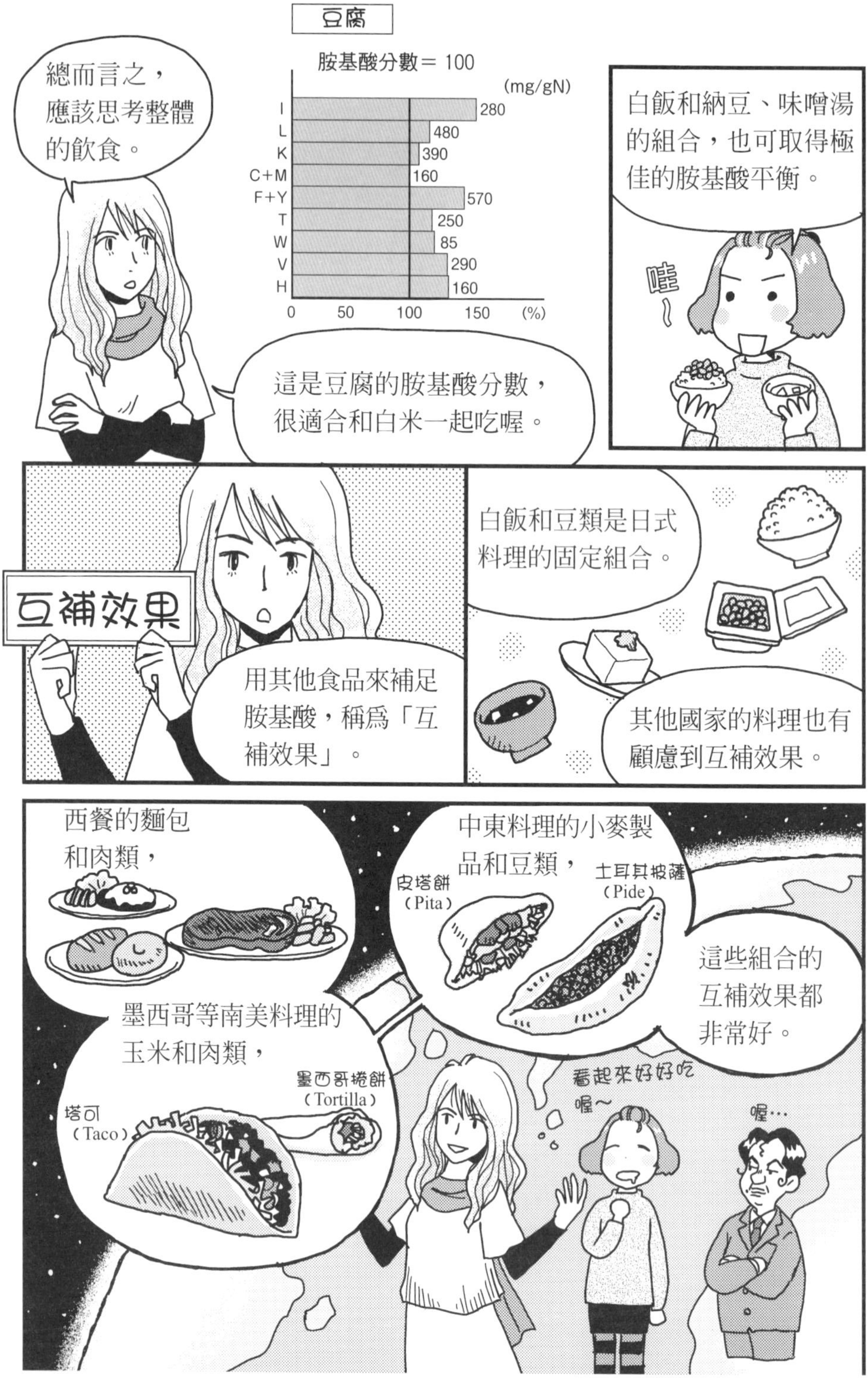
總而言之，應該思考整體的飲食。
豆腐
胺基酸分數＝100
(mg/gN)
I 280
L 480
K 390
C+M 160
F+Y 570
T 250
W 85
V 290
H 160
0 50 100 150 (%)
這是豆腐的胺基酸分數，很適合和白米一起吃喔。
白飯和納豆、味噌湯的組合，也可取得極佳的胺基酸平衡。
哇～
互補效果
用其他食品來補足胺基酸，稱爲「互補效果」。
白飯和豆類是日式料理的固定組合。
其他國家的料理也有顧慮到互補效果。
西餐的麵包和肉類，
中東料理的小麥製品和豆類，
皮塔餅（Pita）
土耳其披薩（Pide）
這些組合的互補效果都非常好。
墨西哥等南美料理的玉米和肉類，
墨西哥捲餅（Tortilla）
塔可（Taco）
看起來好好吃喔～
喔…

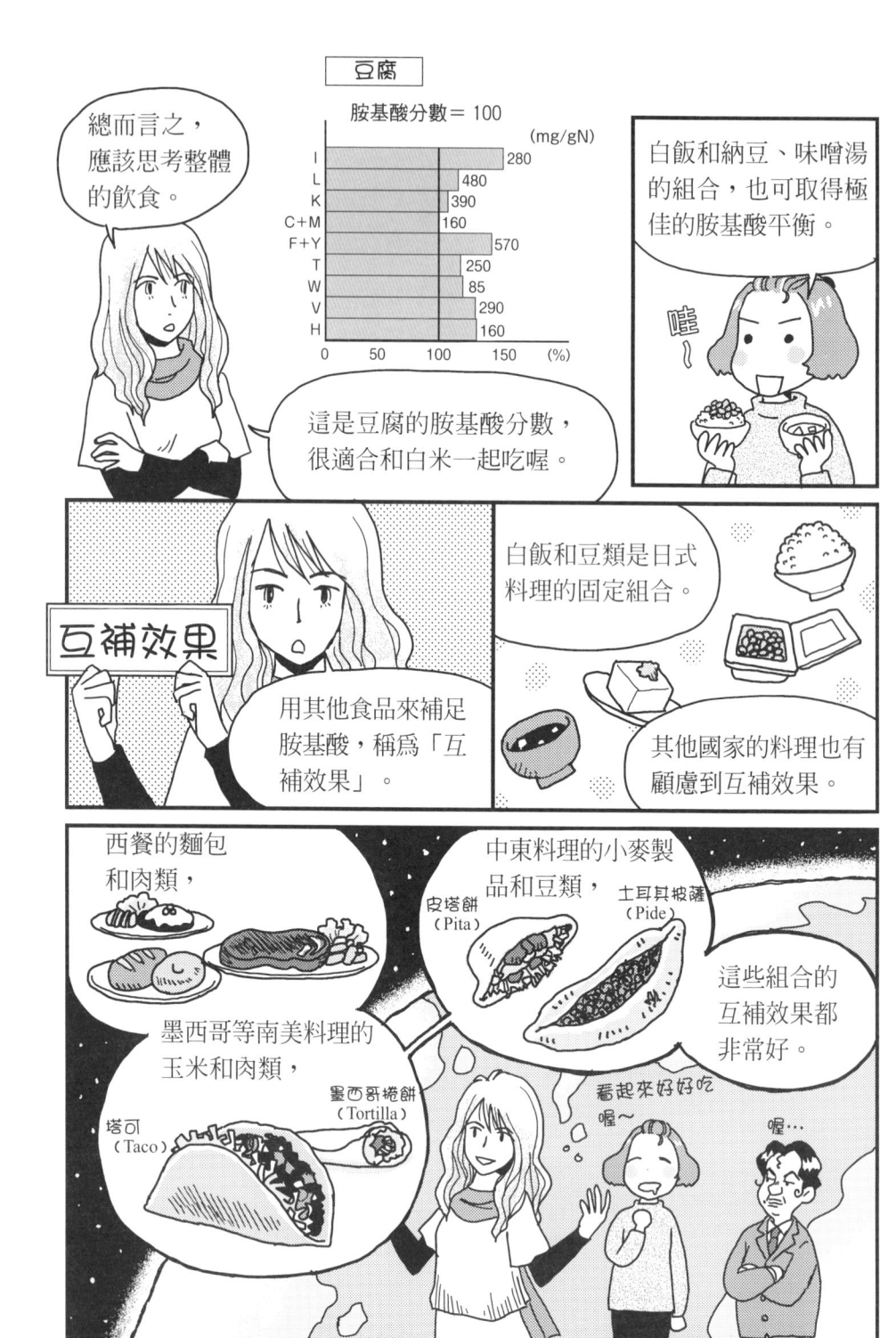

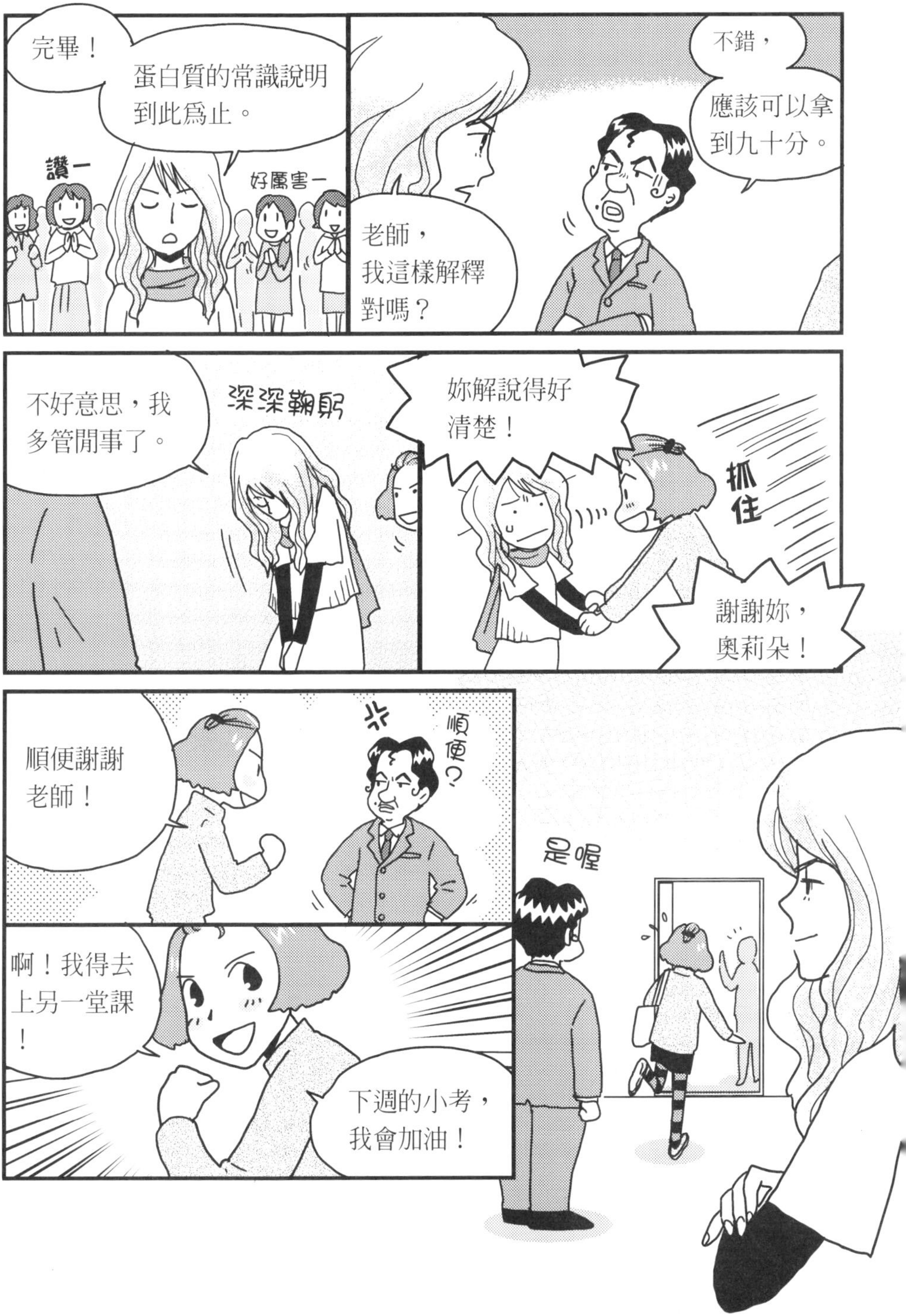
完畢！
蛋白質的常識說明到此爲止。
讚一
好厲害一
老師，我這樣解釋對嗎？
不錯，
應該可以拿到九十分。
不好意思，我多管閒事了。
深深鞠躬
妳解說得好清楚！
抓住
謝謝妳，奧莉朵！
順便謝謝老師！
順便？
啊！我得去上另一堂課！
下週的小考，我會加油！
是喔

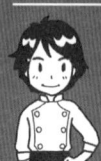

> **Follow up**
>
> 皮膚、毛髮、指甲、肌肉、身體組織、酵素和激素，以及人體的細胞，都由蛋白質組成，而蛋白質由二十種胺基酸構成。飲食攝取的蛋白質如何轉變成胺基酸，胺基酸如何形成體蛋白？我們配合消化、吸收的過程說明吧。

5-3 蛋白質的產生

蛋白質由數百至數千個胺基酸合成。以胺基酸序列（胺基酸種類及排列方式）決定蛋白質的種類和性質。

胺基酸是碳（C）結合氨基（－NH_2）、羧基（－COOH），以及氫（H）、官能基※（－R）的

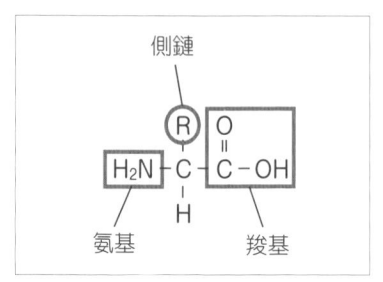

圖 5-1 胺基酸基本結構

分子（圖 5-1）。每個胺基酸的官能基都不同，又稱為側鏈。

圖 5-2 為胺基酸結構的示意圖。兩個胺基酸碰撞會產生化學反應，使羧基（－COOH）和氨基（－NH_2）結合，水分子（H_2O）游離。胺基酸和胺基酸則以胜肽鍵（－CONH）連結。

胺基酸結合成的物質稱為胜肽。若胺基酸數量為二，則加上希臘語的二「di」，稱為「雙胜肽（dipeptide）」。同樣道理，若有三個胺基酸串聯在一起，則稱為「三胜肽（tripeptide）」，胺基酸約為十個，則稱為「寡胜肽（oligopeptide）」，由更多胺基酸連結而成者，稱為「多胜肽（polypeptide）」，而蛋白質屬於多胜肽。

※官能基，即為原子的基團。

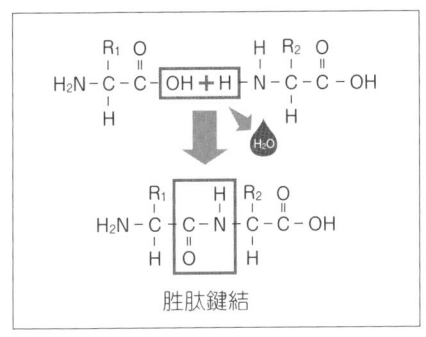

圖 5-2 形成胜肽的過程

胺基酸如何串聯起來呢?

從胺基酸鍵結到形成蛋白質,結構的變化共經四個階段。我簡要說明各個階段吧。

❖ 蛋白質結構
■一級結構

在胺基酸和胺基酸以胜肽鍵結的第一階段,胺基酸排列得像一條線。胺基酸序列按照 DNA 的指示排列,此一級結構決定之後所形成的蛋白質性質。

一級結構

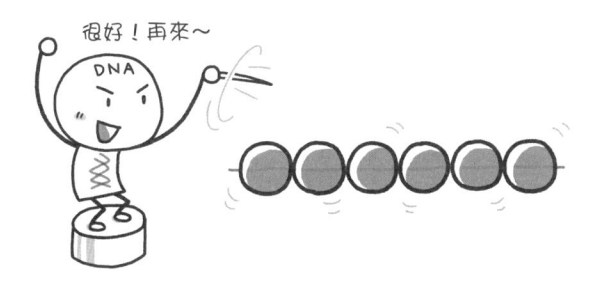

胺基酸按照 DNA 的指示排列。

■二級結構

　　在一級結構的胜肽鍵結處,氧帶負電,氫帶正電,兩者互相吸引,形成螺旋狀α-螺旋（α-helix）或是鋸齒狀的β-摺板（β-sheet）的立體結構,此二級結構稱為高階結構。在此階段尚未具有蛋白質的功能。

二級結構

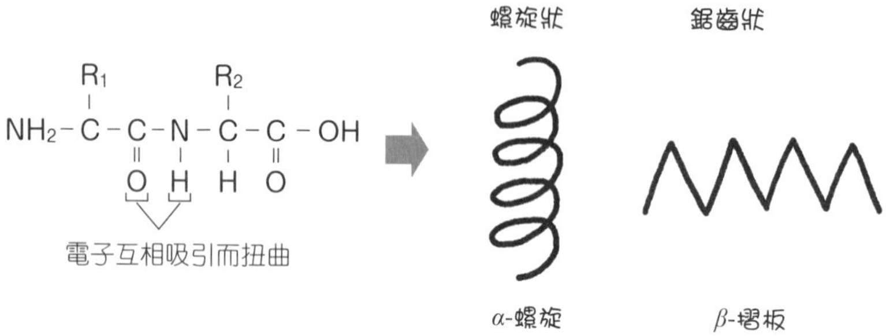

一級結構扭曲成二級結構。

■三級結構

　　三級結構猶如將二級結構用雙手搓揉成更複雜的立體結構。三級結構具備蛋白質的功能,存於肌肉、用來儲存氧的肌紅蛋白,即是三級結構蛋白質。

三級結構

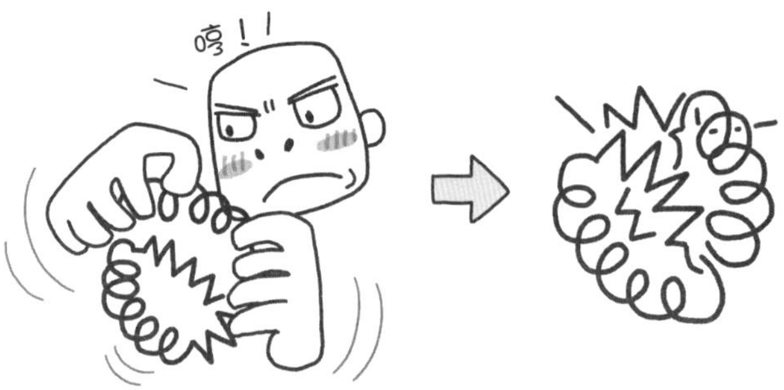

二級結構變成更複雜的立體結構。

■四級結構

　四級結構由多個三級結構組成。每一個三級結構是一個次單元（subunit），運送氧氣的血紅蛋白即為四級結構的蛋白質。

四級結構

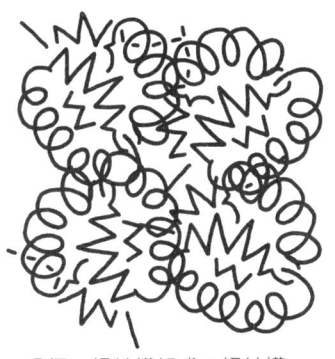

多個三級結構組成四級結構。

　真是複雜的結構！

　是啊。我們來看這個複雜結構如何在人體內分解、吸收吧。

5-4 蛋白質的消化與吸收

　蛋白質的消化從胃開始。胃酸使分解蛋白質的酵素易於反應，胃液所含的消化酵素——胃蛋白酶（pepsin），可破壞蛋白質的立體結構。蛋白腺（peptone）是胃蛋白酶分解蛋白質所生成的胜肽。

　蛋白腺在小腸，歷經胰蛋白酶（rypsin）、胰凝乳蛋白酶（chymotrypsin）、羧肽酶（carboxypeptidase）等消化酵素作用，分解成雙胜肽、三胜肽被小腸細胞吸收，當然，單獨的胺基酸也能被吸收，和醣類須分解成單醣類才能被吸收不同。

　未被吸收的雙胜肽和三胜肽，被小腸上皮細胞的肽酶（peptidase）徹底分解成胺基酸，接著被吸收。

第 5 章　蛋白質與胺基酸的營養　111

被小腸細胞吸收的胺基酸、雙胜肽、三胜肽通過肝門靜脈，運往肝臟，進行代謝。

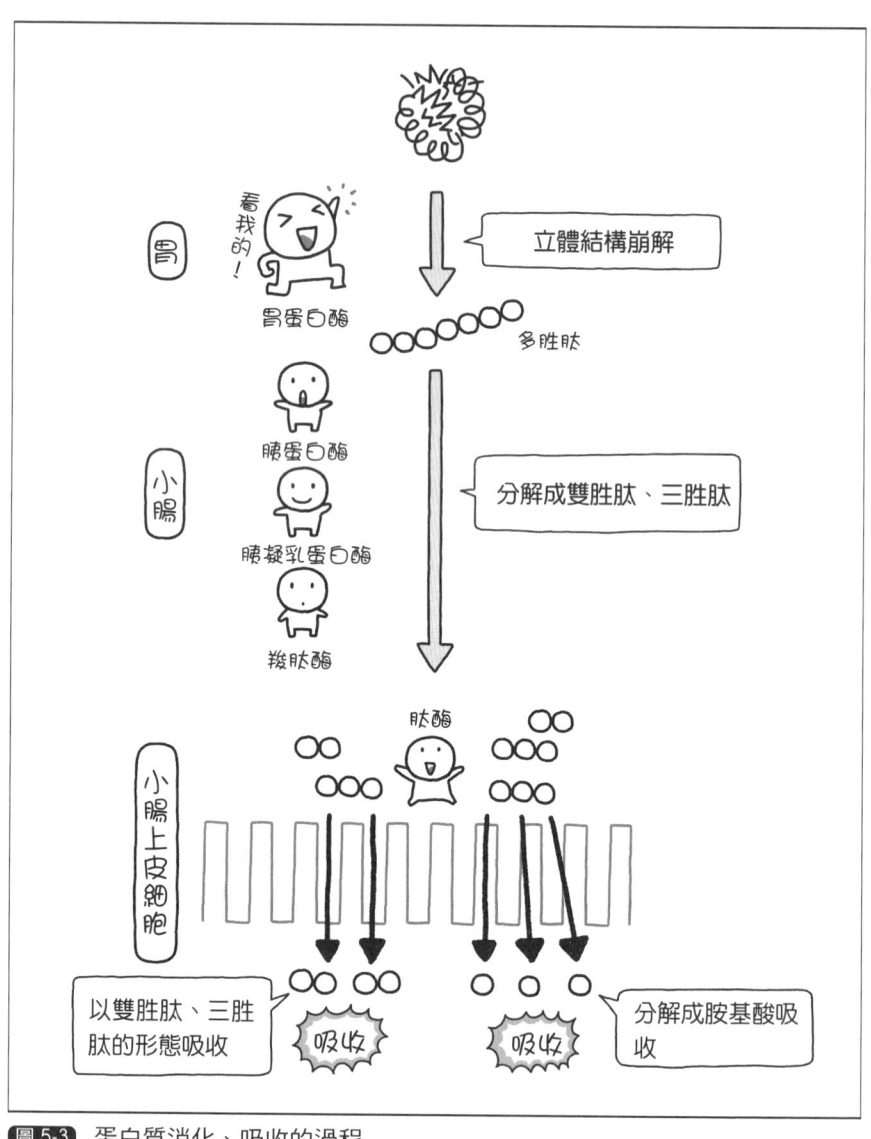

圖 5-3　蛋白質消化、吸收的過程

5-5 蛋白質的變性

蛋白質立體結構崩解,使性質變化的過程,稱為變性。蛋白質遇到酸或受熱,即會變性。

酸的氫離子正電中和蛋白質分子的負電,造成蛋白質分子相互黏著而變硬,牛奶加檸檬汁會凝固,就是酸造成的蛋白質變性。

蛋白變硬、變成白色,是「受熱造成的變性」。蛋白質的一級結構受熱不會有所變化,但二級結構是立體結構,不耐熱、易崩解,熟蛋比生蛋好消化,即是因為立體結構已崩解。

一如水煮蛋無法變回生蛋,蛋白質變性無法恢復成原來的狀態。變性只是蛋白質分子的結合方式改變,營養素並沒有改變,只要蛋白質是以胺基酸的形態被吸收、利用即可,是否為立體結構都沒關係。

蛋白質的變性

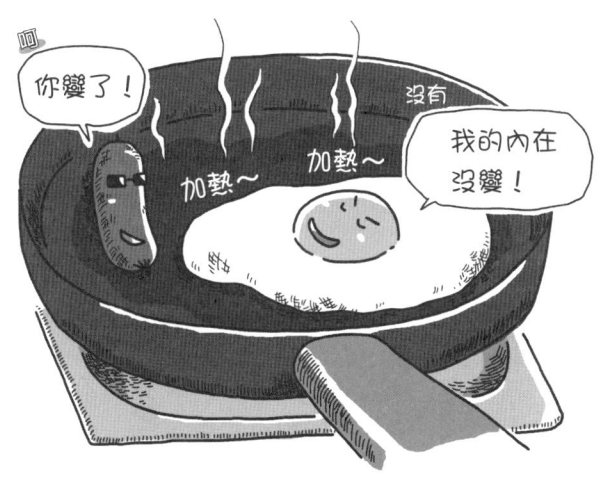

受熱變性的荷包蛋無法變回生蛋。

第 5 章 蛋白質與胺基酸的營養

5-6 胺基酸分數的計算

我們來解說胺基酸分數吧。下圖將食物的胺基酸分數，區分成植物性和動物性。動物性蛋白質比植物性蛋白質含有更豐富的必需胺基酸，各種胺基酸的比例保持均衡。

🧑 胺基酸分數越高，蛋白質的品質越好。

👦 沒錯。組合植物性蛋白質和動物性蛋白質，使總計胺基酸分數為100，是最理想的飲食方式。

植物性蛋白質的胺基酸分數

※數值後面的英文字母是第一限制胺基酸的縮寫。

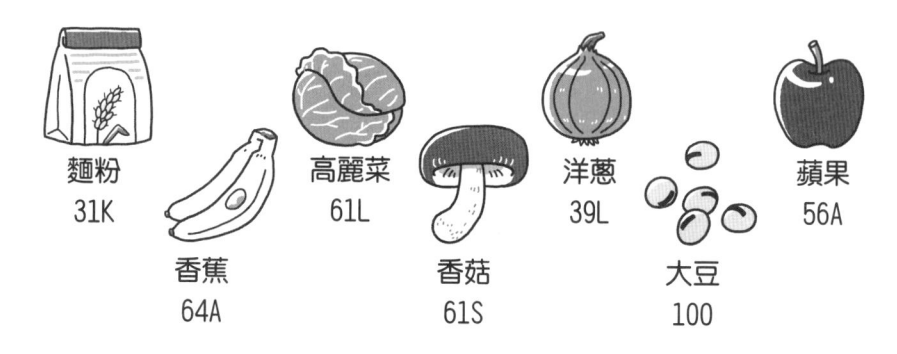

麵粉 31K
香蕉 64A
高麗菜 61L
香菇 61S
洋蔥 39L
大豆 100
蘋果 56A

動物性蛋白質的胺基酸分數

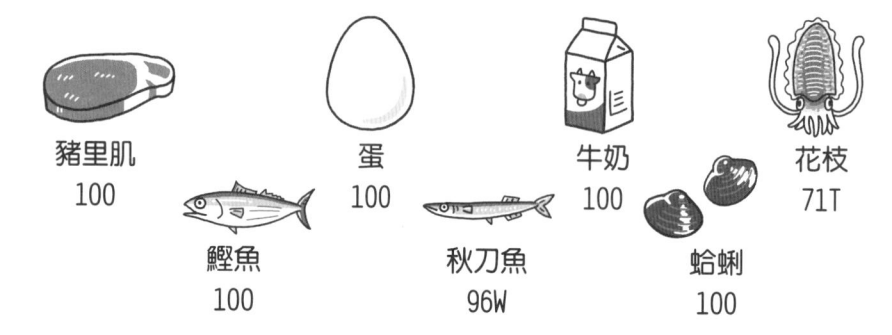

豬里肌 100
鰹魚 100
蛋 100
秋刀魚 96W
牛奶 100
蛤蜊 100
花枝 71T

妳知道如何計算胺基酸分數嗎？

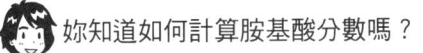

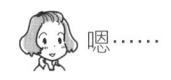

嗯……

胺基酸分數依據胺基酸積分※計算。比較胺基酸積分的數值，將含量最低的胺基酸稱為第一限制胺基酸，而木桶理論的桶子無法取得超過第一限制胺基酸的水量（胺基酸）。換言之，第一限制胺基酸的含量，決定轉換為體蛋白的胺基酸量。

※：參照 P. 103～P. 104。

胺基酸分數的公式

$$\frac{\text{食物蛋白質的第一限制胺基酸含量（mg/gN）}}{\text{此胺基酸在胺基酸積分的基準值（mg/gN）}} \times 100$$

精白米的第一限制胺基酸為離胺酸，有 210 mg，胺基酸積分中的離胺酸基準值為 360 mg。將這兩個數字代入上面的公式，210 / 360×100 = 58 是精白米的胺基酸分數。胺基酸分數表示為數字後面加第一限制胺基酸的記號，離胺酸以「K」代表，所以精白米的胺基酸分數寫作「58K」。

各必需胺基酸功能，以及食物來源彙整於表 5-1。

表 5-1 必需胺基酸的功能

必需胺基酸	功能、作用	食物來源
苯丙胺酸（F）	鎮痛作用、抑鬱	海鮮類、杏仁、起司
白胺酸（L）	增強肝功能	肝、牛奶、糙米、蛋、雞肉
異白胺酸（I）	促進成長、強化肌肉	牛奶、雞肉、鮭魚
色胺酸（W）	鎮靜作用	起司、香蕉、大豆
甲硫胺酸（M）	改善肝功能	牛奶、牛肉、豬肉、雞肉
酥胺酸（羥丁胺酸）（T）	促進成長、防止脂肪堆積	蛋、肉類
組胺酸（H）※	促進成長、緩和關節炎	雞肉、牛奶、起司、火腿
纈胺酸（V）	強化肌肉	雞肉、起司、肝
離胺酸（K）	合成抗體、激素、酵素的合成	大豆、起司、蛋、海鮮類

※：成人可自行合成組胺酸，但嬰幼兒無法。

5-7 蛋白質引發食物過敏

食物過敏是由蛋白質引發的。0～2 歲的嬰幼兒特別容易食物過敏，因為嬰幼兒的腸道尚未發育完成，無法順利消化、吸收蛋白質。

過敏意指對花粉等無害物質，產生過度的免疫反應，使身體受到傷害。常見的食物過敏症狀為下痢、嘔吐、蕁麻疹等。

造成食物過敏的蛋白質為寡胜肽和多胜肽。蛋白質轉變為雙胜肽、三胜肽都能被人體吸收，不過寡胜肽和多胜肽則另當別論。以成人來說，這些胜肽侵入人體，會被小腸絨毛的肽酶（peptidase）分解，使IgA抗體[※]和胜肽結合排出體外，但身體的消化機能尚未成熟的嬰幼兒，無法分解這些胜肽。胜肽會從小腸上皮細胞的縫隙，直接被吸收，造成免疫反應過度作用，引發食物過敏。

易引發食物過敏的前三名食物為雞蛋、乳製品、小麥。母乳所含的蛋白質也可能造成過敏。

※ IgA 抗體即免疫球蛋白 A，由黏膜分泌作為屏障的抗體。

小常識　食物過敏現況與標示義務

下面的圓餅圖表示各種食物造成食物過敏的比例。另一張表則記載七種日本加工食品必須標示易引發過敏的原料，以及最好能標示的十八種原料。

引發過敏的食物

以日本 2,501 件食物過敏病例計算

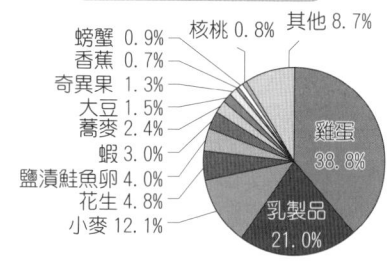

- 螃蟹 0.9%
- 核桃 0.8%
- 其他 8.7%
- 香蕉 0.7%
- 奇異果 1.3%
- 大豆 1.5%
- 蕎麥 2.4%
- 蝦 3.0%
- 鹽漬鮭魚卵 4.0%
- 花生 4.8%
- 小麥 12.1%
- 雞蛋 38.8%
- 乳製品 21.0%

（2008 年度日本厚生勞動省科學研究費補助金「食物過敏之發病、嚴重化預防研究」製作）

必須標示易引發過敏的七種食物			
・蛋	・乳	・小麥	・蝦
・蟹	・蕎麥	・花生	
最好能標示的十八種食物			
・鮑魚	・花枝	・鹽漬鮭魚卵	・柳橙
・奇異果	・牛肉	・核桃	・鮭魚
・鯖魚	・大豆	・雞肉	・香蕉
・豬肉	・松茸	・桃子	・山藥
・蘋果	・明膠		

※依據每年情況不同，上列內容會有所改變。
〔出處：日本厚生勞動省「加工食品之過敏標示」（2008 年 4 月修訂版）〕

5-8 蛋白質不需要的部分以尿排出

妳知道蛋白質代謝的最終形式是什麼嗎？

老化的細胞會被分解為胺基酸，而除了再度被利用，合成為細胞或 ATP 的胺基酸，會以尿的形式排出。

沒錯。最後我們來看蛋白質以尿排出的途徑。

胺基酸由碳（C）、氫（H）、氧（O）組成的部分，稱為碳骨架，可用於製造 ATP。不過，氮（N）無法燃燒，含有氮的結構無法製造 ATP，因此，用胺基酸製作 ATP，會切掉氨基。

氨基被切出，會馬上轉化為氨。氨有毒，血中的氨濃度太高，可能導致死亡。消除氨的毒，再以尿排出的機制，就是尿素循環。氨會在肝臟和 CO_2 結合，轉變為尿素，再從腎臟排出，形成尿液。

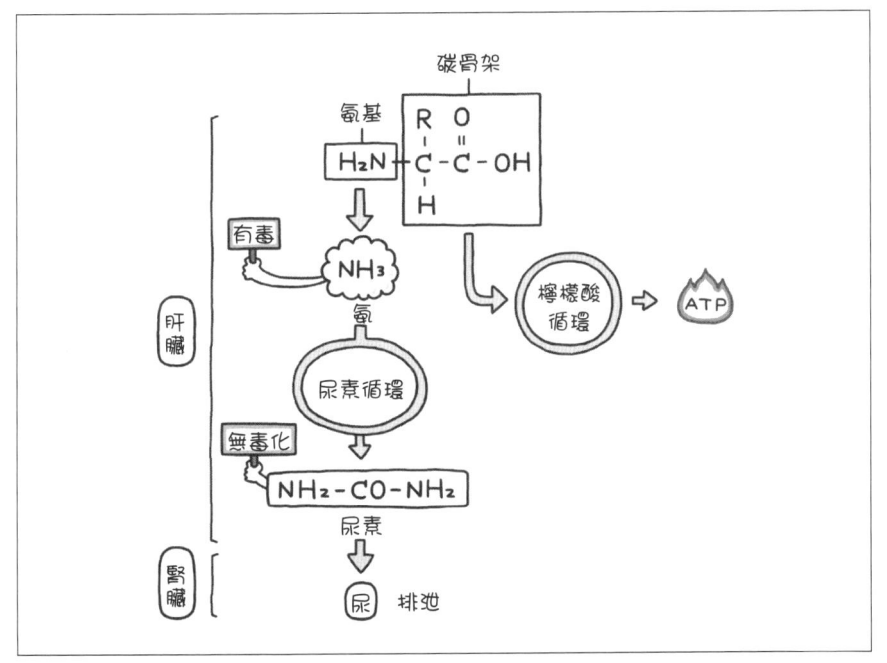

圖 5-4 尿素循環

吃膠原蛋白有效嗎？

　　膠原蛋白除了皮膚和肌肉，還存於臟器、骨骼、關節、眼睛、頭髮等人體組織。組成人體約十萬種的蛋白質當中，膠原蛋白約佔 30%。膠原蛋白可將細胞和細胞黏在一起，使各細胞排列於正確位置。市面上越來越多保健食品添加膠原蛋白，正是因為這個功能。

　　但是這些商品真的有效嗎？我們攝取的醣類需分解為葡萄糖，蛋白質需分解為胺基酸或小胜肽，才能被吸收，澱粉和蛋白質絕對無法直接被人體吸收。添加膠原蛋白的商品主要取用魚鱗、牛、豬的膠原蛋白，我們即使食用，也不可能長出鱗片，吃牛肉也不會變成牛，同樣道理，即使吃了膠原蛋白，也不會合成膠原蛋白。

　　動物骨骼和皮所含的膠原蛋白加熱，可製成明膠。市面上的膠原蛋白產品以「明膠製成」為賣點，大肆宣傳，使消費者認為此產品含有很多必需胺基酸，其實並非如此，這些產品反而因為幾乎不含色胺酸，而缺乏均衡的胺基酸分數，所以不可輕信過度強調膠原蛋白功效的產品。

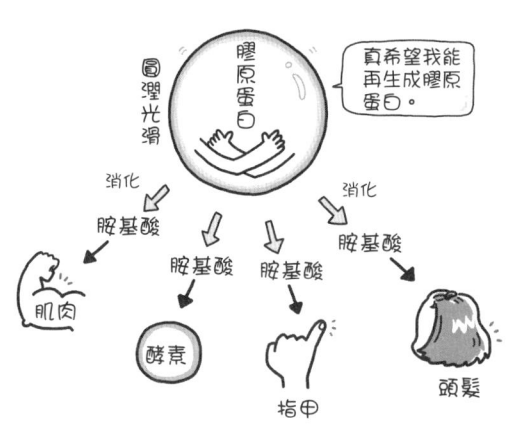

吃了膠原蛋白，不一定會再生成皮膚的膠原蛋白。

第 6 章

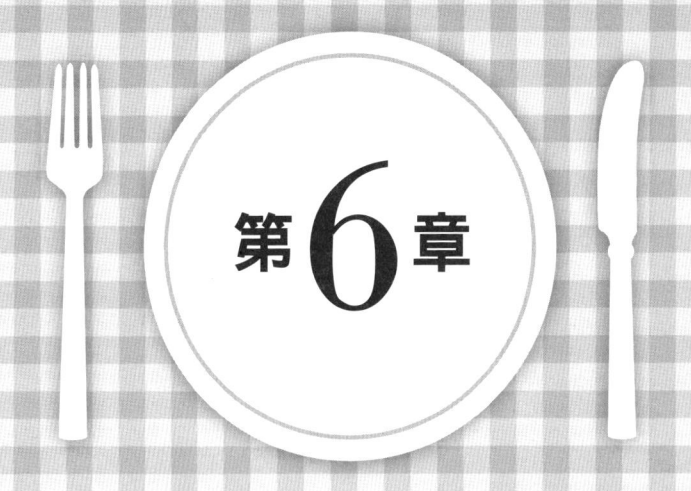

三大營養素的關係

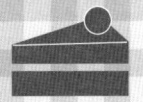

人體與生俱來的高性能蓄電系統

6-1 全力維持血糖

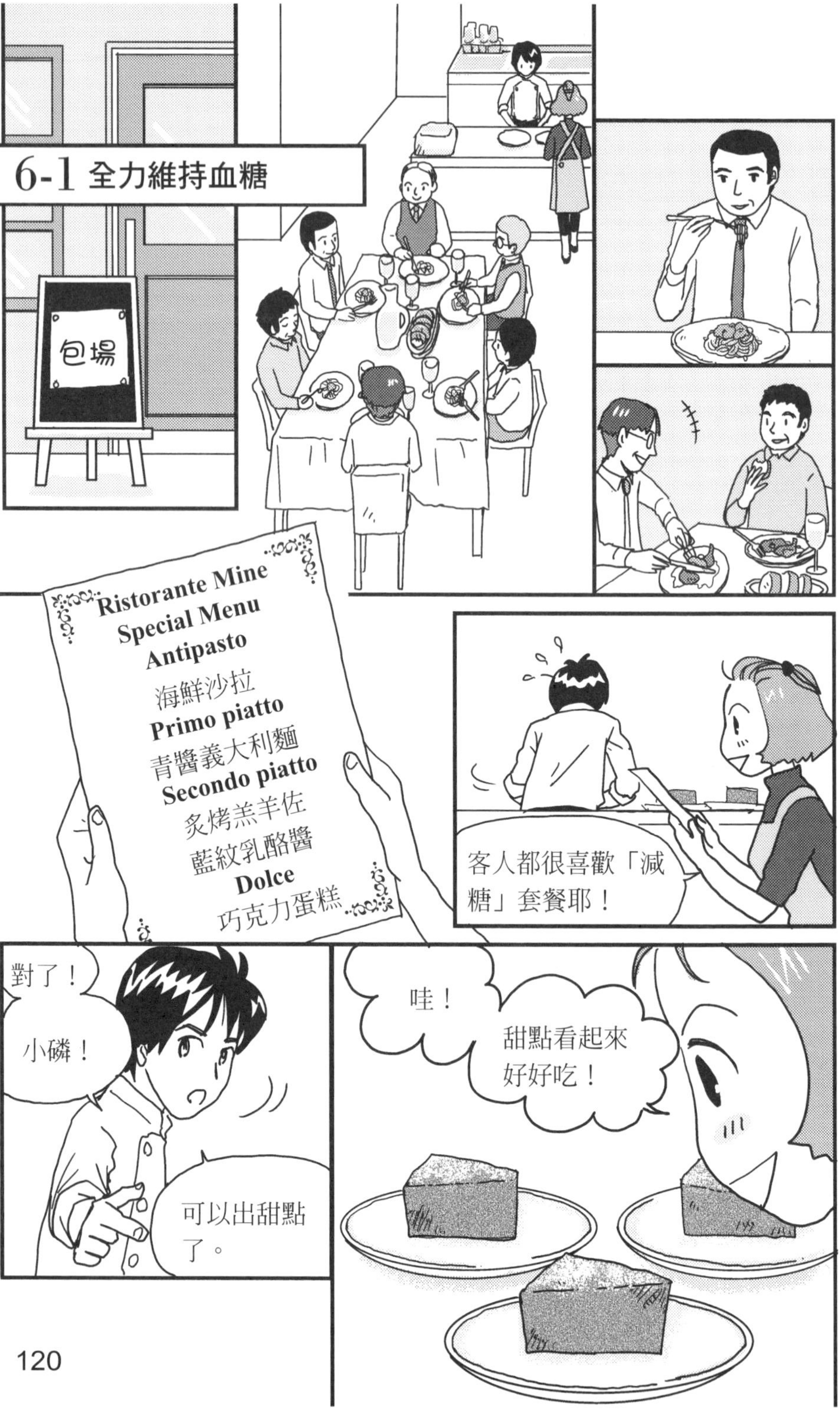

包場

**Ristorante Mine
Special Menu
Antipasto**
海鮮沙拉
Primo piatto
青醬義大利麵
Secondo piatto
炙烤羔羊佐
藍紋乳酪醬
Dolce
巧克力蛋糕

客人都很喜歡「減糖」套餐耶！

對了！
小磷！
可以出甜點了。

哇！
甜點看起來好好吃！

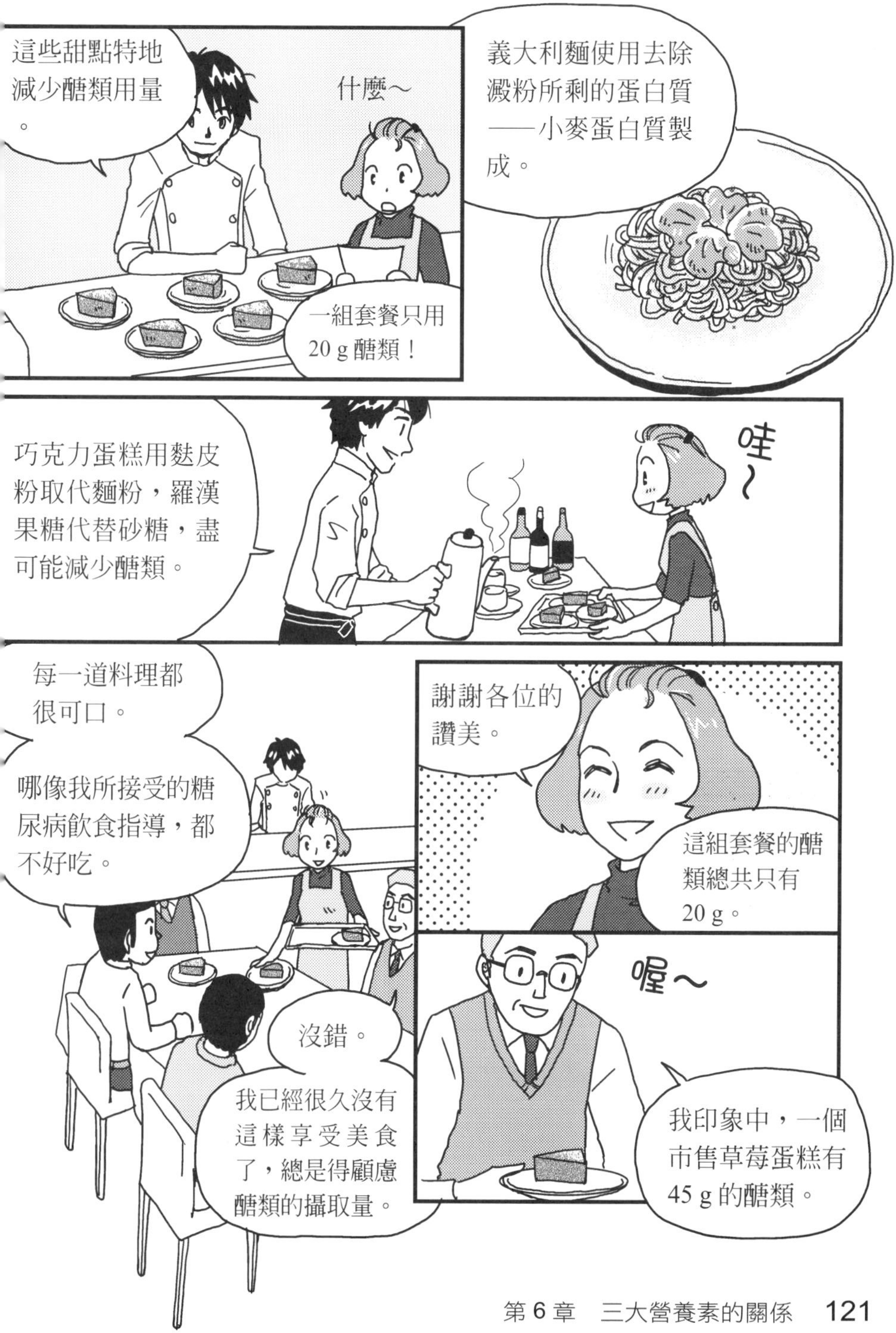
這些甜點特地減少醣類用量。
什麼～
一組套餐只用20 g醣類！
義大利麵使用去除澱粉所剩的蛋白質──小麥蛋白質製成。
巧克力蛋糕用麩皮粉取代麵粉，羅漢果糖代替砂糖，盡可能減少醣類。
哇～
每一道料理都很可口。
哪像我所接受的糖尿病飲食指導，都不好吃。
沒錯。
我已經很久沒有這樣享受美食了，總是得顧慮醣類的攝取量。
謝謝各位的讚美。
這組套餐的醣類總共只有20 g。
喔～
我印象中，一個市售草莓蛋糕有45 g的醣類。

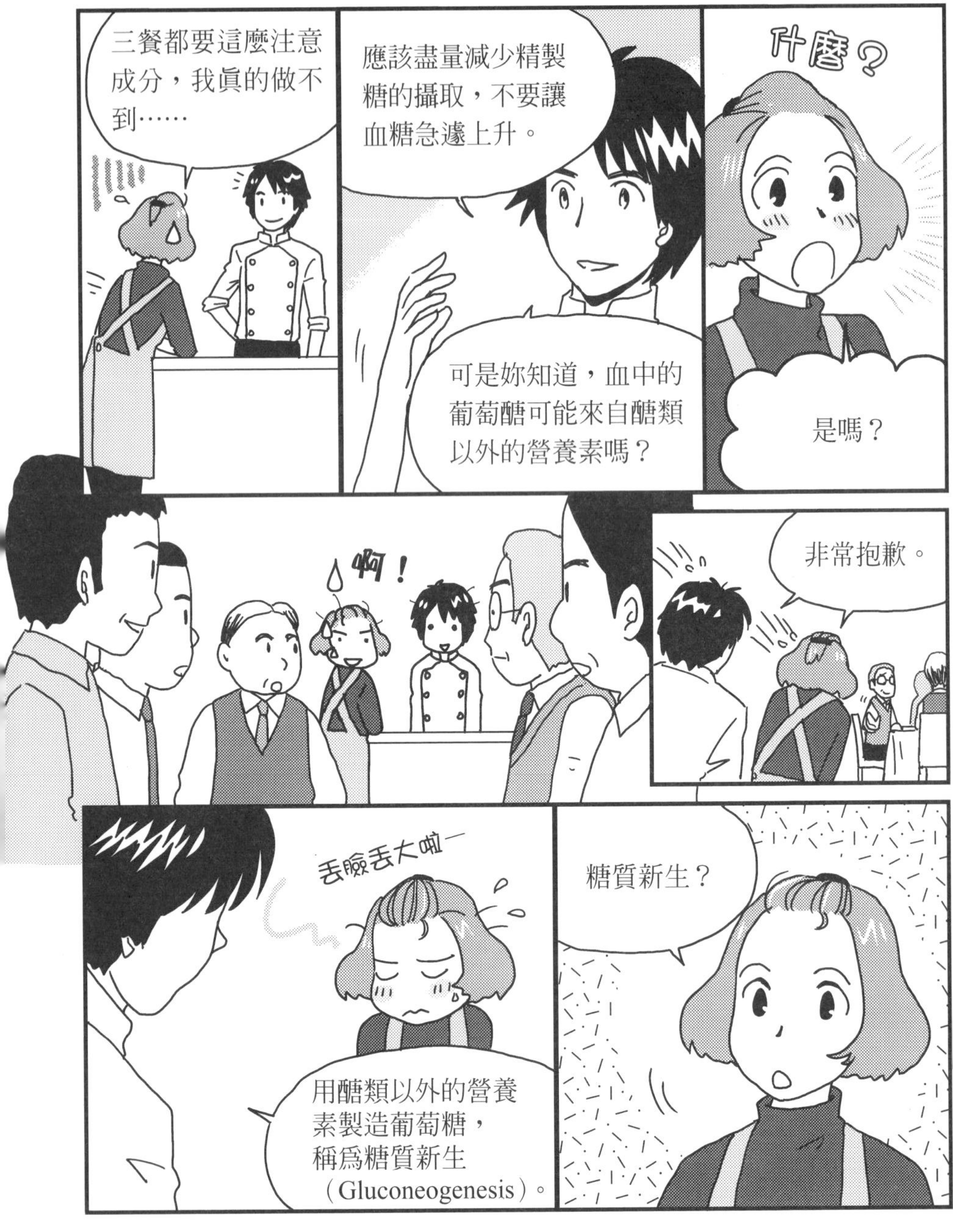
三餐都要這麼注意成分，我眞的做不到……
應該盡量減少精製糖的攝取，不要讓血糖急遽上升。
可是妳知道，血中的葡萄醣可能來自醣類以外的營養素嗎？
什麼？
是嗎？
啊！
非常抱歉。
丟臉丟大啦一
用醣類以外的營養素製造葡萄糖，稱爲糖質新生（Gluconeogenesis）。
糖質新生？

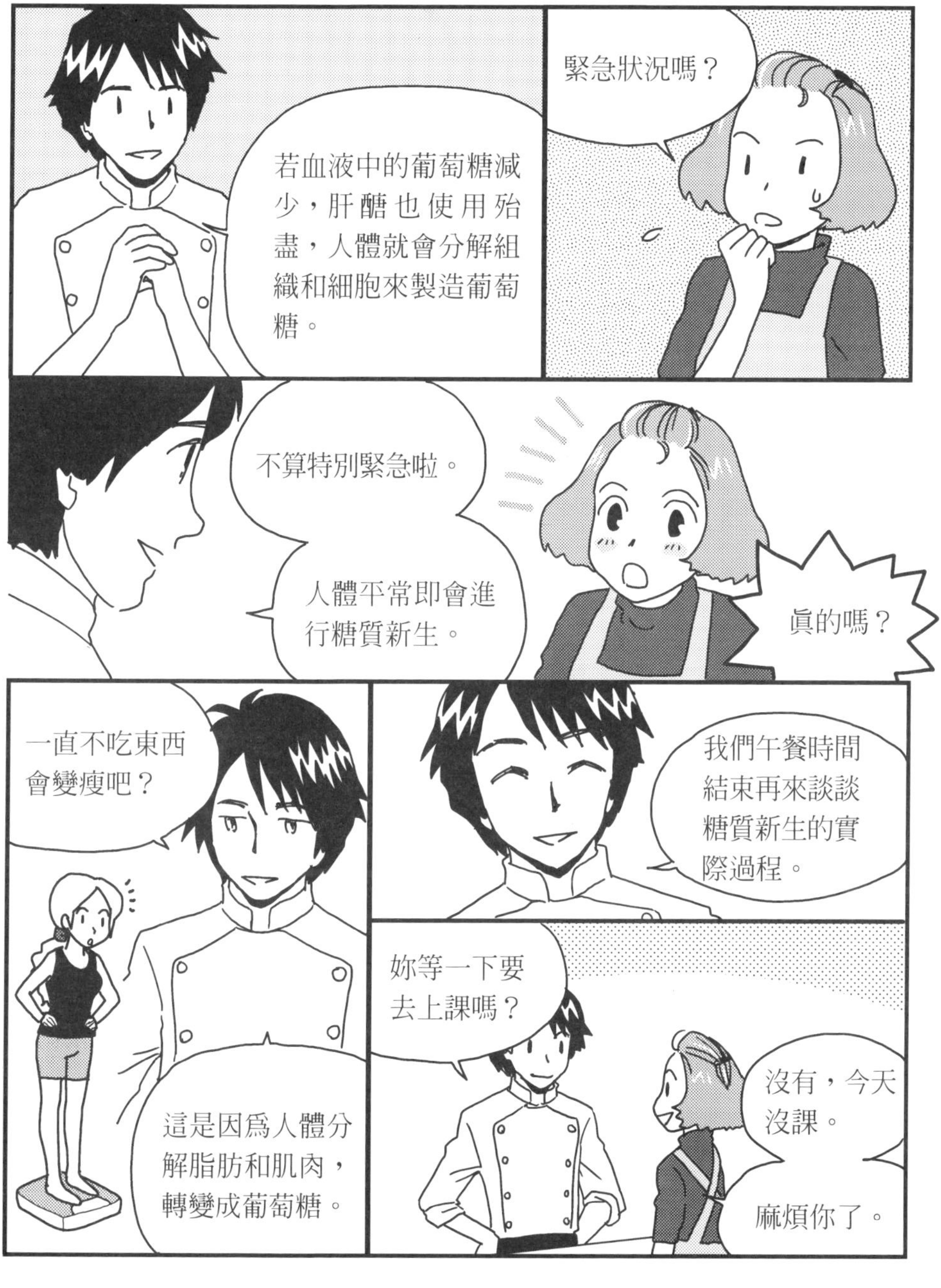
若血液中的葡萄糖減少，肝醣也使用殆盡，人體就會分解組織和細胞來製造葡萄糖。
緊急狀況嗎？
不算特別緊急啦。
人體平常即會進行糖質新生。
眞的嗎？
一直不吃東西會變瘦吧？
這是因爲人體分解脂肪和肌肉，轉變成葡萄糖。
我們午餐時間結束再來談談糖質新生的實際過程。
妳等一下要去上課嗎？
沒有，今天沒課。
麻煩你了。

6-2 糖質新生的三大途徑

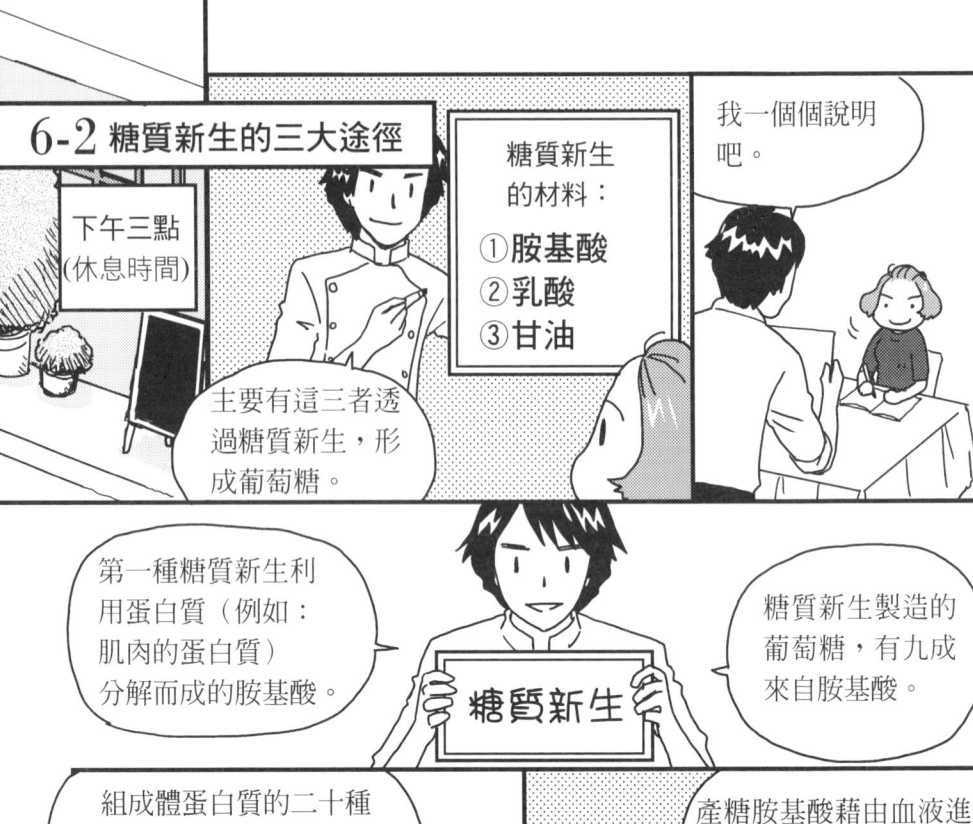

下午三點
（休息時間）

糖質新生的材料：
① 胺基酸
② 乳酸
③ 甘油

我一個個說明吧。

主要有這三者透過糖質新生，形成葡萄糖。

第一種糖質新生利用蛋白質（例如：肌肉的蛋白質）分解而成的胺基酸。

糖質新生

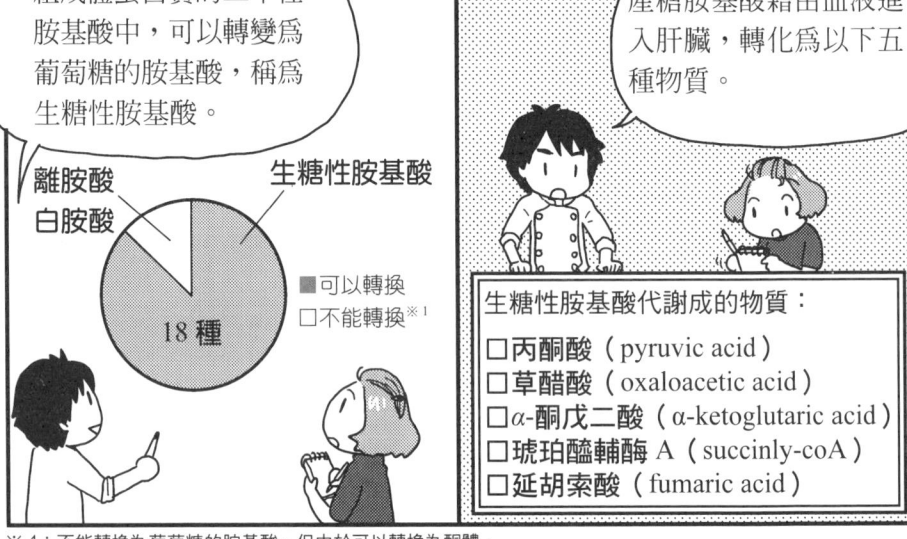

糖質新生製造的葡萄糖，有九成來自胺基酸。

組成體蛋白質的二十種胺基酸中，可以轉變為葡萄糖的胺基酸，稱為生糖性胺基酸。

產糖胺基酸藉由血液進入肝臟，轉化為以下五種物質。

離胺酸
白胺酸
生糖性胺基酸
18 種
■ 可以轉換
□ 不能轉換[1]

生糖性胺基酸代謝成的物質：
□ 丙酮酸（pyruvic acid）
□ 草醋酸（oxaloacetic acid）
□ α-酮戊二酸（α-ketoglutaric acid）
□ 琥珀醯輔酶 A（succinly-coA）
□ 延胡索酸（fumaric acid）

※ 1：不能轉換為葡萄糖的胺基酸，但由於可以轉換為酮體，所以稱為「生酮性胺基酸」。但是生糖性胺基酸的異白胺酸、苯丙胺酸、色胺酸、酪胺酸也可以轉變為酮體。

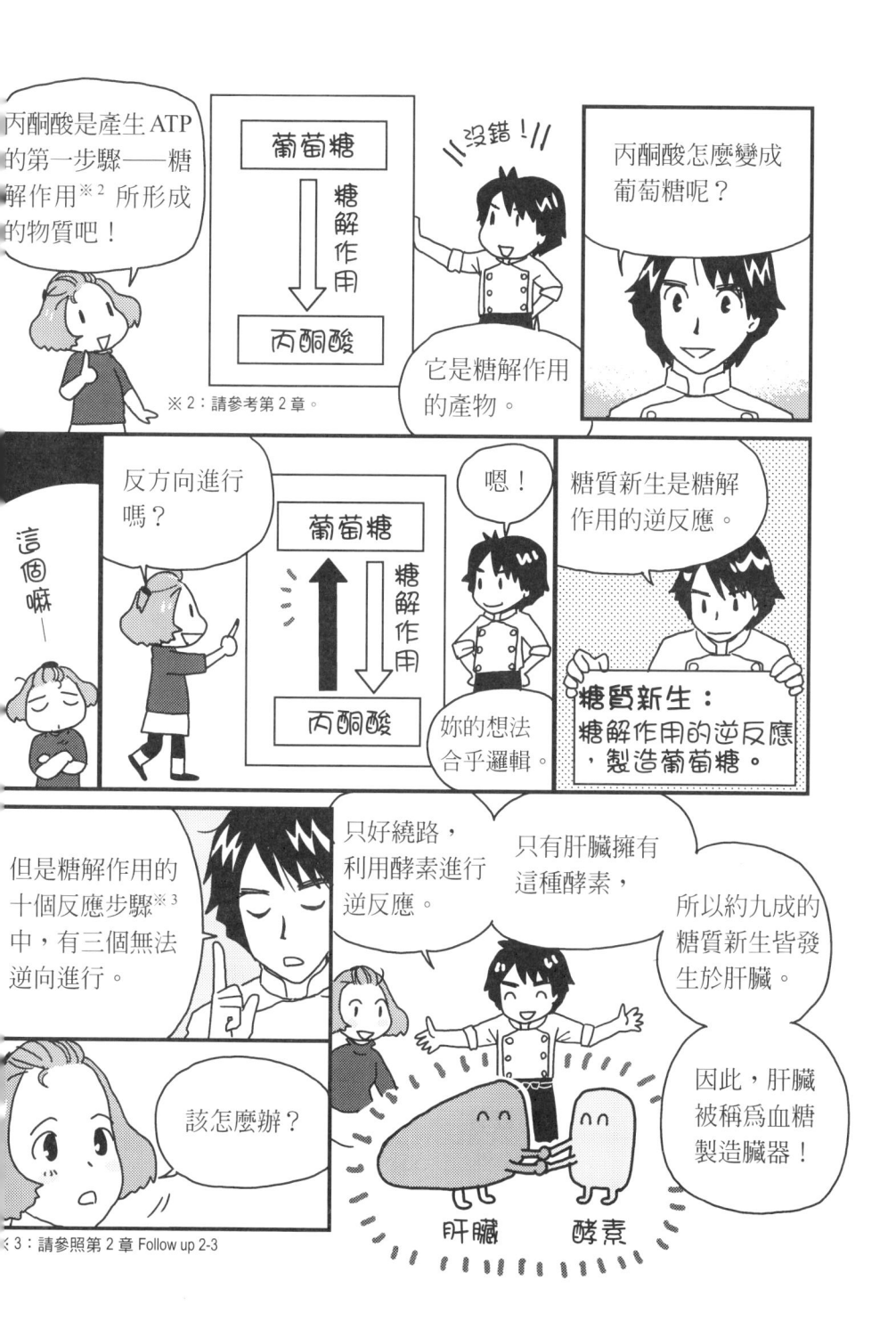

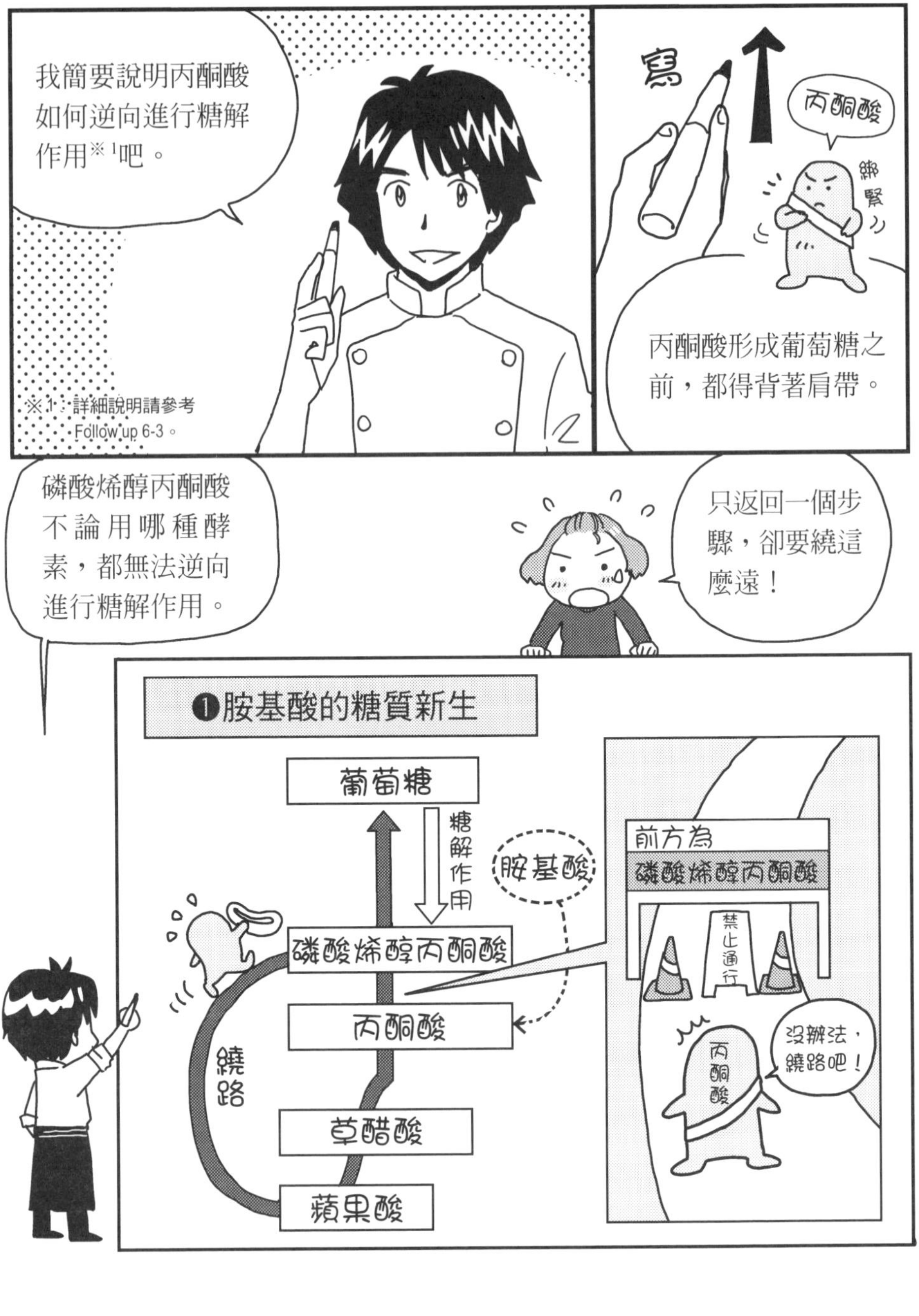

我簡要說明丙酮酸如何逆向進行糖解作用※1吧。

※1：詳細說明請參考 Follow up 6-3。

寫

丙酮酸

丙酮酸形成葡萄糖之前，都得背著肩帶。

磷酸烯醇丙酮酸不論用哪種酵素，都無法逆向進行糖解作用。

只返回一個步驟，卻要繞這麼遠！

❶胺基酸的糖質新生

葡萄糖
↑ 糖解作用 ↓
磷酸烯醇丙酮酸
丙酮酸
草醋酸
蘋果酸

繞路

胺基酸

前方為 磷酸烯醇丙酮酸

禁止通行

丙酮酸

沒辦法，繞路吧！

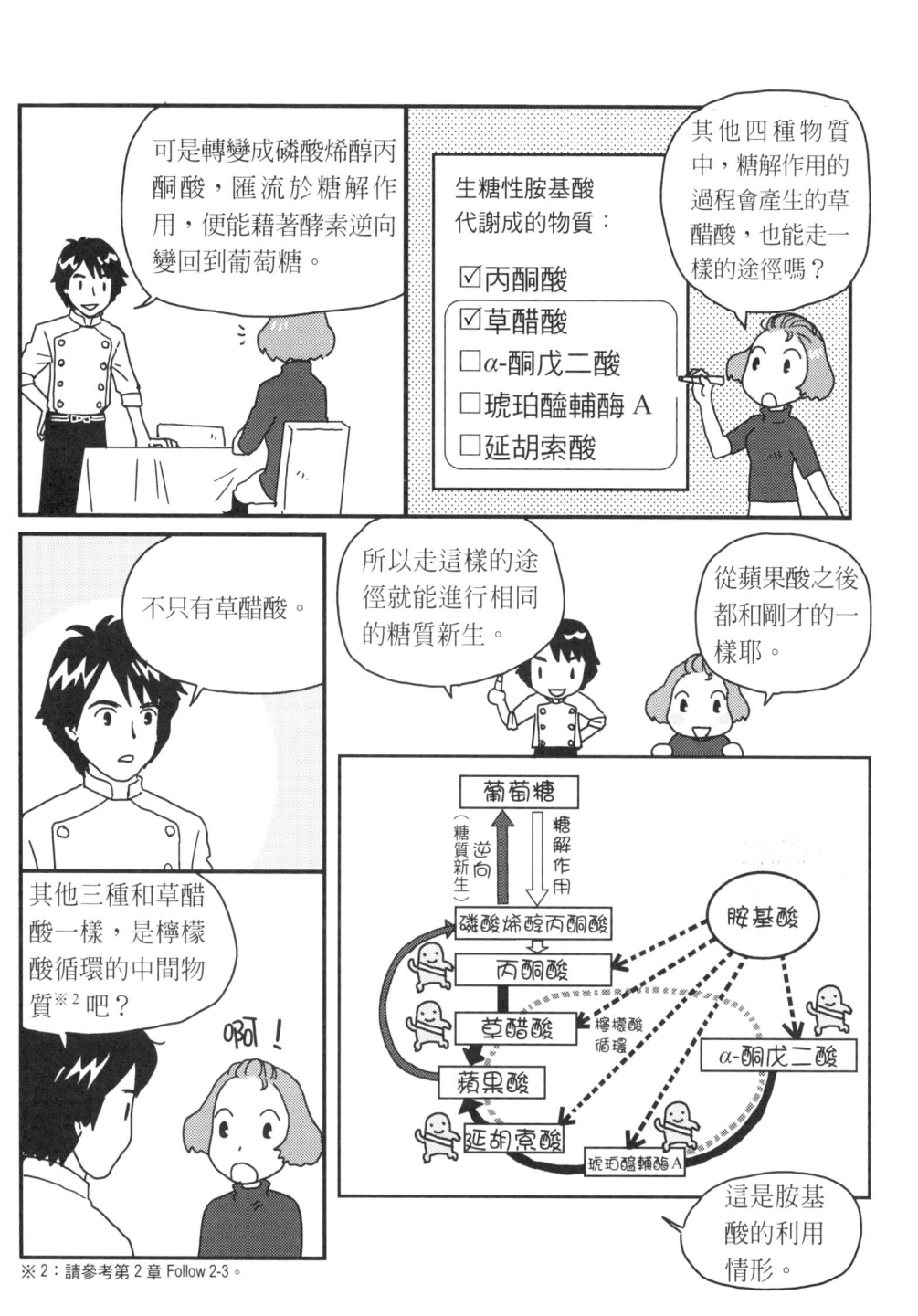

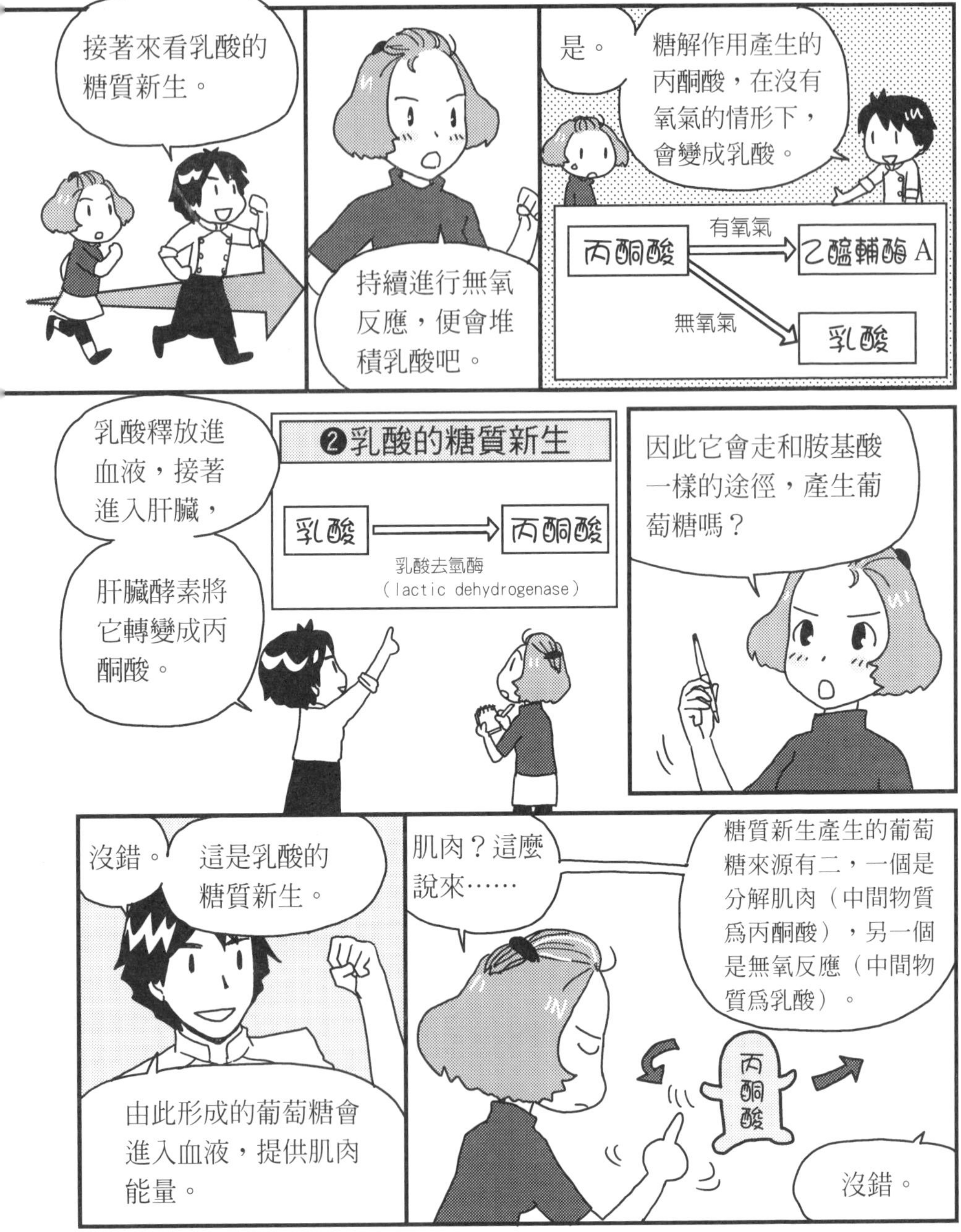
接著來看乳酸的糖質新生。
持續進行無氧反應，便會堆積乳酸吧。
是。
糖解作用產生的丙酮酸，在沒有氧氣的情形下，會變成乳酸。
丙酮酸
有氧氣
乙醯輔酶 A
無氧氣
乳酸
乳酸釋放進血液，接著進入肝臟，
肝臟酵素將它轉變成丙酮酸。
❷乳酸的糖質新生
乳酸
丙酮酸
乳酸去氫酶
（lactic dehydrogenase）
因此它會走和胺基酸一樣的途徑，產生葡萄糖嗎？
沒錯。
這是乳酸的糖質新生。
由此形成的葡萄糖會進入血液，提供肌肉能量。
肌肉？這麼說來……
糖質新生產生的葡萄糖來源有二，一個是分解肌肉（中間物質爲丙酮酸），另一個是無氧反應（中間物質爲乳酸）。
丙酮酸
沒錯。

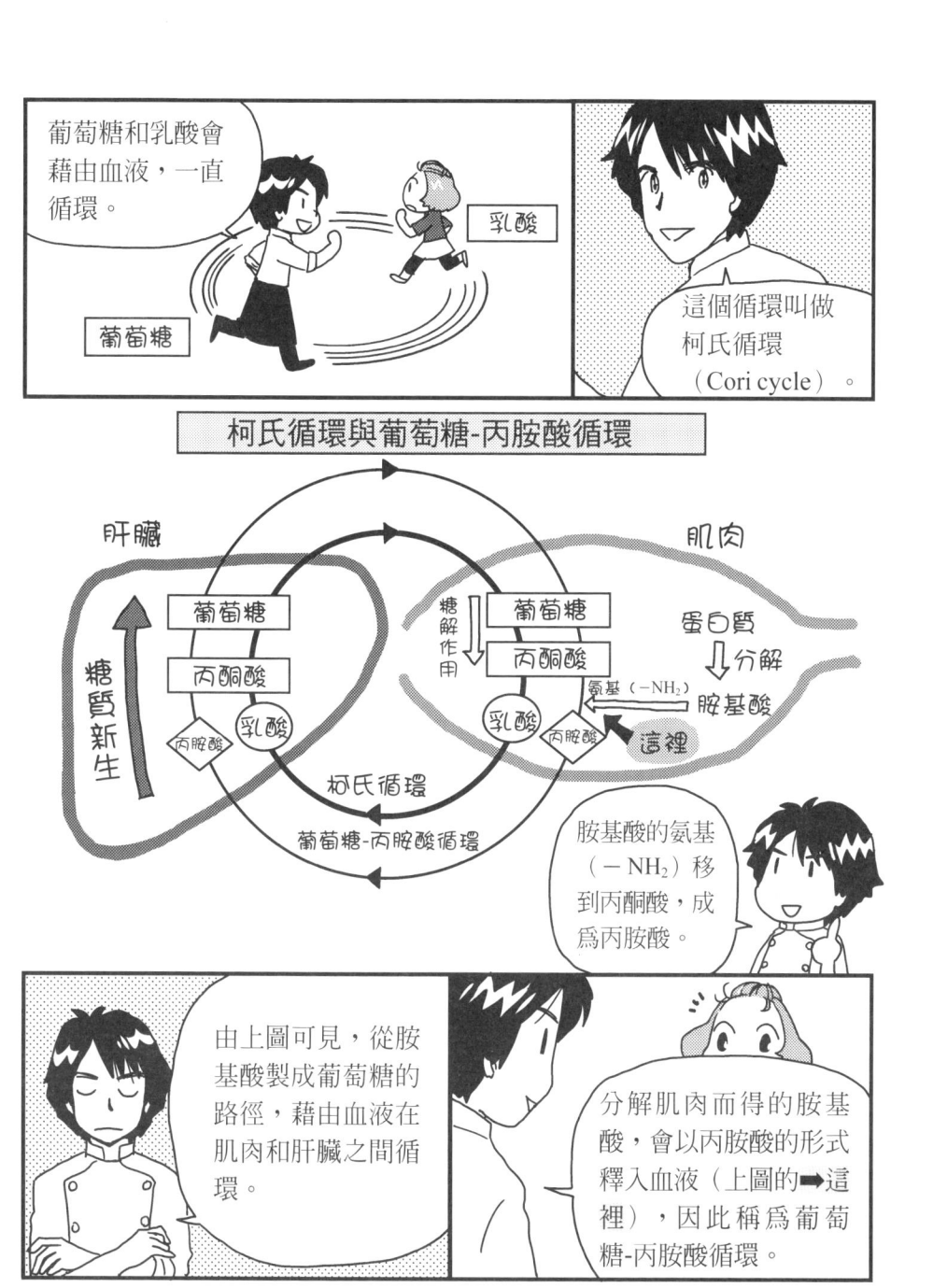

葡萄糖和乳酸會藉由血液，一直循環。

乳酸

葡萄糖

這個循環叫做柯氏循環（Cori cycle）。

柯氏循環與葡萄糖-丙胺酸循環

肝臟　　　　　　　　　　　肌肉

糖質新生

葡萄糖　　　　　　葡萄糖
丙酮酸　　糖解作用　丙酮酸
　　　　　　　　　　　　　氨基（$-NH_2$）
丙胺酸　乳酸　　　　乳酸　丙胺酸　　這裡

蛋白質
⇩分解
胺基酸

柯氏循環
葡萄糖-丙胺酸循環

胺基酸的氨基（$-NH_2$）移到丙酮酸，成為丙胺酸。

由上圖可見，從胺基酸製成葡萄糖的路徑，藉由血液在肌肉和肝臟之間循環。

分解肌肉而得的胺基酸，會以丙胺酸的形式釋入血液（上圖的➡這裡），因此稱為葡萄糖-丙胺酸循環。

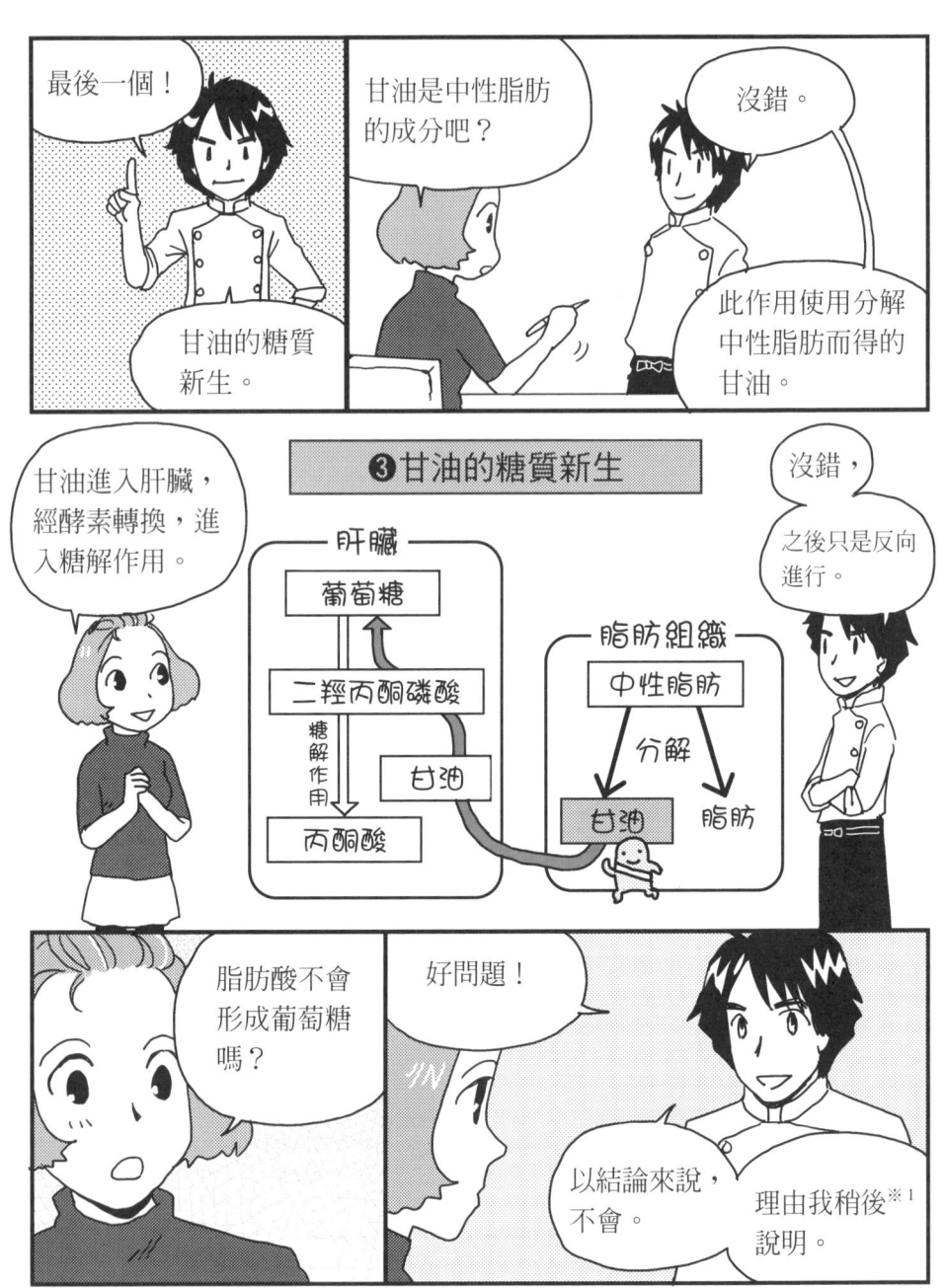

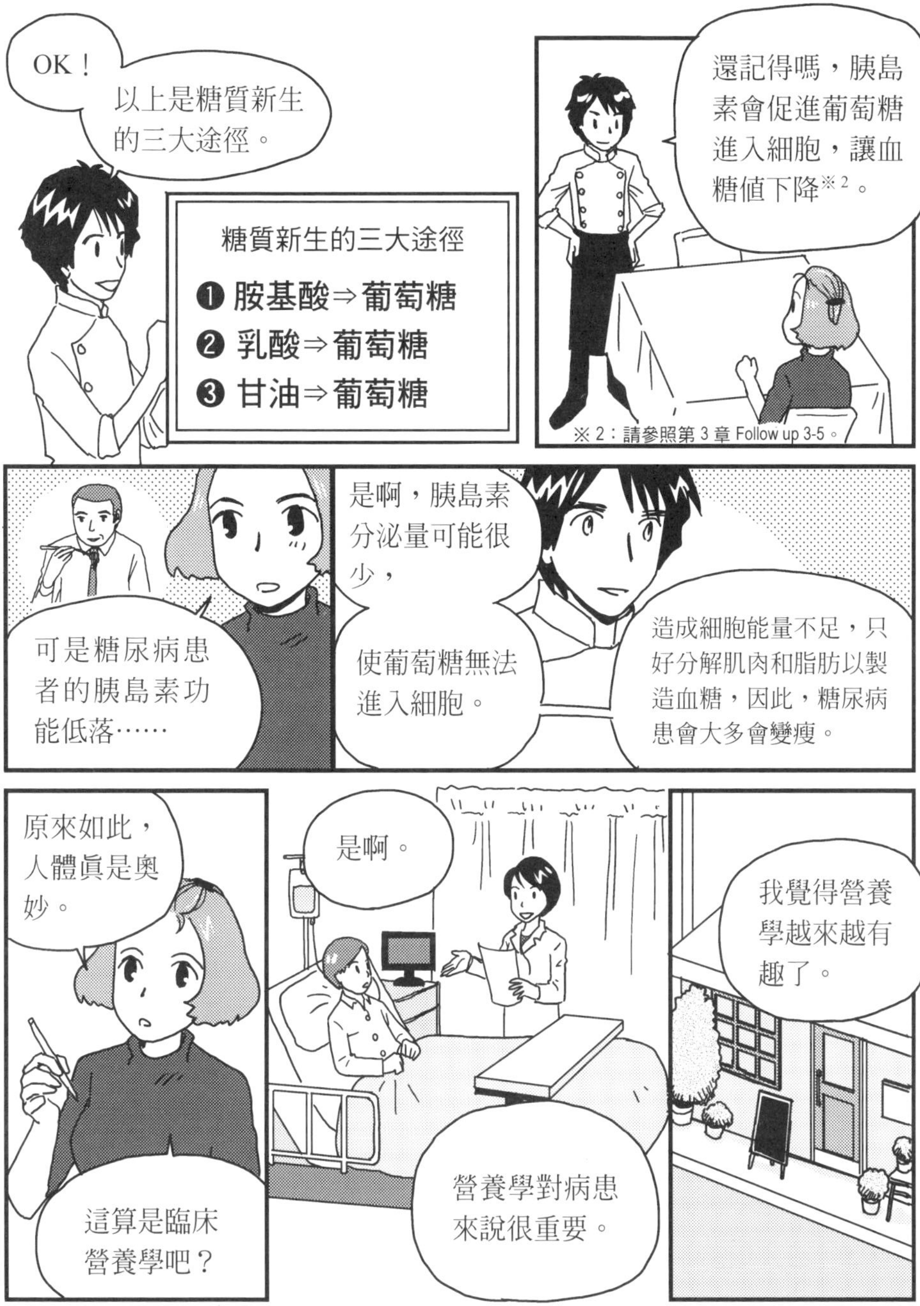

OK！以上是糖質新生的三大途徑。

糖質新生的三大途徑
1. 胺基酸⇒葡萄糖
2. 乳酸⇒葡萄糖
3. 甘油⇒葡萄糖

還記得嗎，胰島素會促進葡萄糖進入細胞，讓血糖值下降[※2]。

※2：請參照第3章 Follow up 3-5。

可是糖尿病患者的胰島素功能低落……

是啊，胰島素分泌量可能很少，使葡萄糖無法進入細胞。

造成細胞能量不足，只好分解肌肉和脂肪以製造血糖，因此，糖尿病患會大多會變瘦。

原來如此，人體真是奧妙。

這算是臨床營養學吧？

是啊。

營養學對病患來說很重要。

我覺得營養學越來越有趣了。

※3：本書並未提供限制醣類攝取即能改善糖尿病的證據。糖尿病有多種改善方法和治療方法。

第6章 三大營養素的關係　131

Follow up

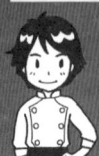

人體即使絕食,還是可以產生能量,因為糖質新生會製造葡萄糖。我們來深入了解三大營養素的相互關係吧。

6-3 糖質新生的詳細過程

❖ 胺基酸的糖質新生

胺基酸的糖質新生,有五種物質可轉換為葡萄糖(表 6-1)。

沒錯,首先從圖 6-2 的丙酮酸來說明吧。

表 6-1 生糖性胺基酸代謝形成的五種物質

- 丙酮酸
- 草醋酸
- α-酮戊二酸
- 琥珀醯輔酶 A
- 延胡索酸

■丙酮酸的糖質新生

糖解作用有三個禁止逆向的關鍵(圖 6-2Ⓐ～Ⓒ)。為了順利通過這些地方,需繞道或利用酵素。

我們看圖 6-2,確認三個禁止逆向的關鍵,該如何繞道來製造葡萄糖。首先,START(Ⓐ)的丙酮酸無法逆向形成磷酸烯醇丙酮酸,因此丙酮酸只好先進入粒線體(❶),再透過丙酮酸羧化酶(pyruvate carboxylase),轉化為草醋酸(❷)。草醋酸利用酵素即能轉化為磷酸烯醇丙酮酸,可是草醋酸無法通過粒線體膜,因此需暫時轉變為同處於檸檬酸循環的蘋果酸(❸)。蘋果酸需直接通過粒線體膜(❹),藉由蘋果酸去氫酶(malate dehydrogenase)還原為草醋酸(❺),再藉由磷酸烯醇丙酮酸羧化激酶(phosphoenolpyruvate carboxykinase),轉變為磷酸烯醇丙酮酸(❻)。

此外,糖解作用還有兩個禁止逆向的關鍵,是在 1,6-二磷酸果糖轉化為 6-磷酸果糖的地方(Ⓑ),以及 6-磷酸葡萄糖轉化為葡萄糖的地方(Ⓒ)。這兩處可借助酵素進行逆向反應,前者透過果糖 1,6-二

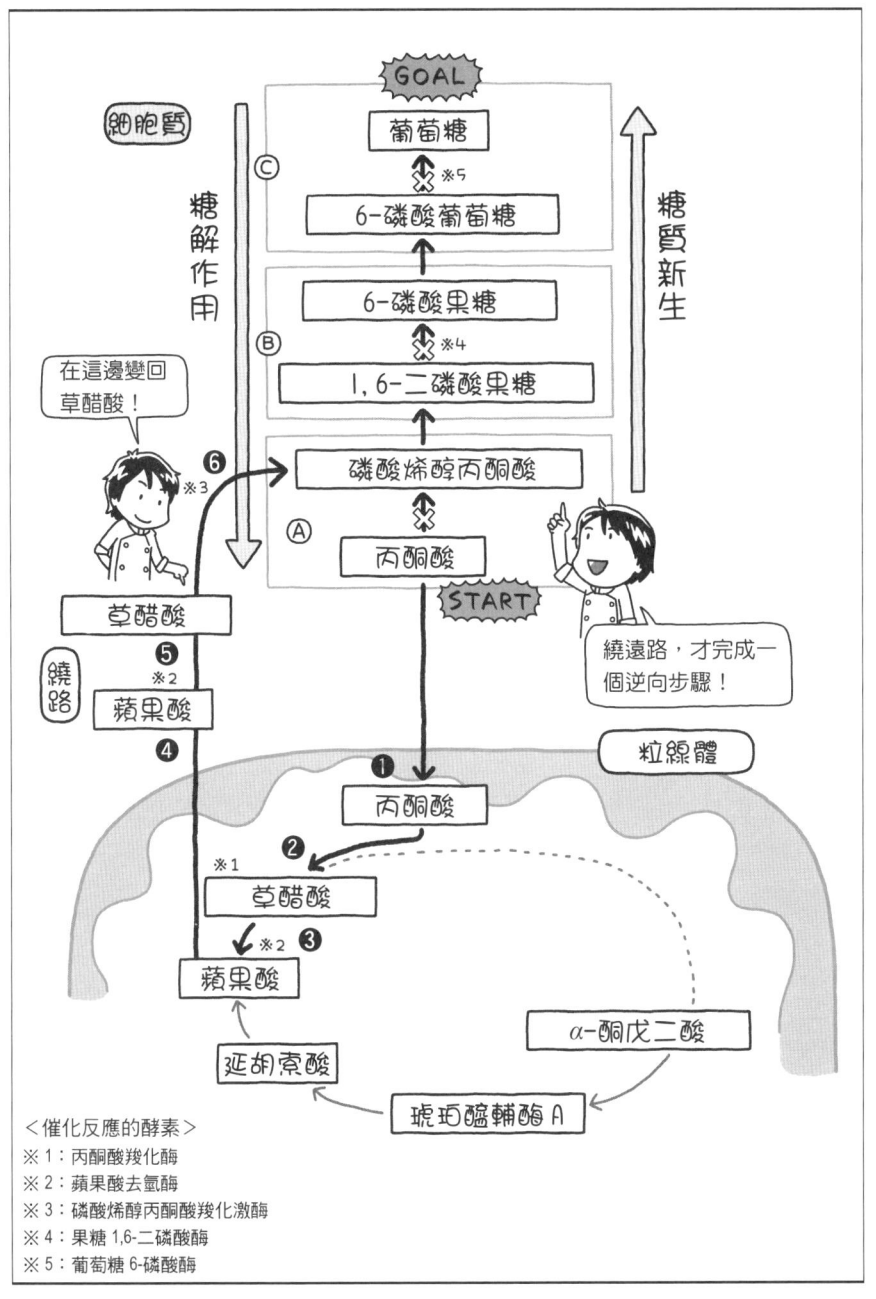

圖 6-2 胺基酸的糖質新生

磷酸酶（fructose-1,6-bisphosphatase），後者借助葡萄糖 6-磷酸酶（glucose-6-phosphatase）。經過如此迂迴的旅程，丙酮酸才能到達終點，形成葡萄糖。

哇……糖質新生……真的好難！

加油，小磷。理解丙酮酸的糖質新生，其他四種物質的轉換則大致與此相同。

圖 6-2 的其他四種物質也能走類似途徑，進行糖質新生？

沒錯。我來說明其他四種物質如何進入糖質新生吧。

■草醋酸的糖質新生

與圖 6-2 ❻的丙酮酸路徑相同，產生葡萄糖。

■α-酮戊二酸、琥珀醯輔酶A、延胡索酸的糖質新生

順著檸檬酸循環走一圈，直到轉化為蘋果酸，再以圖 6-2 ❹⇒❺⇒❻ 的方向，與丙酮酸走相同路徑，進行糖質新生。

❖ 乳酸的糖質新生

從肌肉經血液送往肝臟的乳酸，借助酵素（乳酸去氫酶），轉變為丙酮酸（圖 6-3）以後，進行「胺基酸的糖質新生（丙酮酸）」相同的路徑，轉化為葡萄糖。

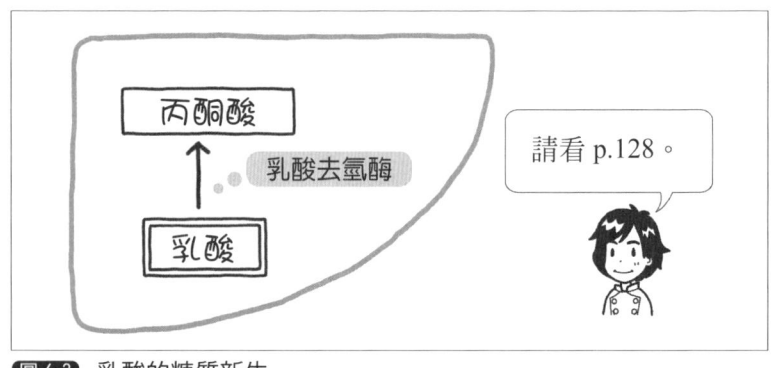

圖 6-3 乳酸的糖質新生

❖ 甘油的糖質新生

　　脂肪分解形成的甘油，會經血液送入肝臟。透過酵素（甘油激酶，glycerokinase）轉化為甘油 3-磷酸（glycerol 3-phosphate），再藉甘油 3-磷酸脫氫酶（glycerol-3-phosphate dehydrogenase，GPD）轉化為二羥丙酮磷酸（dihydroxyacetone phosphate）（圖 6-4）。二羥丙酮磷酸是糖解作用的中間物質，接下來就能以「胺基酸的糖質新生」相同的路徑，轉化為葡萄糖。

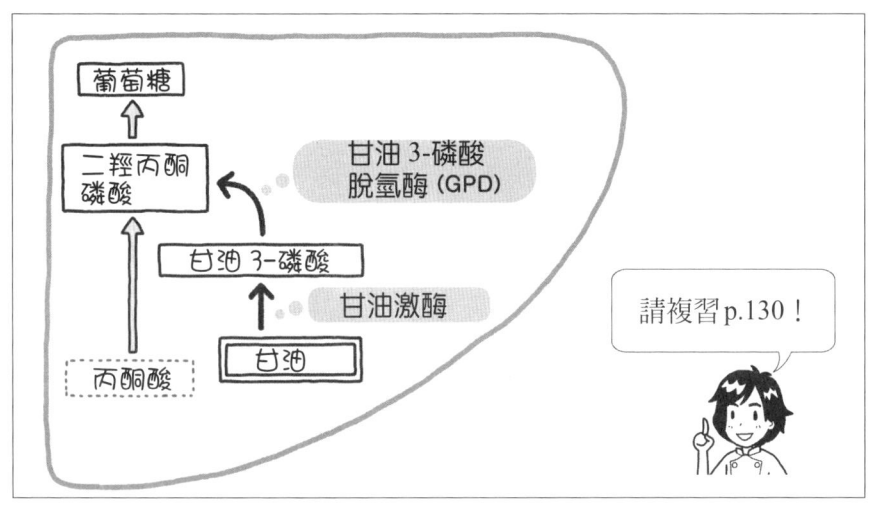

圖 6-4　甘油的糖質新生

6-4　無法以脂肪酸製造葡萄糖的原因

　　我來解釋「無法以脂肪酸製造葡萄糖的原因」吧。

　　對喔。脂肪酸為何不能轉化為葡萄糖呢？

　　中性脂肪分解形成的脂肪酸，可以轉變為乙醯輔酶 A，經由 β 氧化作用，大量產生 ATP。

　　但是，為何脂肪酸無法轉變成葡萄糖呢？乙醯輔酶 A 是在糖解作用中，丙酮酸所形成的物質，照理說只要再將乙醯輔酶 A 轉換成丙酮

酸，便能逆向進行糖解作用，產生葡萄糖，可是丙酮酸無法逆向變成乙醯輔酶A，也沒有讓乙醯輔酶A轉化為丙酮酸的酵素。若能走一圈檸檬酸循環，轉換成草醋酸，即能以胺基酸糖質新生的途徑產生葡萄糖啊。不過，這是不可能的，因為從乙醯輔酶A出發，繞行檸檬酸循環一圈，乙醯輔酶A的乙醯基（$-CH_3CO$）會以CO_2的形式消失。我們需要不走檸檬酸循環，便能讓乙醯輔酶A直接轉化為草醋酸的酵素，可是人體沒有這樣的酵素，所以脂肪酸無法變成葡萄糖。

糖質新生的說明到此為止。

終於結束了⋯⋯

最後我用三大營養素的相互關係，來說明醣類形成脂肪的機制吧。

6-5　過量攝取的葡萄糖會去哪兒？

ATP能以肝醣儲存在肝臟和肌肉中，可是儲存量有限。ATP是重要的能量來源，該如何增加儲存量呢？為了解決此問題，人體可將葡萄糖轉變為中性脂肪，儲存起來。

攝取的葡萄糖會經由糖解作用、檸檬酸循環，在電子傳遞鏈轉換為ATP，但不是所有葡萄糖都會走這條路徑。由於ATP難以保存，製造太多會浪費，所以即使人體從食物中攝取過量葡萄糖，檸檬酸循環也只會進行到某個程度，不會無止盡製造ATP。

檸檬酸循環停止會發生什麼事呢？葡萄糖進入檸檬酸循環後，分解成檸檬酸，會直接以檸檬酸型態逸出粒線體。這個檸檬酸會被分解，轉變為乙醯輔酶A→丙二醯輔酶A（malonyl CoA）→脂肪酸（圖6-5）。

吃太多甜食會變胖，就是因為人體會將多餘的葡萄糖轉變成脂肪酸。

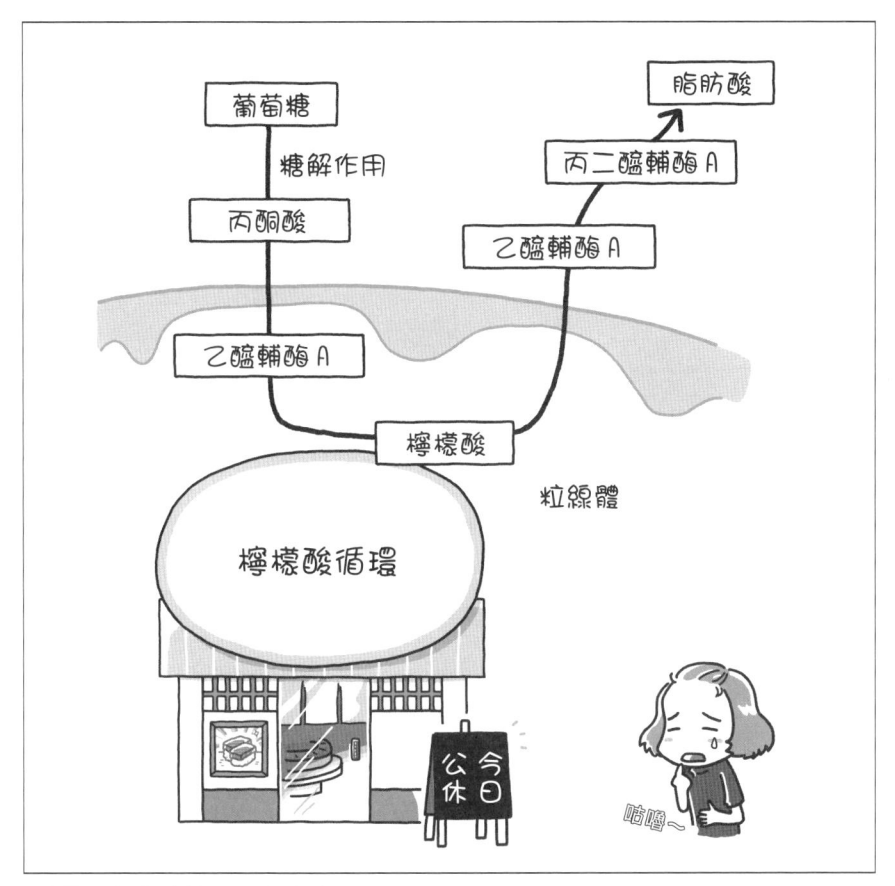

圖 6-5 葡萄糖轉變成脂肪酸

☞ Check!

- 糖質新生是用糖以外的物質，轉變為葡萄糖和肝醣等醣類。
- 糖質新生是糖解作用的逆反應，主要的材料有胺基酸、乳酸、甘油。
- 肌肉組織消耗的葡萄糖轉換為丙胺酸，順著血流抵達肝臟，進行糖質新生，變回葡萄糖。接著，葡萄糖再藉由血流，送達肌肉組織，稱為葡萄糖-丙胺酸循環。同樣道理，乳酸和葡萄糖的循環途徑則稱為柯氏循環。
- 甘油可進行糖質新生，但脂肪酸不可。

糖質新生

　　醣類是人類最重要的能量來源，但古代人類以狩獵維生，食用獸肉的狩獵民族缺乏醣類的攝取，如何生存下來呢？獸肉並未含有豐富的醣類，古代人類可能會隨著季節吃野生果實，但基本上比起醣類，他們更倚賴其他營養素──脂肪和蛋白質，以此確保葡萄糖的含量。我們的祖先有效利用了糖質新生呢！

　　人類自古以來，除了以穀物和果實等醣類，來獲得能量，還會利用脂肪和蛋白質。因此，為了均衡攝取足夠的營養素，請注意飲食。

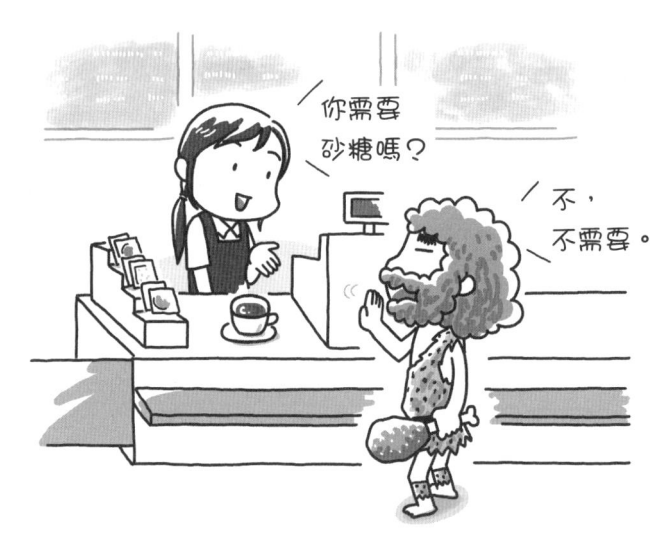

古代人類可能以糖質新生獲得足夠的醣類。

第7章

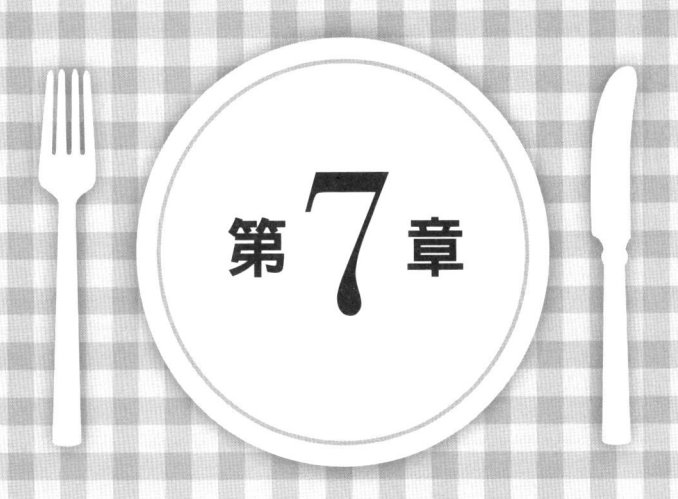

維生素與礦物質

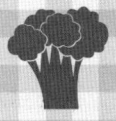

人體無法製造的微量營養素

7-1 維生素與礦物質的異同

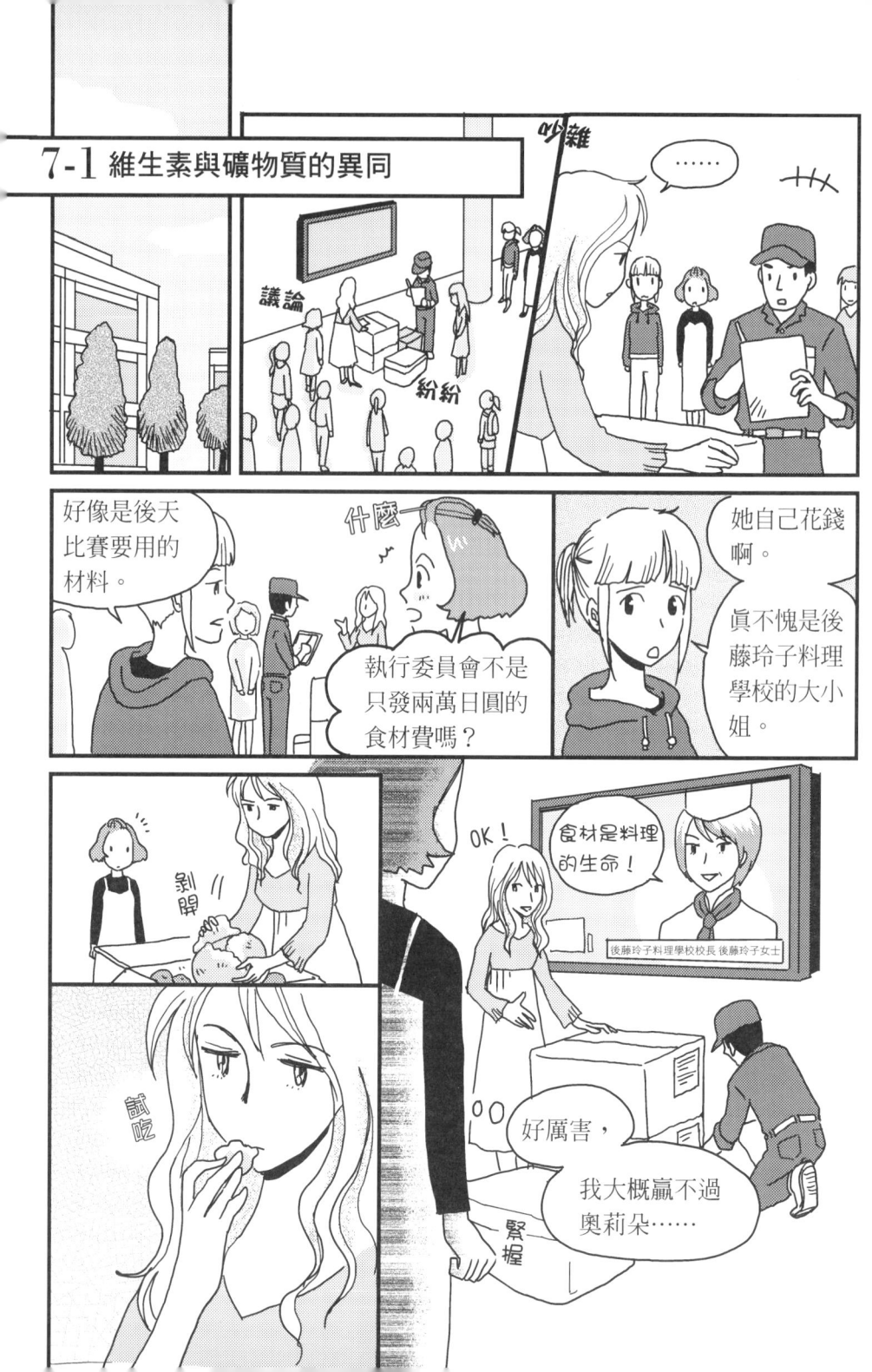

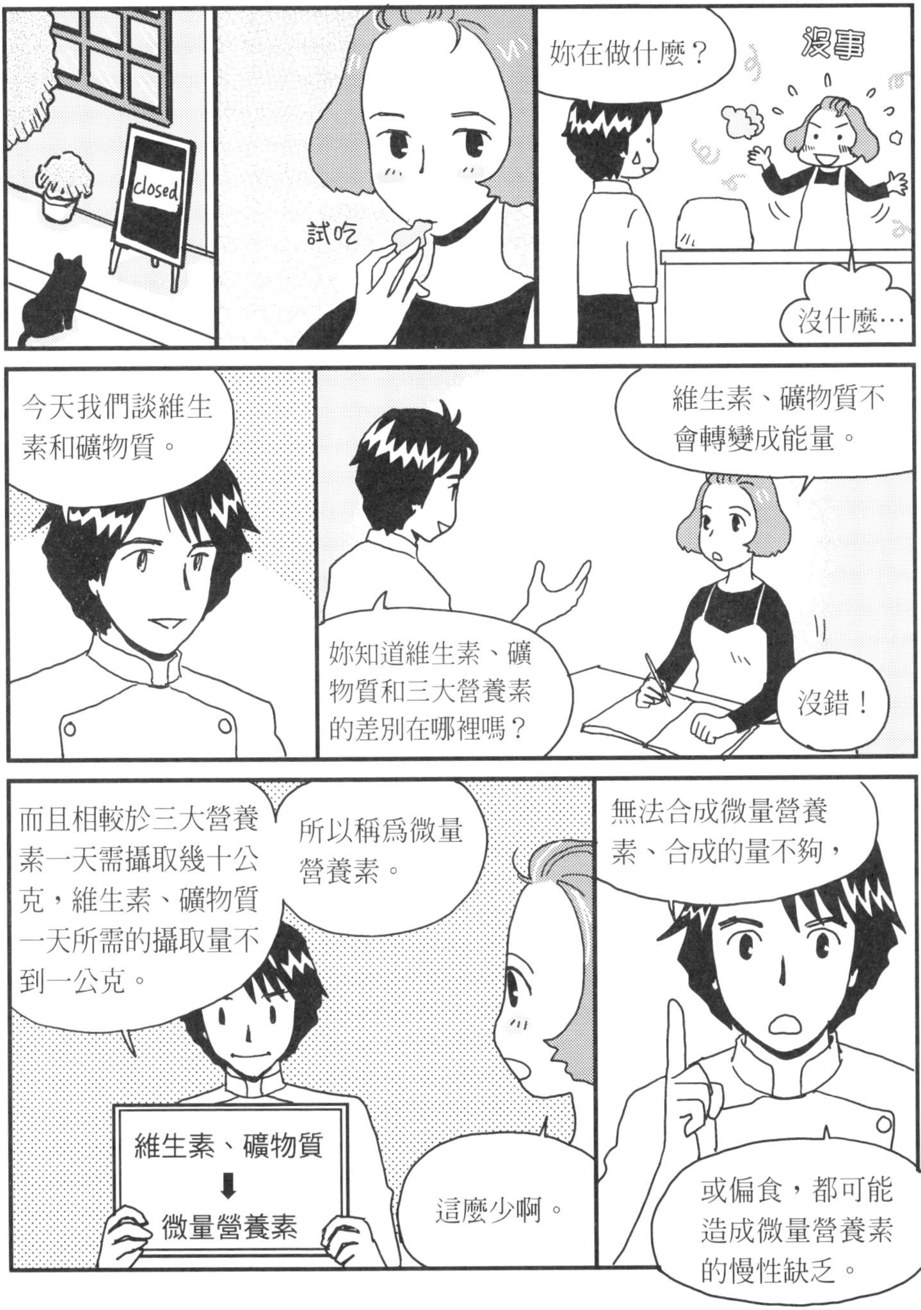
closed
試吃
妳在做什麼？
沒事
沒什麼…
今天我們談維生素和礦物質。
妳知道維生素、礦物質和三大營養素的差別在哪裡嗎？
維生素、礦物質不會轉變成能量。
沒錯！
而且相較於三大營養素一天需攝取幾十公克，維生素、礦物質一天所需的攝取量不到一公克。
所以稱爲微量營養素。
維生素、礦物質
⬇
微量營養素
這麼少啊。
無法合成微量營養素、合成的量不夠，
或偏食，都可能造成微量營養素的慢性缺乏。

妳知道維生素和礦物質的差異吧？

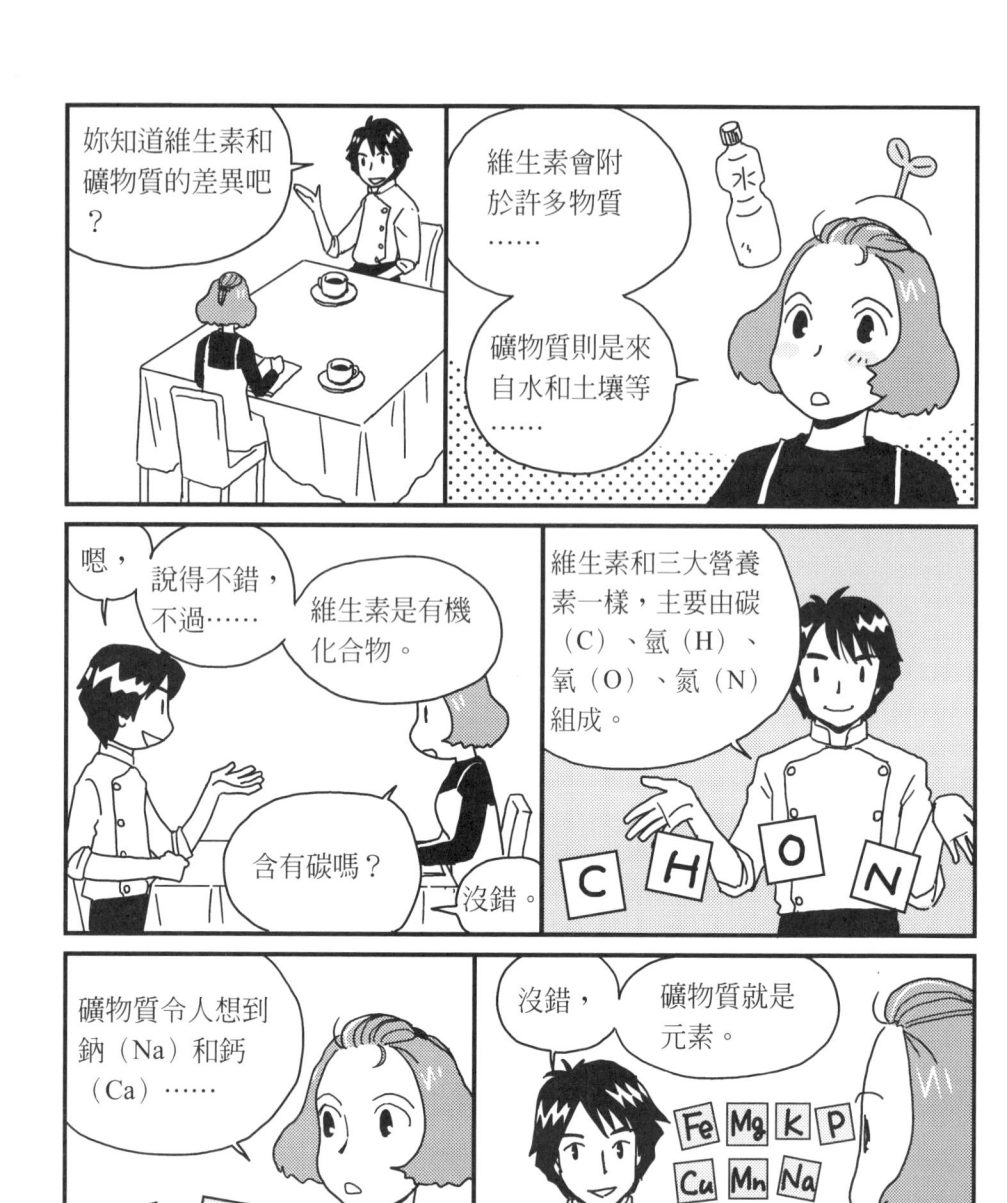

維生素會附於許多物質……

礦物質則是來自水和土壤等……

嗯，說得不錯，不過……維生素是有機化合物。

含有碳嗎？

沒錯。

維生素和三大營養素一樣，主要由碳（C）、氫（H）、氧（O）、氮（N）組成。

礦物質令人想到鈉（Na）和鈣（Ca）……

沒錯，礦物質就是元素。

7-2 維生素的作用

水溶性維生素
維生素 B_1、維生素 B_2、菸鹼酸、維生素 B_6、維生素 B_{12}、葉酸、泛酸、生物素、維生素 C

脂溶性維生素
維生素 A、維生素 D、維生素 E、維生素 K

維生素共有十三種，可以依照能否溶於水來分類。

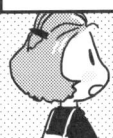

好多 B！

名稱冠上 B 的維生素，具有類似性質，通稱為維生素 B 群。

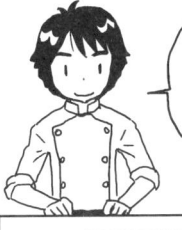

維生素主要有兩種功能。

三大營養素的代謝⋯⋯包括 ATP 的製造嗎？

沒錯。

維生素對製造 ATP 來說，很重要。

維生素的功能
❶讓三大營養素代謝正常進行。
❷維持皮膚、骨骼、血管的健康，促進新陳代謝。

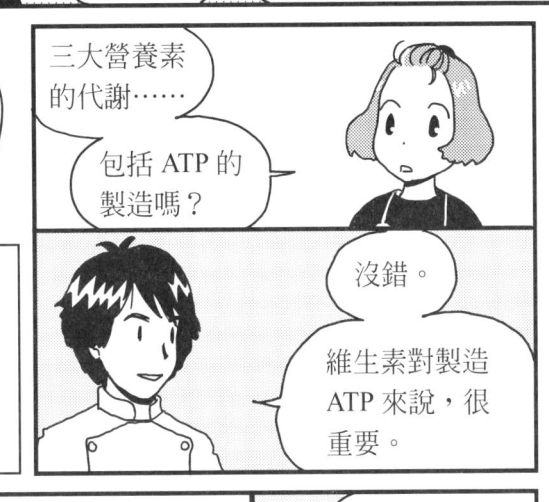

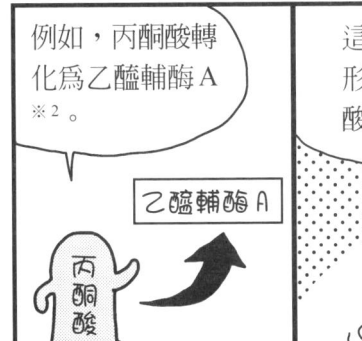

例如，丙酮酸轉化為乙醯輔酶 A ※2。

這是進入檸檬酸循環形成 ATP，或變成乳酸的樞紐。

沒錯，此時丙酮酸要轉化成乙醯輔酶 A，必須有維生素 B_1。

乙醯輔酶 A

丙酮酸

※2：請參照第 2 章 Follow up 2-3。

第 7 章　維生素與礦物質　143

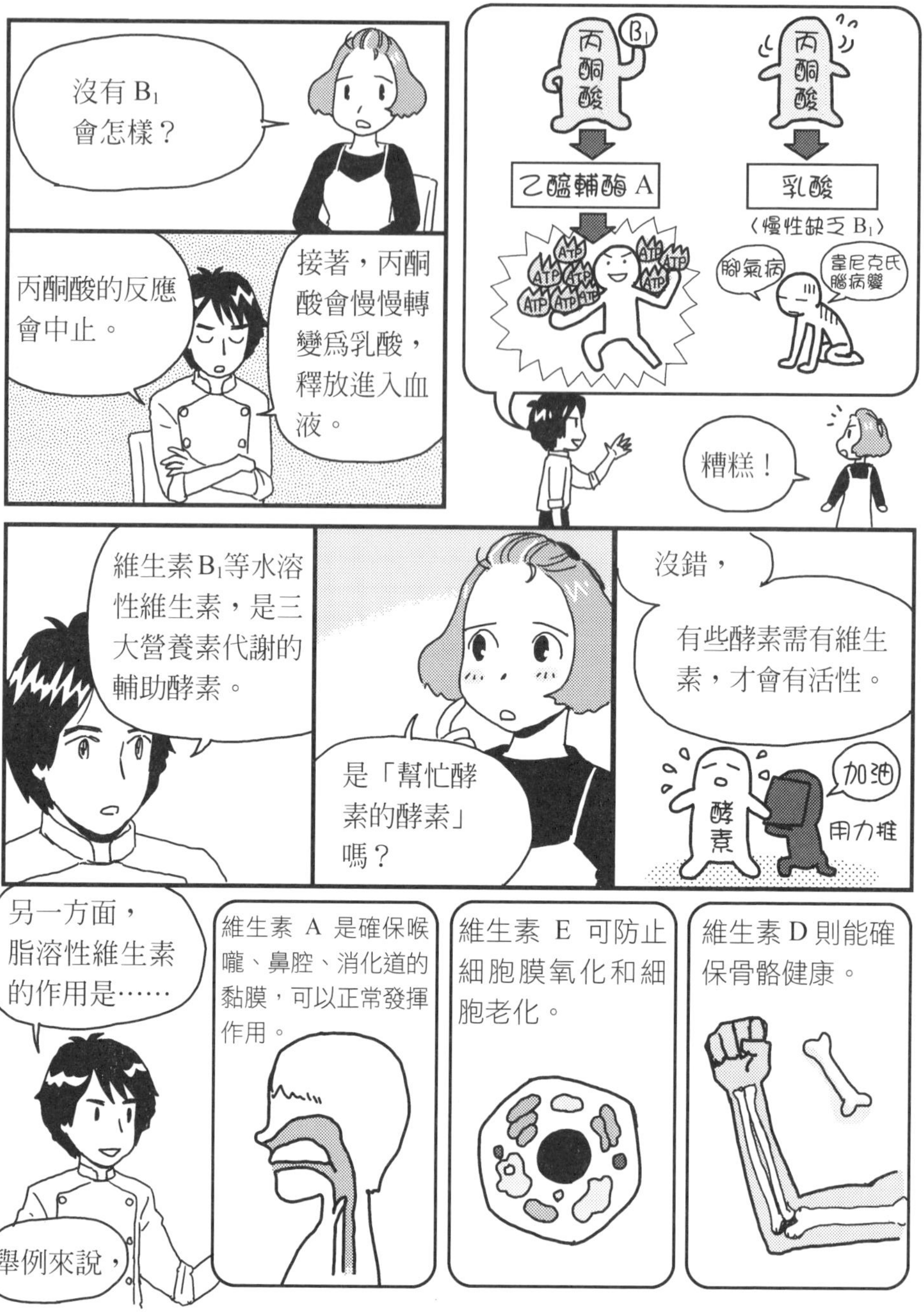

沒有 B₁ 會怎樣？

丙酮酸的反應會中止。

接著，丙酮酸會慢慢轉變為乳酸，釋放進入血液。

〈慢性缺乏 B₁〉
腳氣病
韋尼克氏腦病變

糟糕！

維生素 B₁ 等水溶性維生素，是三大營養素代謝的輔助酵素。

是「幫忙酵素的酵素」嗎？

沒錯，有些酵素需有維生素，才會有活性。

加油
用力推

另一方面，脂溶性維生素的作用是……

維生素 A 是確保喉嚨、鼻腔、消化道的黏膜，可以正常發揮作用。

維生素 E 可防止細胞膜氧化和細胞老化。

維生素 D 則能確保骨骼健康。

舉例來說，

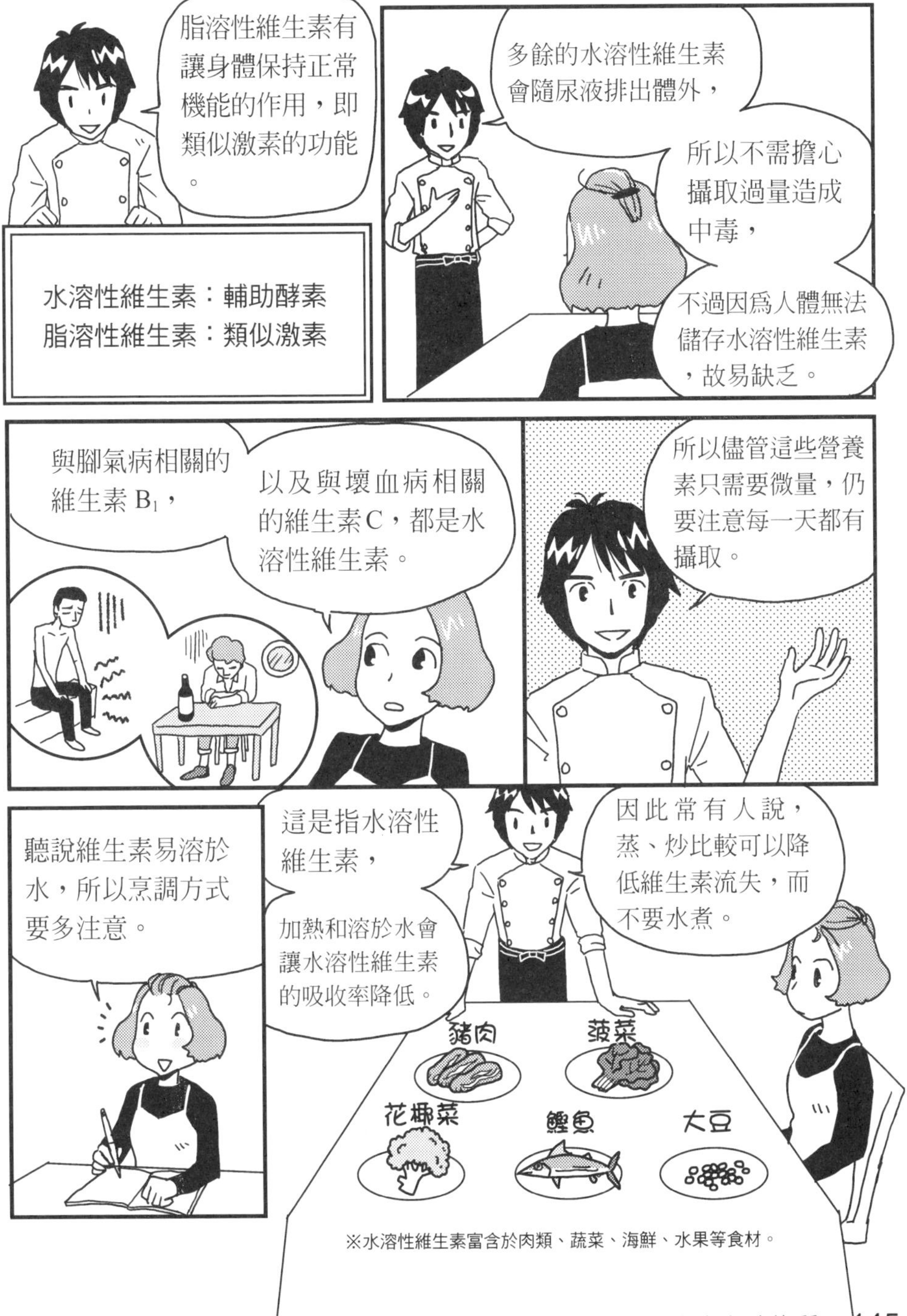

脂溶性維生素有讓身體保持正常機能的作用，即類似激素的功能。
水溶性維生素：輔助酵素
脂溶性維生素：類似激素
多餘的水溶性維生素會隨尿液排出體外，
所以不需擔心攝取過量造成中毒，
不過因爲人體無法儲存水溶性維生素，故易缺乏。
與腳氣病相關的維生素 B_1，
以及與壞血病相關的維生素C，都是水溶性維生素。
所以儘管這些營養素只需要微量，仍要注意每一天都有攝取。
聽說維生素易溶於水，所以烹調方式要多注意。
這是指水溶性維生素，
加熱和溶於水會讓水溶性維生素的吸收率降低。
因此常有人說，蒸、炒比較可以降低維生素流失，而不要水煮。
豬肉
菠菜
花椰菜
鯖魚
大豆
※水溶性維生素富含於肉類、蔬菜、海鮮、水果等食材。

※1：脂溶性維生素富含於魚類、肉類（特別是肝臟）、黃麻菜、菠菜等蔬菜、乳製品等。

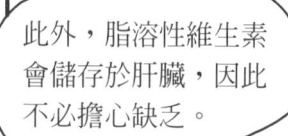

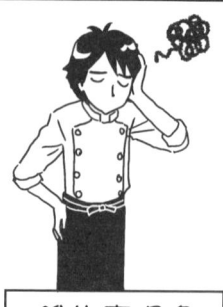

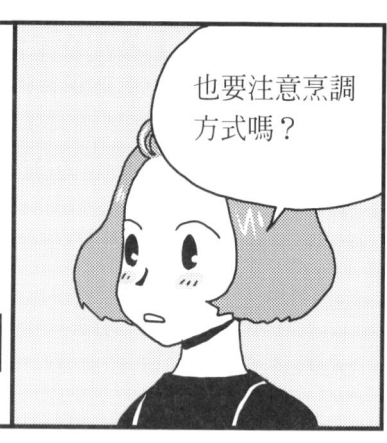

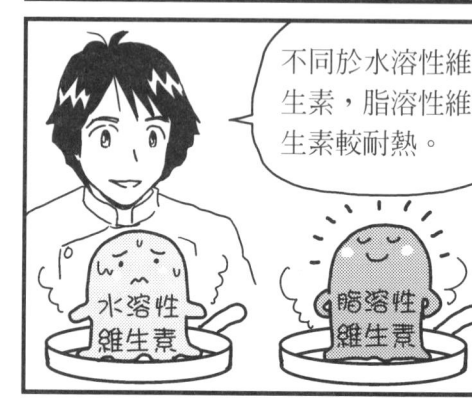

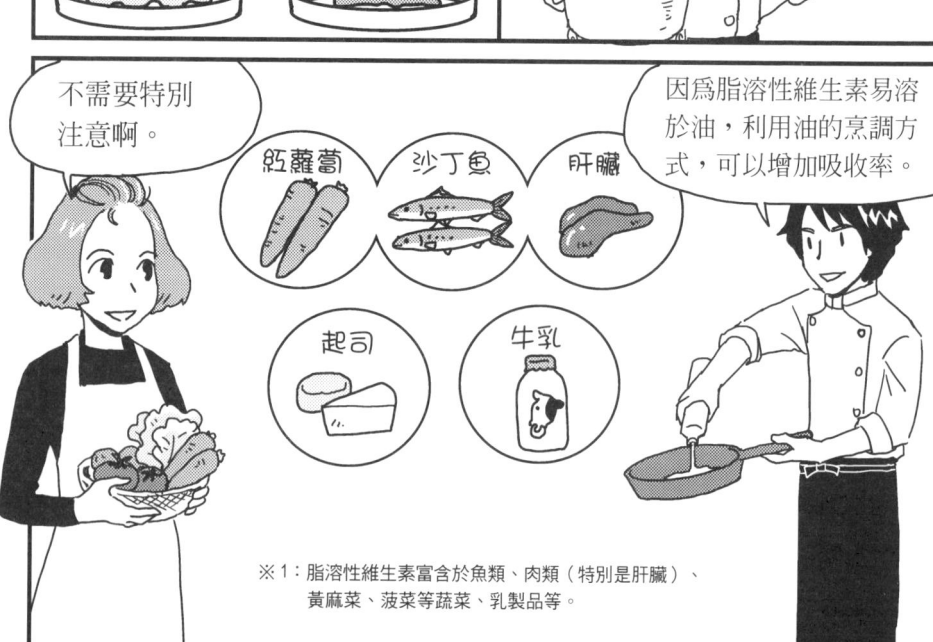

7-3 礦物質的作用

接下來談談礦物質吧。

人體含量較多的七種礦物質，稱為多量元素，少量的九種稱為微量元素。

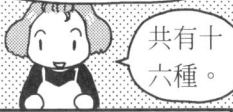

共有十六種。

多量元素	微量元素
鈣、磷、鈉、鉀、鎂、硫、氯	鐵、鋅、銅、碘、硒、錳、鉬、鉻、鈷

礦物質的作用主要有三項。

礦物質的作用
① 組成身體組織
② 溶於體液，調整 pH 值和滲透壓
③ 輔助酵素

第①項，包含組成骨骼、牙齒的鈣，以及組成血紅蛋白的鐵。

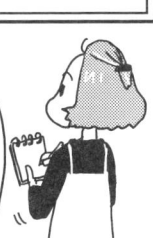

第②項的代表是鉀和鈉。

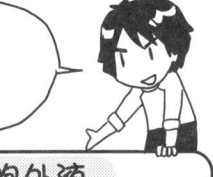

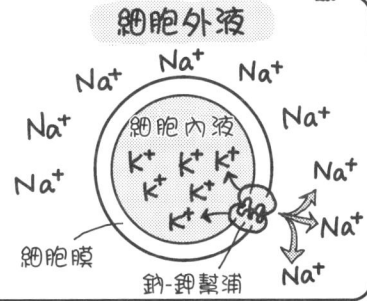

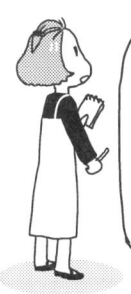

細胞外液

（細胞內液、細胞膜、鈉-鉀幫浦）

將鈉離子送到細胞外面，鉀離子送進[※2]細胞內部，以調節細胞 pH 值和滲透壓。

第③項，最活躍的礦物質是鋅。

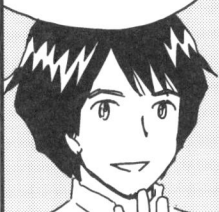

鋅會活化許多酵素，也可組成許多身體組織，

還是三百種以上酵素的必要成分，

對營養素代謝來說，是必要的礦物質。

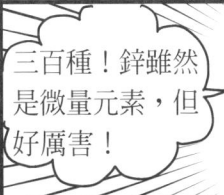

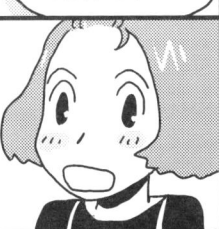

三百種！鋅雖然是微量元素，但好厲害！

※2：請參照第 1 章 Follow up 1-4。

第 7 章　維生素與礦物質　147

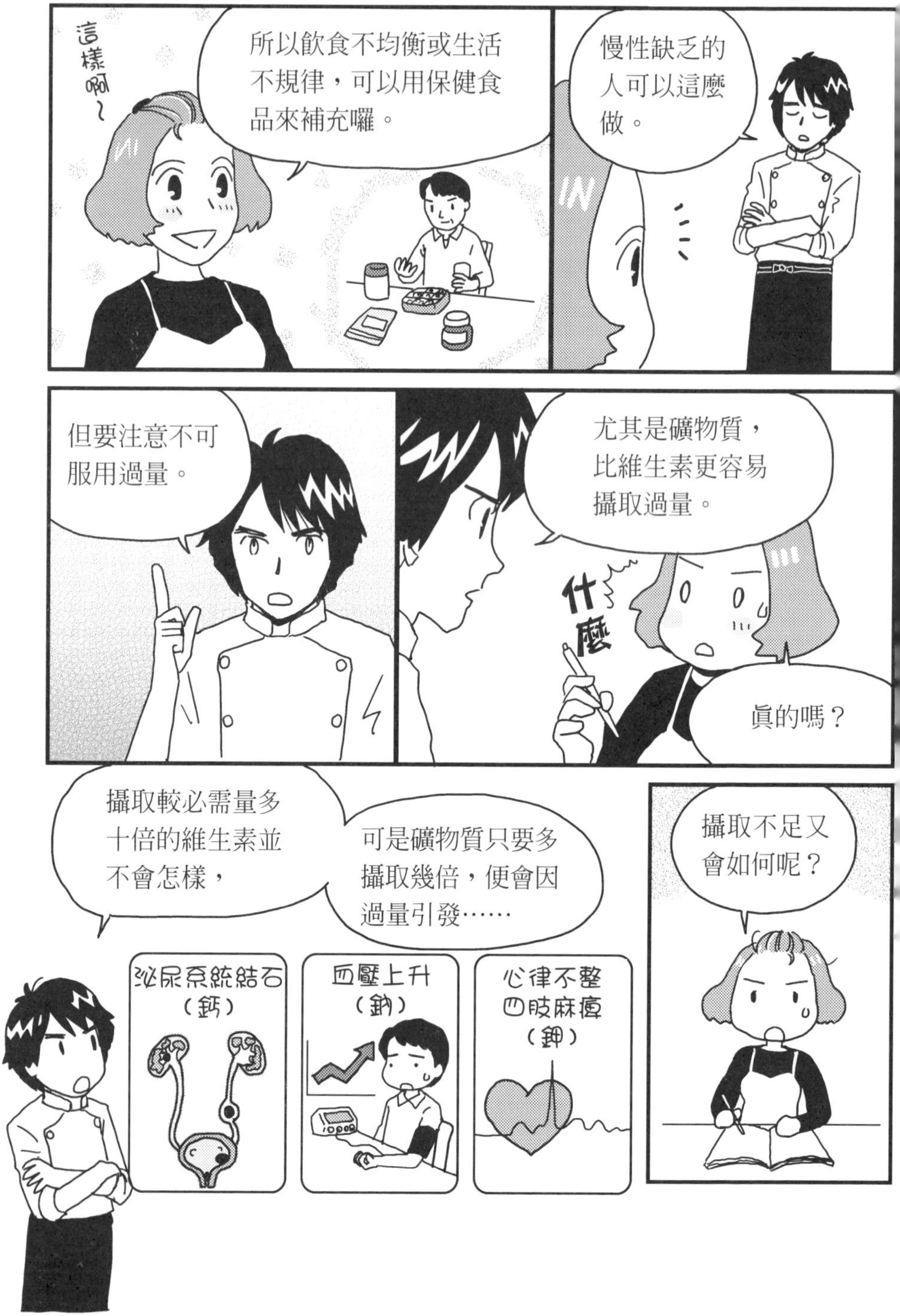
這樣啊～
所以飲食不均衡或生活不規律，可以用保健食品來補充囉。
慢性缺乏的人可以這麼做。
但要注意不可服用過量。
尤其是礦物質，比維生素更容易攝取過量。
什麼
真的嗎？
攝取較必需量多十倍的維生素並不會怎樣，
可是礦物質只要多攝取幾倍，便會因過量引發……
泌尿系統結石（鈣）
血壓上升（鈉）
心律不整 四肢麻痺（鉀）
攝取不足又會如何呢？

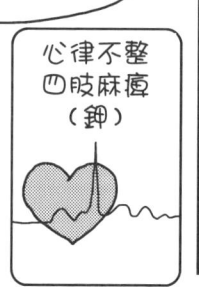

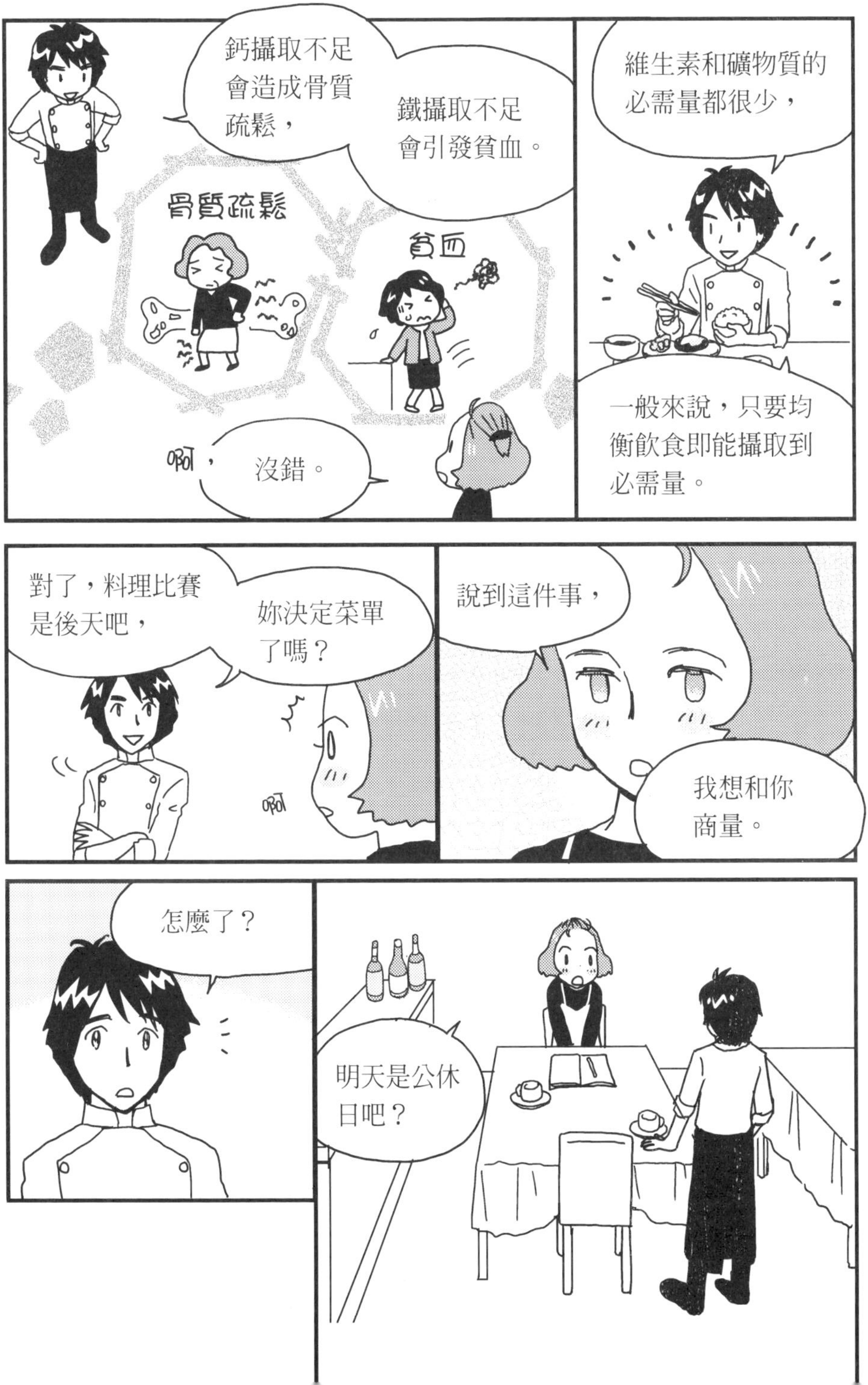
鈣攝取不足會造成骨質疏鬆，
鐵攝取不足會引發貧血。
骨質疏鬆
貧血
啊，
沒錯。
維生素和礦物質的必需量都很少，
一般來說，只要均衡飲食即能攝取到必需量。
對了，料理比賽是後天吧，
妳決定菜單了嗎？
啊
說到這件事，
我想和你商量。
怎麼了？
明天是公休日吧？

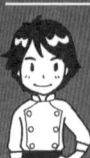

> **Fellow up**
>
> 維生素和礦物質使三大營養素代謝的化學反應順利進行，且可調節身體機能。接下來詳細說明維持健康不可缺少的十三種維生素，及十六種礦物質。

7-4 維生素的角色

妳知道最早發現的維生素是哪一個嗎？

呃……說到維生素就會想到腳氣病……是維生素 B_1 嗎？

正確答案！發現者是日本人，叫鈴木梅太郎，他是農藝化學家。

鈴木梅太郎在 1910 年發現維生素 B_1，並將這個萃取自米糠，能治療腳氣病的物質，以「Oryzanin」的名稱發表於世。不幸的是，這篇論文以日語寫成，國際上並未廣泛流傳，隔年，同樣以米糠成功萃取 B_1 的波蘭生化學家卡西米爾‧芬克（Casimir Funk）發表研究成果，將同樣的物質命名為維生素（vitamine），因此定名。

維生素命名者

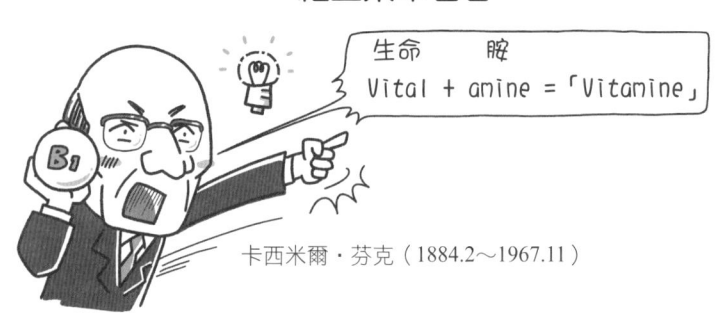

生命　　胺
Vital + amine =「Vitamine」

卡西米爾‧芬克（1884.2～1967.11）

用米糠成功萃取維生素 B_1 的馮克，是「維生素」的命名者。

維生素（vitamine）由兩個詞合成，維生素的「vita」源自「生命（vital）」、「amine」表示維生素 B_1（thiamine）具有「胺（amine）」※的性質。之後人們發現各種維生素，知道並非所有維生素都有胺的性質，因此去掉「e」，變成現在的「vitamin」。

※具有氨基（－NH_2）的有機化合物。

> 接下來，我們就一個個來介紹維生素吧，先看表 7-1。

> 這些都要記起來嗎？

> 不必全部記起來，要記的是維生素與食物來源、作用的關聯。此表介紹脂溶性維生素和水溶性維生素的作用、一日建議攝取量，以及主要食物來源。

❖ 脂溶性維生素

十三種必需維生素中，四種不溶於水的維生素稱為脂溶性維生素，脂溶性維生素攝取超過必需量，會累積在體內，攝取過多會引發不適。

表 7-1 脂溶性維生素的種類與作用

名稱	化學名	食物來源	作用	過多症狀	缺乏症狀	一日建議攝取量或目標量 成年男性（成年女性）	攝取量上限[1] 成年男性（成年女性）
維生素 A	retinol	肝、黃綠色蔬菜	保護皮膚、黏膜，預防感染	腦壓增加	夜盲症、發育不良	850 μg RE[2]（650～750 μg RE）	男女均為 2,700 μg RE
維生素 D	calciferol	黑木耳、牛奶	有助於吸收	高鈣血症、腎病變	佝僂病、骨軟化症	男女均為 5.5 μg	男女均為 50 μg
維生素 E	tocopherol	堅果類、植物油	抗氧化作用	無特殊症狀	破壞紅血球、肌肉萎縮	7 mg（6.5 mg）	800～900 mg（650～700 mg）
維生素 K	Phylloquinone、menaquinone 等	深綠色蔬菜	血液凝固、骨骼形成	無特殊症狀	出血、血液凝固遲緩	75 μg（60～65 μg）	―

※1：攝取超過此量，可能影響健康。
※2：μg RE 是表示維生素 A 等效力的單位。1 μg 是 1 g 的一百萬分之一。1 mg 則是 1 g 的一千分之一。
（此表依據日本厚生勞動省「日本人飲食攝取基準（2010 年版）」製成）

第 7 章　維生素與礦物質　151

■維生素A

維生素A是維持皮膚、黏膜等上皮細胞健康的營養素，組成視網膜的「視紫質」（rhodopsin，可接受光線），因此缺乏維生素A易引起夜盲症（於暗處看不清楚）等症狀。

持續處於維生素A不足的狀態，免疫力會降低，易引發感冒等感染。

富含維生素A的食物

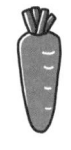

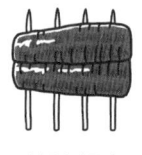

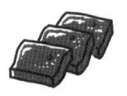

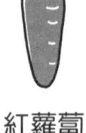

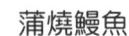

紅蘿蔔　　　蒲燒鰻魚　　　動物肝臟

■維生素D

維生素D是治療「佝僂病」（嬰兒的腳、脊椎彎曲）的藥物，能促進小腸和腎臟吸收鈣和磷，因此，維生素D是骨質疏鬆症的預防和治療藥物。

嬰兒缺乏維生素D會罹患佝僂病，成人則會有骨骼軟化症，富含於魚類、黑木耳，做日光浴能使人體合成維生素D。

富含維生素D的食物

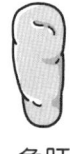

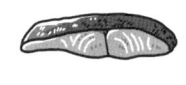

魚肝　　　鮭魚

■維生素E

維生素E能去除人體產生的自由基分子，具有抗氧化作用，擁有抗氧化作用的維生素稱為抗氧化維生素。維生素E和也能抗氧化的維生素C合作，能防止細胞膜氧化造成的老化，以及膽固醇氧化引起的動脈硬化。

維生素E富含於杏仁等堅果類,以及紅花油和麻油等植物油。用植物油炒黃綠色蔬菜,能同時攝取豐富的維生素E和C。

富含維生素E的食物

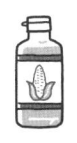

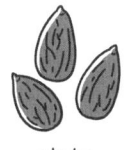

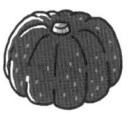

杏仁　　　　植物油　　　　南瓜

■維生素K

維生素K具有活化血液凝固因子的功能。「K」源自德語的「Koagulation(凝固)」。

維生素K也能讓骨骼強壯,可活化稱爲骨鈣素(osteocalcin,可使鈣質固定於骨骼)的蛋白質,也能防止鈣質溶出骨骼。

富含於菠菜等深綠色蔬菜和納豆,因此若服用抗凝血劑(讓血液不易凝固的藥物),不可食用。

富含維生素K的食物

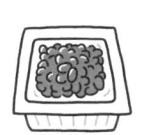

菠菜　　　　納豆　　　　明日葉
（Angelica keiskei koidzumi）

小常識　腸內細菌供給多種維生素

維生素K、維生素B_6、維生素B_{12}、葉酸、泛酸、生物素等維生素,可自然由人體腸內細菌合成,因此若沒有特別因素影響,人體不太會缺乏這些維生素,但長期大量服用抗生素,會使腸內細菌消失,可能會造成缺乏。

❖ **水溶性維生素**

九種會溶於水的必需維生素,稱為水溶性維生素。若水溶性維生素的攝取超過上限,會以尿的形式排出,不易因攝取過多而造成疾病。

表 7-2 水溶性維生素的種類及作用

名稱	化學名	食物來源	作用	缺乏症狀	一日建議量或目標量 成年男性(成年女性)	攝取量上限[※1] 成年男性(成年女性)
維生素 B_1	thiamine	豬肉、蒲燒鰻魚、糙米、胚芽米等	醣類代謝	腳氣病	1.4 mg (1.1 mg)	—
維生素 B_2	riboflavin	肝臟、海鮮類、牛奶	能量代謝	口內炎、口角炎、皮膚炎	1.6 mg (1.2 mg)	—
菸鹼酸(維生素 B_3)	nicotinic acid、nicotinamide	海鮮類、牛奶	能量代謝、乙醛分解	皮膚炎(癩皮病)、口臭	15 mg NE (11〜12 mg NE)	80〜85 mg NE[※1] (65 mg NE)
泛酸(維生素 B_6)	pyridoxine	海鮮類、牛奶、香蕉	胺基酸代謝	貧血、脂漏性皮膚炎、孕吐惡化	1.4 mg (1.1 mg)	55〜60 mg[※2] (45 mg)
維生素 B_{12}	cobalamin	肝臟、海鮮類、貝類	造血、脂肪和醣類代謝	巨紅血球貧血	男女均為 2.4 μg	—
葉酸(維生素 B_9)	pteroylglutamic acid	肝臟、黃綠色蔬菜	造血、胺基酸代謝、核酸合成	巨紅血球貧血	男女均為 240 μg	男女均為 1,300〜1,400 μg[※3]
維生素 B_5	pantothenic acid	肝臟、海鮮類	營養素代謝	低血糖症、十二指腸潰瘍	男女均為 5 mg	—
生物素(維生素 B_7)	biotin	肝臟、海鮮類、堅果類	醣類代謝、脂肪酸合成	皮膚炎、濕疹	男女均為 50 μg	—
維生素 C	ascorbic acid	柑橘類、黃綠色蔬菜	膠原蛋白合成、抗氧化作用	壞血病、疲勞	男女均為 100 mg	—

※1、2、3:攝取超過此量,可能反而會影響健康。
(依據日本厚生勞動省「日本人飲食攝取基準(2010 年版)」製成)

■維生素 B_1

維生素 B_1 是許多代謝反應(例如:丙酮酸→乙醯輔酶 A 的轉換)不可或缺的營養素,而缺乏 B_1 造成醣類代謝無法順利進行,會造成腳氣病。此外,維生素 B_1 長期續不足,醣類無法順利轉變為能量,會使食慾降低,容易感到疲倦。

豬肉、蒲燒鰻魚、豆類含有許多維生素 B_1,但因為水煮和加熱,流失率很高,要注意烹調方式。

富含維生素 B_1 的食物

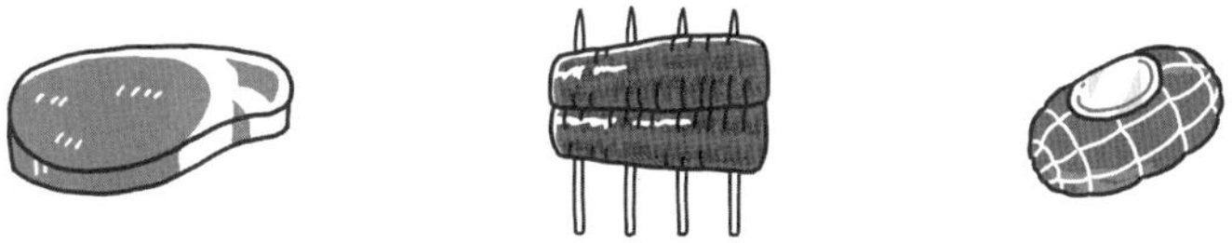

豬肉　　　　蒲燒鰻魚　　　　無骨火腿

■維生素 B_2

維生素 B_2 是代謝三大營養素的必需維生素,對粒線體的電子傳遞鏈來說很重要。

維生素 B_2 不足會引起口內炎和嘴角龜裂的口角炎。皮膚和黏膜細胞的破壞與再生循環非常短,一旦 B_2 不足會馬上造成影響。

維生素 B_2 富含於肝臟和牛奶,是比較耐熱的水溶性維生素,但不耐光,需保存於不透光的密閉容器。

富含維生素 B_2 的食物

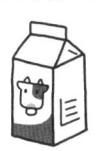

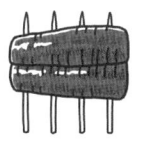

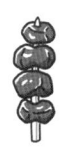

雞肝　　　　牛奶　　　　蒲燒鰻魚

■菸鹼酸（維生素 B_3）

菸鹼酸是三大營養素製造ATP必需的輔助酵素。菸鹼酸和維生素 B_1,與分解引起宿醉的乙醛（acetaldehyde）有關,可由身為必需胺基酸的色胺酸合成（60 mg 色胺酸可生成 1 mg的菸鹼酸）。

缺乏菸鹼酸會引發癩皮病,此病盛行於以玉米（色胺酸含量少）為主食的南美地區。癩皮病的症狀包含皮膚炎、下痢、頭痛、目眩等。

牛奶蛋類和堅果類、豆類,都富含菸鹼酸。

富含菸鹼酸的食物

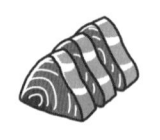

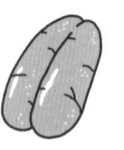

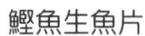

鰹魚生魚片　　　鱈魚子

■維生素 B_6

維生素 B_6 起初以老鼠的抗皮膚炎因子被人發現,是胺基酸代謝的輔助酵素,促進人體分解蛋白質轉換為能量,製成血液和肌肉。維生素 B_6 不足,皮膚和黏膜的合成無法順利進行,會造成皮膚炎和口內炎等症狀,也會使孕婦的孕吐變嚴重。

魚類、肉類、香蕉等,含有豐富的維生素 B_6。

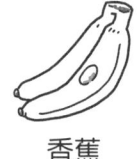

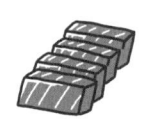

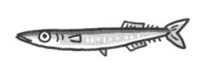

富含維生素 B_6 的食物

香蕉　　　鮪魚生魚片　　　秋刀魚

■維生素 B_{12}

維生素 B_{12} 是惡性貧血的治療藥,又稱為「造血維生素」,會和葉酸共同製造紅血球的血紅素。缺乏維生素 B_{12} 會引起稱為巨紅血球性貧血(megaloblastic anemia,又稱巨球性貧血)的惡性貧血,使紅血球數量減少,形成異常巨大的紅血球,而引發貧血。

維生素 B_{12} 不含於蔬菜等植物,只存在於動物體內。牡蠣、肝臟、蛋黃等食物的 B_{12} 含量豐富。

富含維生素 B_{12} 的食物

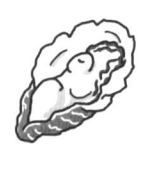

牡蠣　　　雞肝　　　蛋

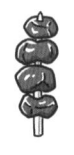

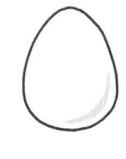

■葉酸（維生素B$_9$）

葉酸和維生素B$_{12}$一樣，與造血和胺基酸代謝有相關性，對核酸合成而言更是不可或缺。缺乏葉酸即無法合成組成DNA的胸腺嘧啶，孕婦葉酸不足，可能造成胎兒的神經障礙。

葉酸難以長期保存，容易在烹調過程中分解，而且飲酒過量的人不容易吸收。平常多攝取深綠色蔬菜，能避免缺乏葉酸。

富含葉酸的食品

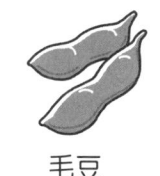

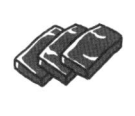

菠菜　　　　　毛豆　　　　　牛肝

■泛酸（維生素B$_5$）

泛酸是4'-磷酸泛酸硫氫乙胺（4'-phosphopantetheine）的組成成分，而此輔助酵素參與營養素的代謝和能量產生。泛酸、菸鹼酸和維生素B$_2$共同作用，可促進脂肪酸產生乙醯輔酶A的反應——β氧化作用。泛酸不足，脂肪酸即無法燃燒，容易堆積脂肪。

所有食物均含泛酸，以肝臟和納豆的含量特別多。

富含泛酸的食物

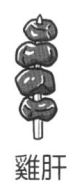

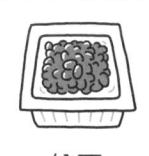

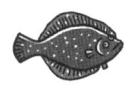

雞肝　　　　　納豆　　　　　鰈魚

■生物素（維生素B$_7$）

生物素是丙酮酸羧酶（pyruvate carboxylase，醣類代謝的酵素），以及乙醯輔酶A羧化酶（pyruvate carboxylase，脂肪酸代謝的酵素）的輔助酵素。缺乏生物素，毛髮、皮膚、指甲等會出現異常。

肝臟、沙丁魚等魚類，花生等堅果類，含有生物素。

第7章　維生素與礦物質　157

富含生物素的食物

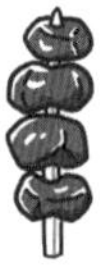

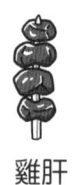

雞肝 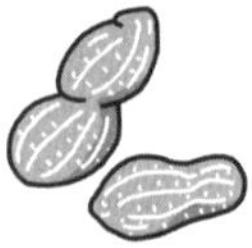　　　　花生 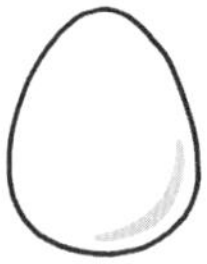　　　　蛋

■維生素C

人們尋找壞血病的治療法，發現了維生素C。維生素C具有抗氧化作用，可去除自由基分子，為膠原蛋白合成的必要元素。壞血病起因於連結細胞與細胞，擁有漿糊般作用的膠原蛋白無法合成，造成關節和血管變脆弱，引發關節痛或牙齦出血等症狀。

維生素C能促進消化道吸收鐵，提高身體免疫力，預防感冒。身心壓力大的人或吸菸者，血中維生素C的濃度有偏低的傾向，應積極攝取維生素C。

富含維生素C的食物

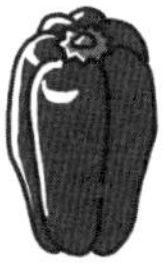

紅椒 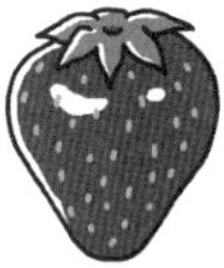　　　　草莓

7-5 礦物質的角色

礦物質分成多量元素和微量元素。

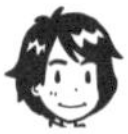

🧑 先看表 7-3。

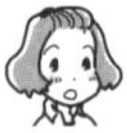

👧 哇！好複雜的表。

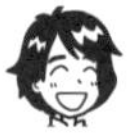

🧑 沒關係！和認識維生素的方法一樣，來比較食物來源和作用吧。

表 7-3 礦物質的種類與作用

	名稱	食物來源	作用	過量症狀	缺乏症狀	一日建議攝取量或目標量 成年男性（成年女性）	攝取量上限 成年男性（成年女性）
多量元素	鈣（Ca）	牛奶、起司、小魚乾	組成骨骼和牙齒	結石／妨礙其他礦物質的吸收	骨質疏鬆	650～800 mg（650 mg）	男女均為 2,300 mg
	磷（P）	海鮮類、乳製品、豆類	組成骨骼和牙齒／組成磷脂或核酸（DNA、RNA）	腎功能降低／妨礙鈣的吸收	骨骼和牙齒變脆弱	1,000 mg（900 mg）	男女均為 3,000 mg
	鈉（Na）	食鹽、醬油、味噌	調整細胞外液的滲透壓	高血壓	食慾降低	9 g 以下（7.5 g 以下）※	—
	鉀（K）	海藻類、根莖類、豆類	調整細胞內液的滲透壓	高鉀血症	無力感／食慾不振	2,500 mg（2,000 mg）	—
	鎂（Mg）	堅果類、豆類、海藻類	促進酵素作用	下痢	心律不整、骨質疏鬆	340～370 mg（270～290 mg）	—
	硫（S）	所有含蛋白質的食物	組成頭髮、指甲、軟骨	發育障礙	影響指甲、毛髮、皮膚	—	—
	氯（Cl）	醬油、味噌、即食食品、泡麵	組成胃液	無特殊症狀	消化不良、食慾降低	—	—
微量元素	鐵（Fe）	肝臟、羊栖菜、菠菜	組成血紅蛋白	血色素沉積	貧血	7～7.5 mg（10.5～11 mg）	50～55 mg（40 mg）
	鋅（Zn）	牡蠣、牛肉	組成酵素	下痢、嘔吐	味覺、嗅覺功能降低	12 mg（9 mg）	40～45 mg（35 mg）
	銅（Cu）	肝臟、可可亞	代謝鐵、組成酵素	無特殊症狀	貧血、影響發育	0.9 mg（0.7 mg）	男女均為 10 mg
	碘（I）	海藻類、海鮮類	組成甲狀腺素	甲狀腺腫大	甲狀腺腫大	男女均為 130 μg	男女均為 2,200 μg
	硒（Se）	海鮮類	抗氧化作用	脫毛、嘔吐	心肌病變	30 μg（25 μg）	280～300 μg（220～230 μg）
	錳（Mn）	穀類、豆類	組成酵素	巴金森氏症	生殖能力降低	4 mg（3.5 mg）	男女均為 11 mg
	鉬（Mo）	肝臟、豆類	組成酵素	尿酸值上升	無特殊症狀	25～30 μg（20～25 μg）	550～600 μg（450～500 μg）
	鉻（Cr）	肉類、海鮮類、海藻類	輔助胰島素作用	無特殊症狀	高血糖	40 μg（30 μg）	—
	鈷（Co）	肉類、海鮮類	組成維生素 B_{12}	無特殊症狀	惡性貧血	無目標值	

※相當於食鹽攝取量。
（依據日本厚生勞動省「日本人飲食攝取基準（2010 年版）」製成）

❖ 多量礦物質

此節介紹十六種礦物質中,人體內含量較多的七種多量元素。

■鈣

鈣為骨骼和牙齒的組成成分,是人體含量最多的礦物質,約占體重的 2%。其中 98%存在於骨骼與牙齒。

血鈣濃度約維持於 9～10 mg/dL。血鈣濃度下降,骨骼便會溶出鈣,進入血液(骨吸收),可是若此速度快於骨鈣形成的速度,便會造成骨骼疏鬆。

魚貝類、牛奶、乳製品、高麗菜、油菜、芥藍菜含有豐富的鈣,和維生素D一起攝取,可提升吸收率。

富含鈣的食物

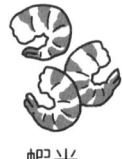

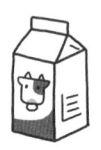

蝦米　　　　牛奶

■磷

磷是身體所有組織細胞必需的礦物質,與鈣、鎂一起形成骨骼和牙齒的硬組織,並組成核酸和磷脂。人體約有 600 g的磷,是含量僅次於鈣的礦物質。

魚、牛奶、豆類的磷含量豐富。磷酸具有保水功能,可用來當火腿和熱狗的接著劑。加工食品常用磷酸鹽類,作為食品添加物。

鈣代謝和磷代謝關係密切,鈣與磷的攝取比例,控制在 1：1 到 1：2,可提高鈣的吸收率。

富含磷的食物

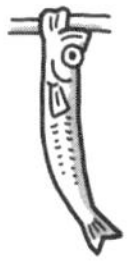

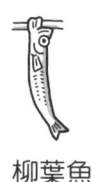

柳葉魚 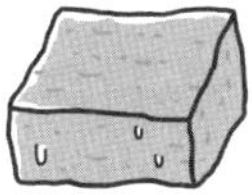　　　　　豆腐 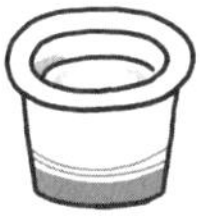　　　　　優格

■鈉

我們幾乎都以食鹽的型態來攝取鈉。世界衛生組織WHO所提倡的目標食鹽攝取量為一天5～6g，但多數人的實際攝取量卻遠遠超過此值。攝取過多，容易引發高血壓和心血管疾病。

富含鈉的食物

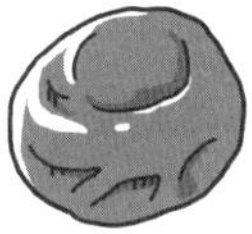

梅干 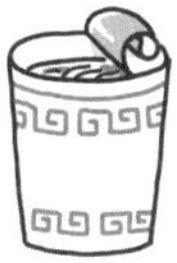　　　　　泡麵 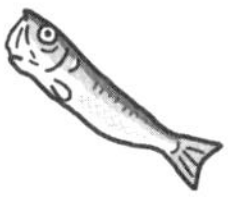　　　　　沙丁魚乾

■鉀

鉀會調整細胞滲透壓，和肌肉收縮、神經的刺激傳遞、醣類代謝也有關。

大豆等豆類、芋頭等根莖類，以及魷魚的鉀含量豐富。

富含鉀的食物

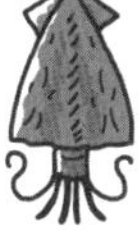

魷魚 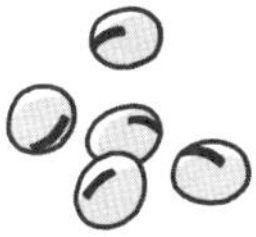　　　　　大豆 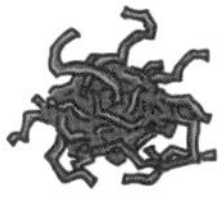　　　　　切絲昆布

■鎂

鎂、鈣和磷是骨骼和牙齒生成的必要元素，鎂能活化能量代謝的酵素。

杏仁、腰果等堅果類，海帶、羊栖菜等海藻類，糙米等未精製的穀類，含有大量的鎂。

富含鎂的食物

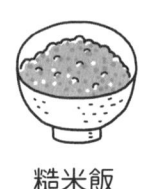

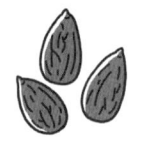

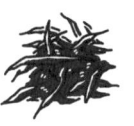

糙米飯　　　　　　杏仁　　　　　　乾羊栖菜

■硫

硫可維持皮膚、毛髮、指甲的健康，會與維生素B_1或泛酸結合，形成輔助酵素，促進醣類和脂肪的代謝，也可提高抵抗力，使人不易受細菌感染，幫助肝臟分泌膽汁。

有蛋白質的食物即含硫，均衡飲食即不易缺乏硫。

富含硫的食物

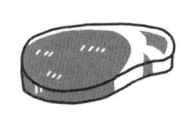

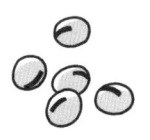

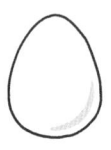

含蛋白質的食物（例如：肉、豆類、蛋）

■氯

氯是胃酸的主成分，亦即在消化過程中，為食物殺菌的鹽酸，可促進活化胃蛋白酶和胰液分泌。存在於血漿和細胞間液等細胞外液，可調節滲透壓。

梅干、泡麵、醬油、味噌等含量豐富，氯也以鹽的型態和鈉一起被人體攝取。

富含氯的食物

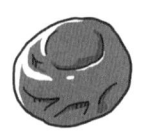

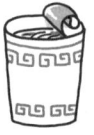

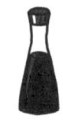

梅干　　　　　　泡麵　　　　　　醬油

❖ 微量元素

此節介紹人體含量較少的九種微量元素。這些礦物質雖然微量，對人體來說仍很重要。

■鐵

鐵組成運送氧氣的血紅蛋白，以及儲存氧氣的肌紅蛋白。人體的鐵約有 3～4 g，其中 60%用於血紅蛋白，4%用於肌紅蛋白，稱為機能性鐵。剩下的鐵儲藏於肝臟、肌肉和骨髓等。

鐵與貧血密切相關。雖然肝臟和菠菜含有鐵，但吸收率很低，動物性食物有 15～25%的吸收率，植物性食物則是 2～5%。

小常識　人體對鐵的再利用

鐵能在體內多次循環。血紅蛋白每天大約分解出 1% 的鐵，相當於 25 mg，這些鐵不會排出體外，而是在體內再次合成血紅蛋白，只有從小腸上皮細胞剝離的 1 mg 鐵，會被排出體外，但飲食攝取的鐵大約也是 1 mg。

不過，在受傷或月經等出血情況下，人體會因應狀況增加鐵的吸收量。損失的量會藉由飲食補充，以此保持均衡。

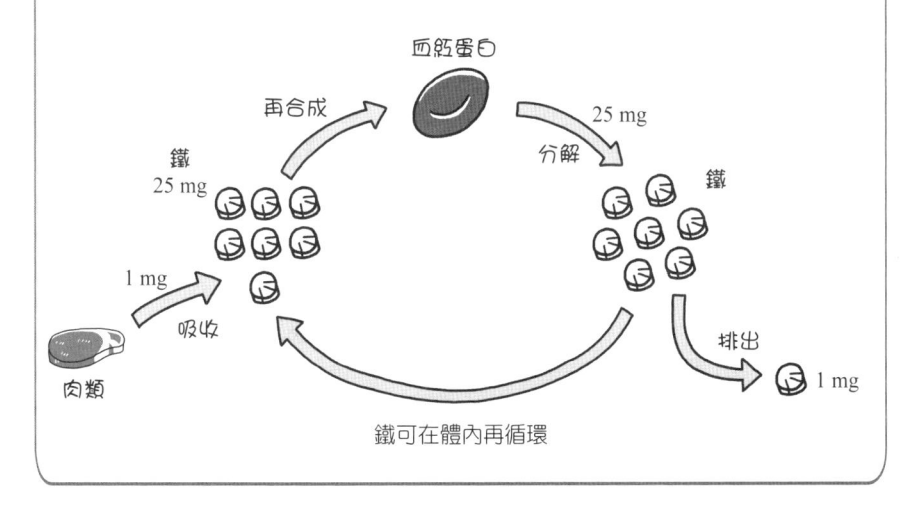

鐵可在體內再循環

富含鐵的食物

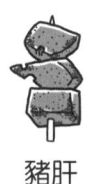

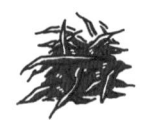

豬肝　　　　　　羊栖菜　　　　　　菠菜

■鋅

　　鋅存在於所有細胞，但骨骼、肝臟、腎臟含量尤其多，約可活化人體三百多種酵素，亦參與蛋白質合成和DNA轉錄。

　　缺乏鋅會造成味覺障礙。舌頭上用以感受味道的味蕾，細胞的替換很快，若缺乏鋅，味蕾的細胞合成將無法順利進行，會影響味覺。

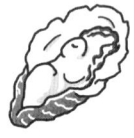

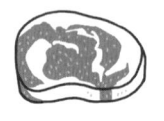

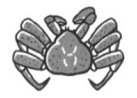

富含鋅的食物

牡蠣　　　　　　肩里肌牛肉　　　　　鱈場蟹

■銅

　　銅能幫助鐵的代謝，人體即使有豐富的鐵，沒有銅仍無法製造血紅蛋白。銅不足會使鐵的吸收率下降，容易引起貧血。

　　牡蠣和魷魚等海鮮類，以及肝臟含有豐富的銅。

富含銅的食物

魷魚　　　　　　牛肝　　　　　　可可亞

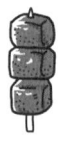

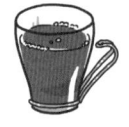

■碘

　　碘約有 50%存在於甲狀腺,是甲狀腺素的成分。甲狀腺素與骨骼生長有關,因此對幼兒發育而言,碘很重要。

　　富含於昆布和海帶等海藻。攝取過多與缺乏,都會造成甲狀腺腫大,應適量攝取。

富含碘的食物

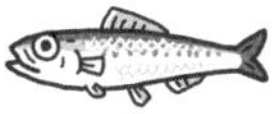

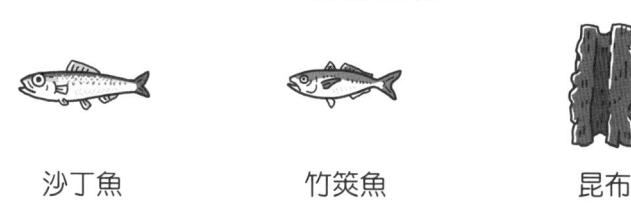

| 沙丁魚 | 竹筴魚 | 昆布 |

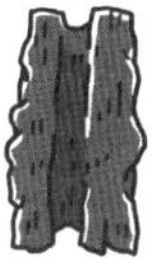

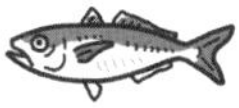

■硒

　　硒組成抗氧化酵素——麩胺基硫過氧化酶（Glutathione peroxidase）,是人體含量極少的微量元素。

　　存於沙丁魚等海鮮類,以及硒濃度高的土壤所栽種的農作物。

富含硒的食物

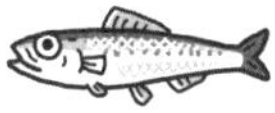

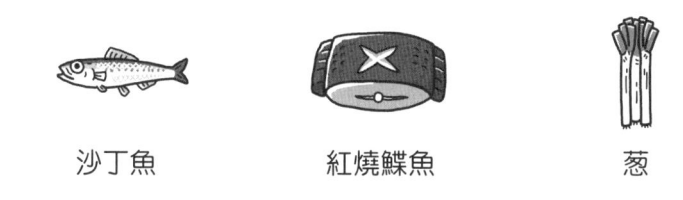

| 沙丁魚 | 紅燒鰈魚 | 蔥 |

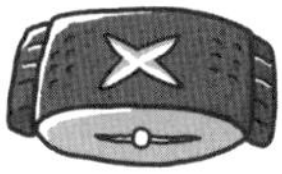

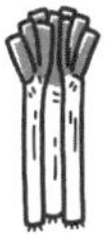

■錳

　　錳能提升腦下垂體的功能,促進各種激素分泌,有助於醣類、脂肪、尿酸的代謝作用,也是構成許多酵素的成分。

　　錳主要含於穀類、豆類等植物性食物。

富含錳的食物

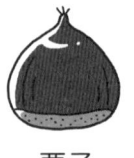

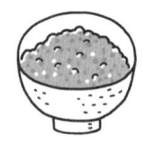

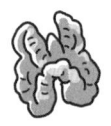

栗子　　　糙米飯　　　核桃

■鉬

鉬組成核酸代謝必需的黃嘌呤氧化酶（xanthine oxidase）。主要存在於肝臟和腎臟，組成促進鐵作用的酵素，對造血有所貢獻，人體的含量非常微量。

鉬存於肝臟和豆類。

富含鉬的食物

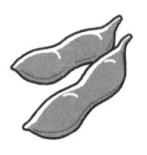

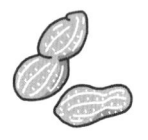

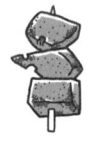

毛豆　　　花生　　　豬肝

■鉻

鉻有助於胰島素的作用，是醣類代謝不可缺少的礦物質，可維持血糖值正常，預防糖尿病和血脂異常症，和脂肪代謝有關，能改善中性脂肪和膽固醇值，人體的含量極微量。

鉻含於肉類、海鮮類、海藻類等。

富含鉻的食物

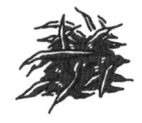

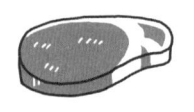

肉類　　　海鮮類　　　海藻類

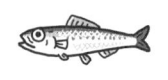

■鈷

鈷構成維生素 B_{12}，是造血不可或缺的礦物質，和維生素 B_{12} 一樣，可防止惡性貧血，維持神經正常作用。

鈷僅含於肉類、海鮮類等動物性食物。

富含鈷的食物

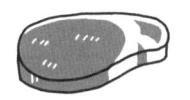

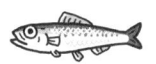

肉類　　　　　　　海鮮類

小常識　海鹽與精製鹽

　　鈉是人體絕對不能缺少的礦物質。鈉的人體平均估計需求量，成年男女均為 600 mg／日（即 1.5 g／日的食鹽）。維持生命所需的鹽量僅 1 g，可是對神經傳遞、心臟搏動和肌肉收縮等興奮作用而言，是必要的。鈉枯竭代表死亡。

　　吃動物軟骨能補充鈉，不過自古以來日本人即依賴海水所含的鹽來補充。

　　「……晨嵐中收割玉藻　夕嵐下燒製藻鹽……」（笠 金村《萬葉集》）

　　上列詩句意指迎著晨風所割取的藻類，在一天內曝曬至乾燥，當晚風起便可燒煮採鹽。此指燒海藻以取得藻灰的灰鹽法，亦即利用藻類濃縮海水，因為海水滴進藻灰會形成鹽濃度高的鹹水※，鹹水以鹽釜煮乾即得粗鹽，粗鹽進一步燒製可得「堅鹽」，提高保存性。

　　濃縮海水再煮乾的方法是日本獨有的製鹽法，這個海鹽除了含有氯化鈉（NaCl），也有以氯化鎂（$MgCl$）為主的「苦味」成分。和以離子交換膜製成的精製鹽比起來，鎂的含量較大。

　　有研究指出鎂會讓第二型糖尿病的發生機率降低，但並未得到證實，若因此貿然食用海鹽，可能會攝取過量的鈉。

　　順帶一提，日本食用鹽公平交易協議會籌劃的「食用鹽標示的公平競爭規制」即明訂禁止標示「天然鹽」、「自然鹽」、「礦物質豐富」等字樣。

※含鹽分的天然水。

第 7 章　維生素與礦物質

維生素E和維生素C去除自由基分子

屬於脂溶性維生素的維生素E，存在於脂肪所形成的細胞膜；維生素C屬於水溶性維生素，所以存在於細胞內液和細胞外液。

吸入的氧氣會在體內變化成自由基分子（參照第8章8-5），會破壞細胞。所有和自由基分子接觸的物質皆會受到傷害，其他物質再接觸這些已受傷的物質，也會受到傷害。這個連鎖反應將造成細胞和組織的破壞。

維生素 E 和維生素 C 能去除自由基分子。維生素 E 會迅速和自由基分子反應，去除自由基分子。達成這項任務的是維生素 E 自由基※（・E），具惰性且安定，不會像自由基分子一樣使其他物質受傷。不過轉變為自由基，維生素 E 即失去抗氧化的功能。但是，維生素 C 會讓維生素 E 的自由基恢復抗氧化作用，因此最好同時攝取維生素 E 和維生素 C。

※原子核周圍圍繞著電子，沿軌道繞著原子核旋轉，電子數依軌道數而定，此數量必是偶數，因為電子為兩個一對，性質安定。不過，偶爾也有未成對，稱為不成對電子。有不成對電子，原子狀態會不安定，反應性變得很高，這種狀態的電子即稱為自由基（free radical）。

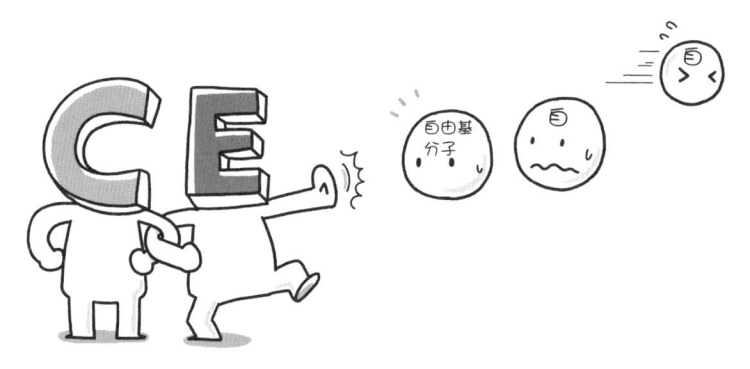

維生素 E 去除自由基分子，維生素 C 恢復維生素 E 的抗氧化功能。

第8章

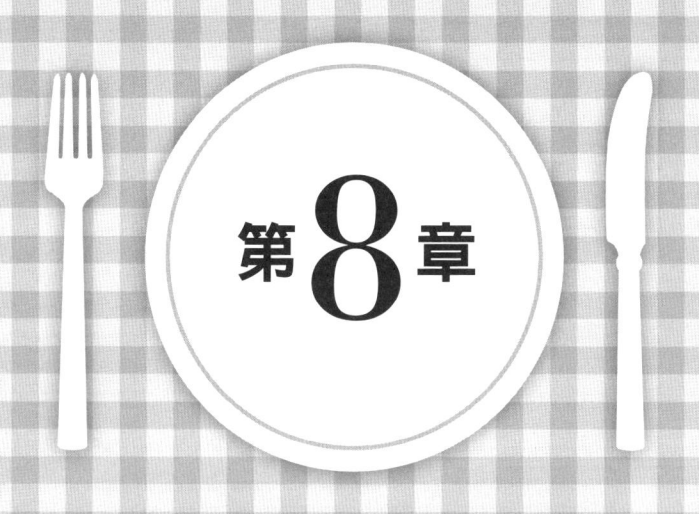

水與氧氣

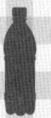

與生命活動有關的重要營養素

8-1 水是和所有生命活動有關的營養素

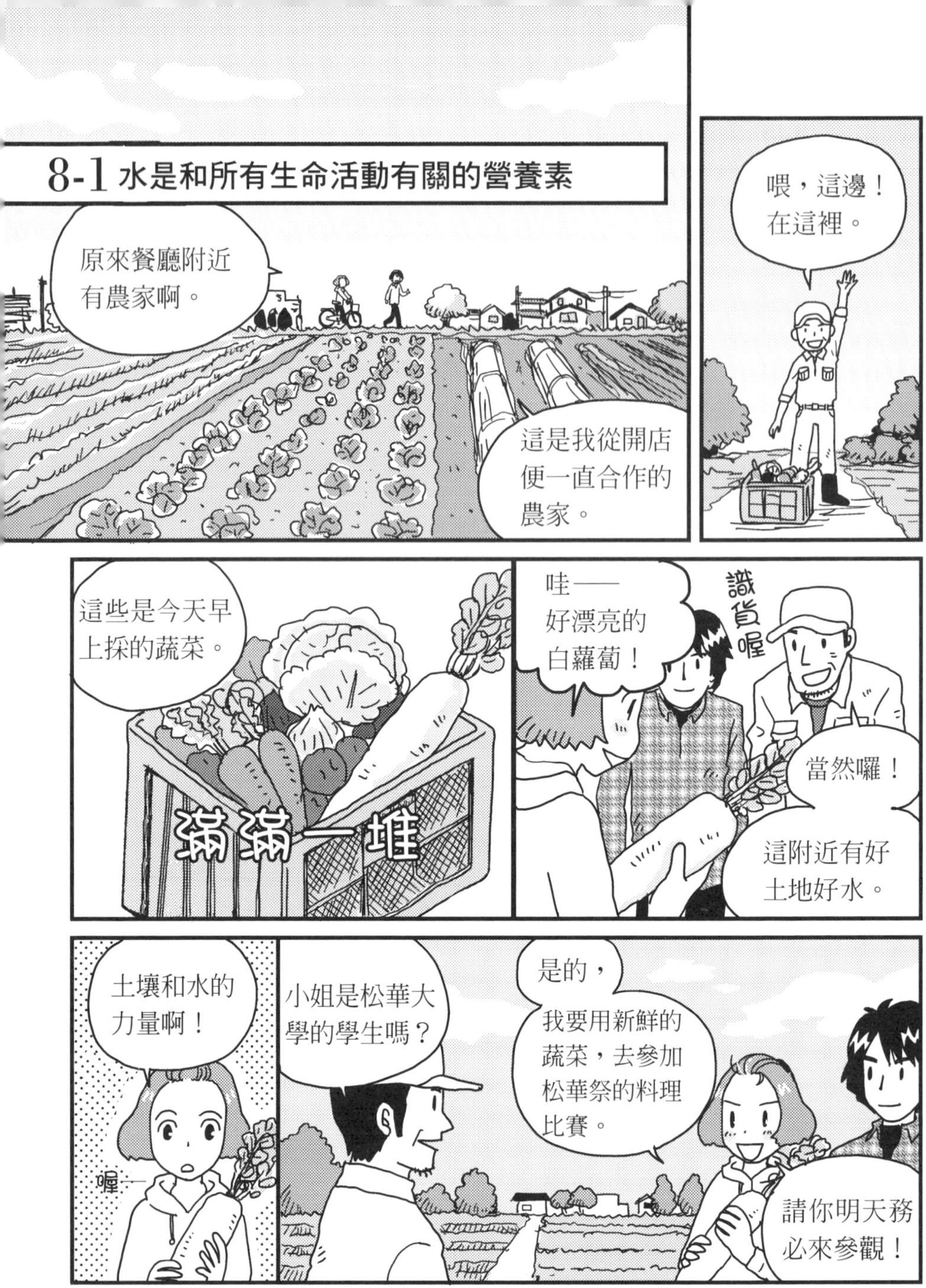

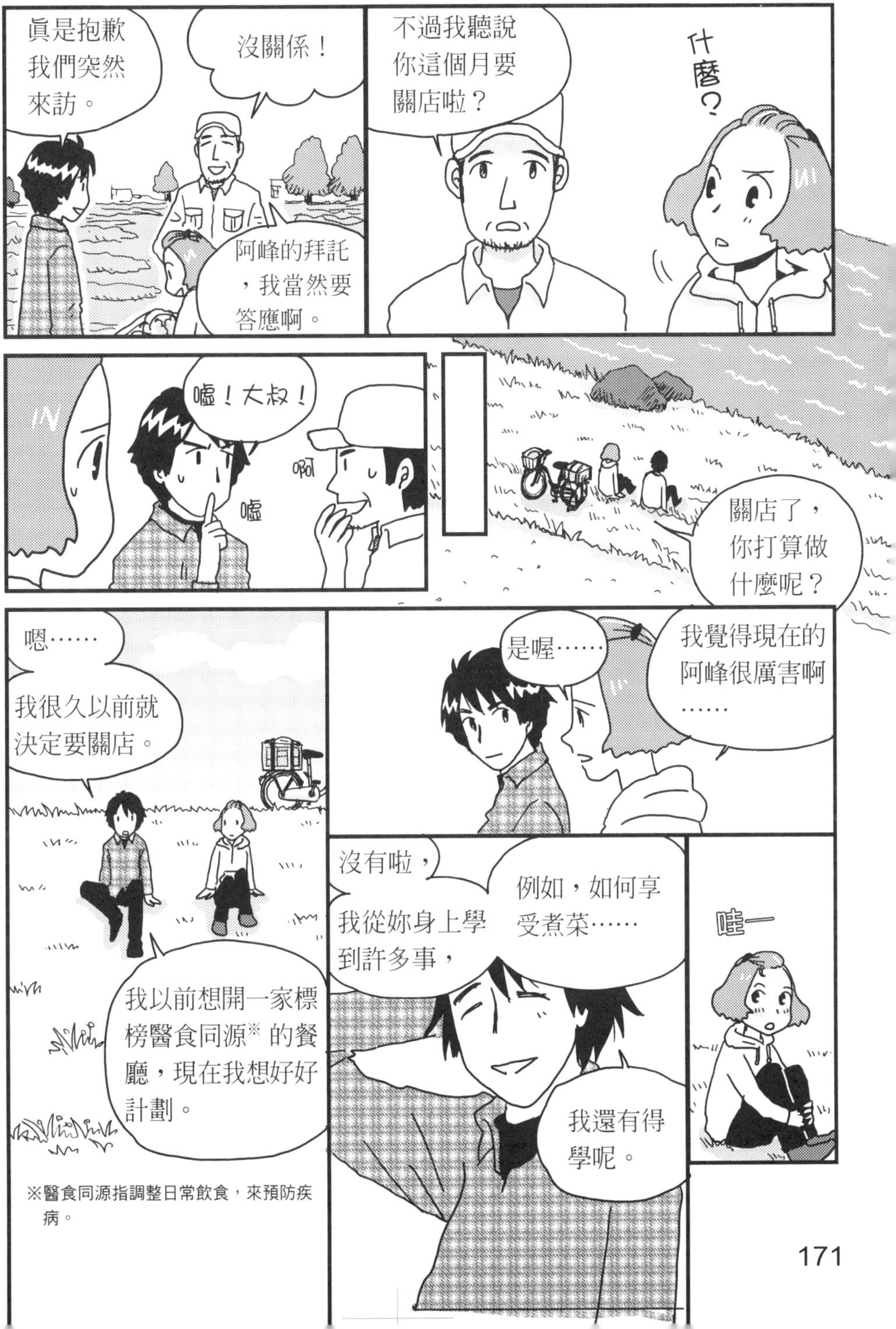

※醫食同源指調整日常飲食，來預防疾病。

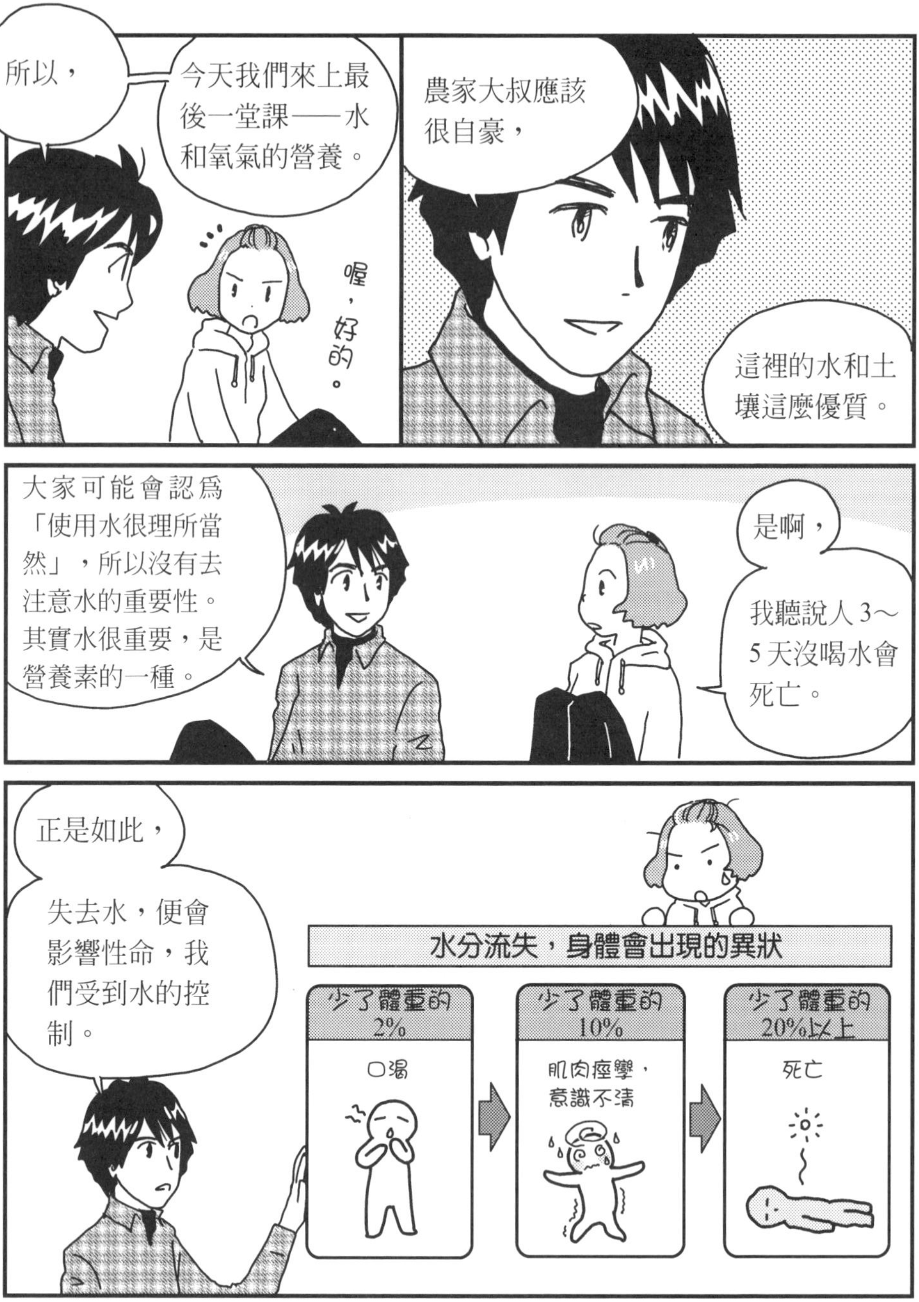
所以，
今天我們來上最後一堂課──水和氧氣的營養。
喔，好的。
農家大叔應該很自豪，
這裡的水和土壤這麼優質。
大家可能會認爲「使用水很理所當然」，所以沒有去注意水的重要性。其實水很重要，是營養素的一種。
是啊，
我聽說人3～5天沒喝水會死亡。
正是如此，
失去水，便會影響性命，我們受到水的控制。
水分流失，身體會出現的異狀
少了體重的2%
口渴
少了體重的10%
肌肉痙攣，意識不清
少了體重的20%以上
死亡

第 8 章 水與氧氣

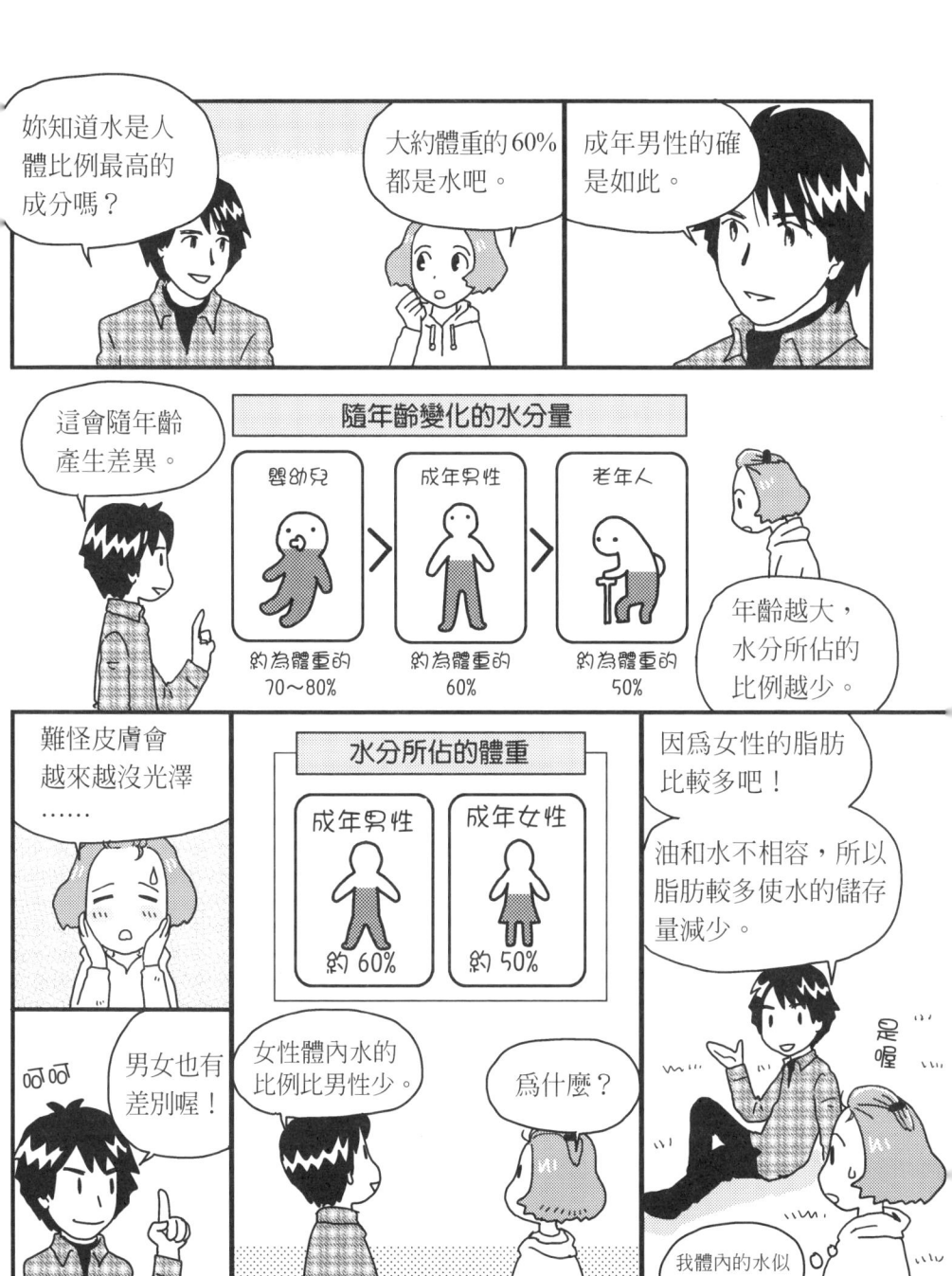

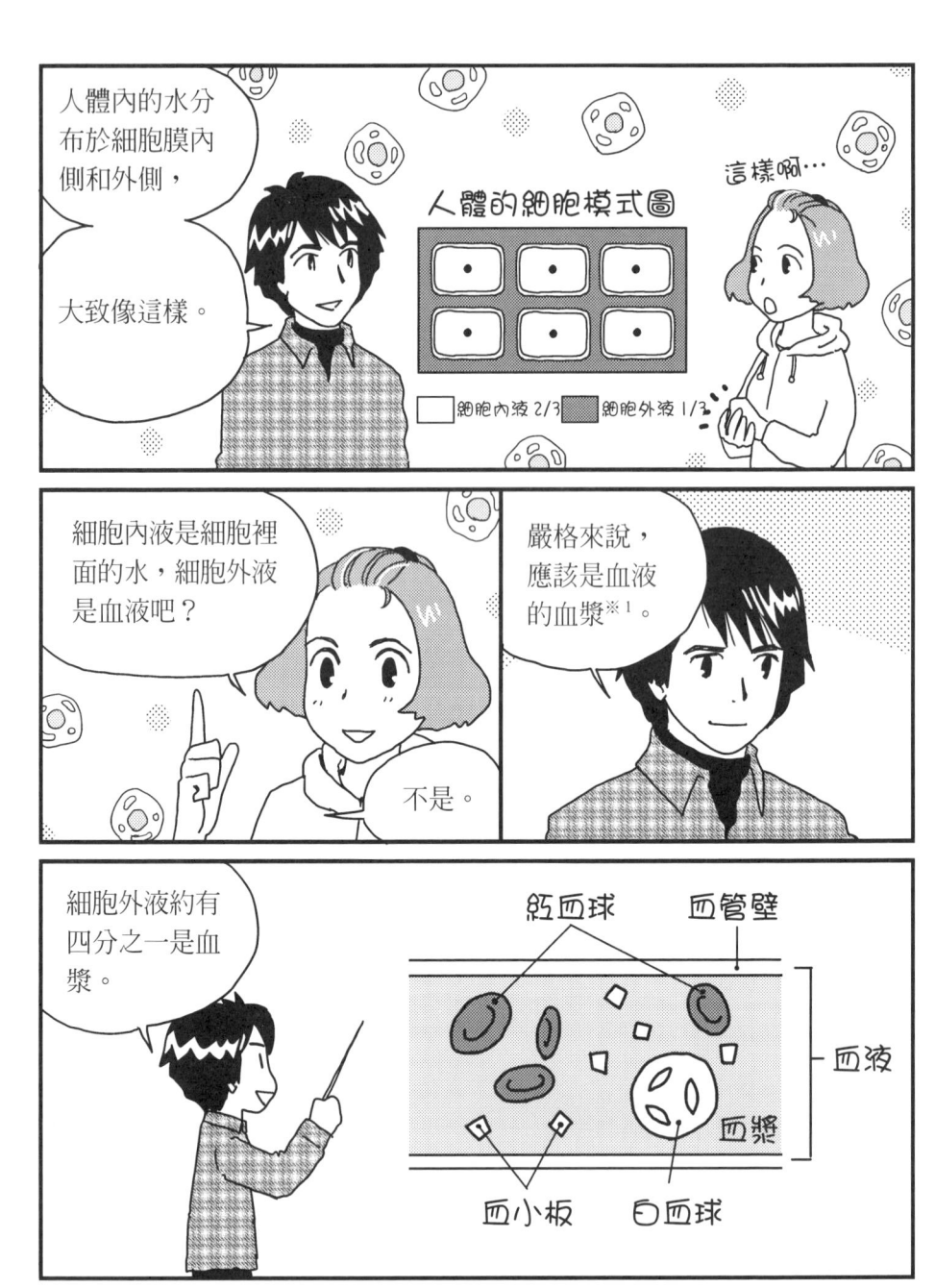

※1 血液除了含有紅血球、白血球、血小板等固體，還有血漿，細胞外液則包含唾液、淚液、淋巴液、骨髓液、細胞間液等。

8-2 水的作用

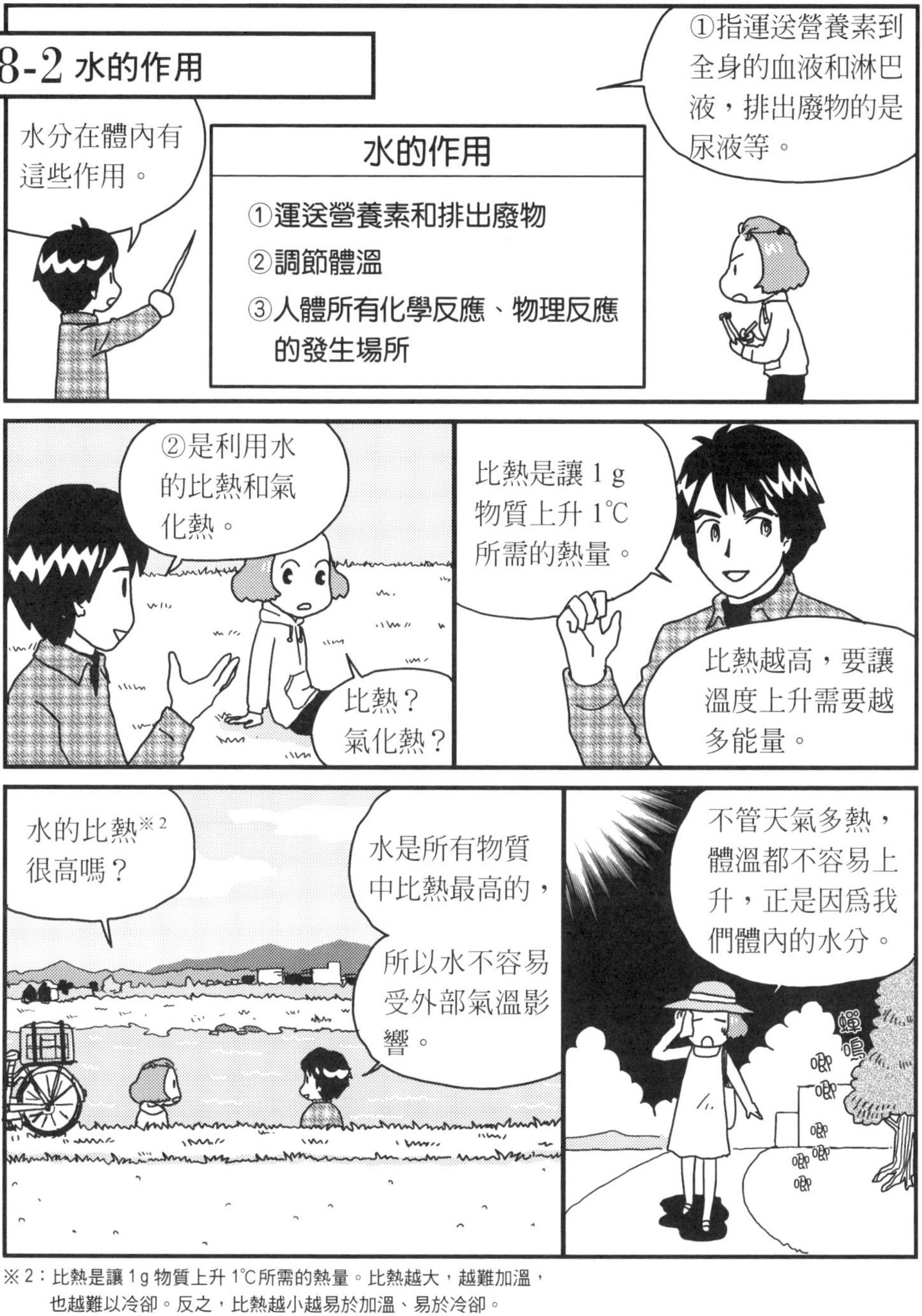

※2：比熱是讓1g物質上升1℃所需的熱量。比熱越大，越難加溫，也越難以冷卻。反之，比熱越小越易於加溫、易於冷卻。

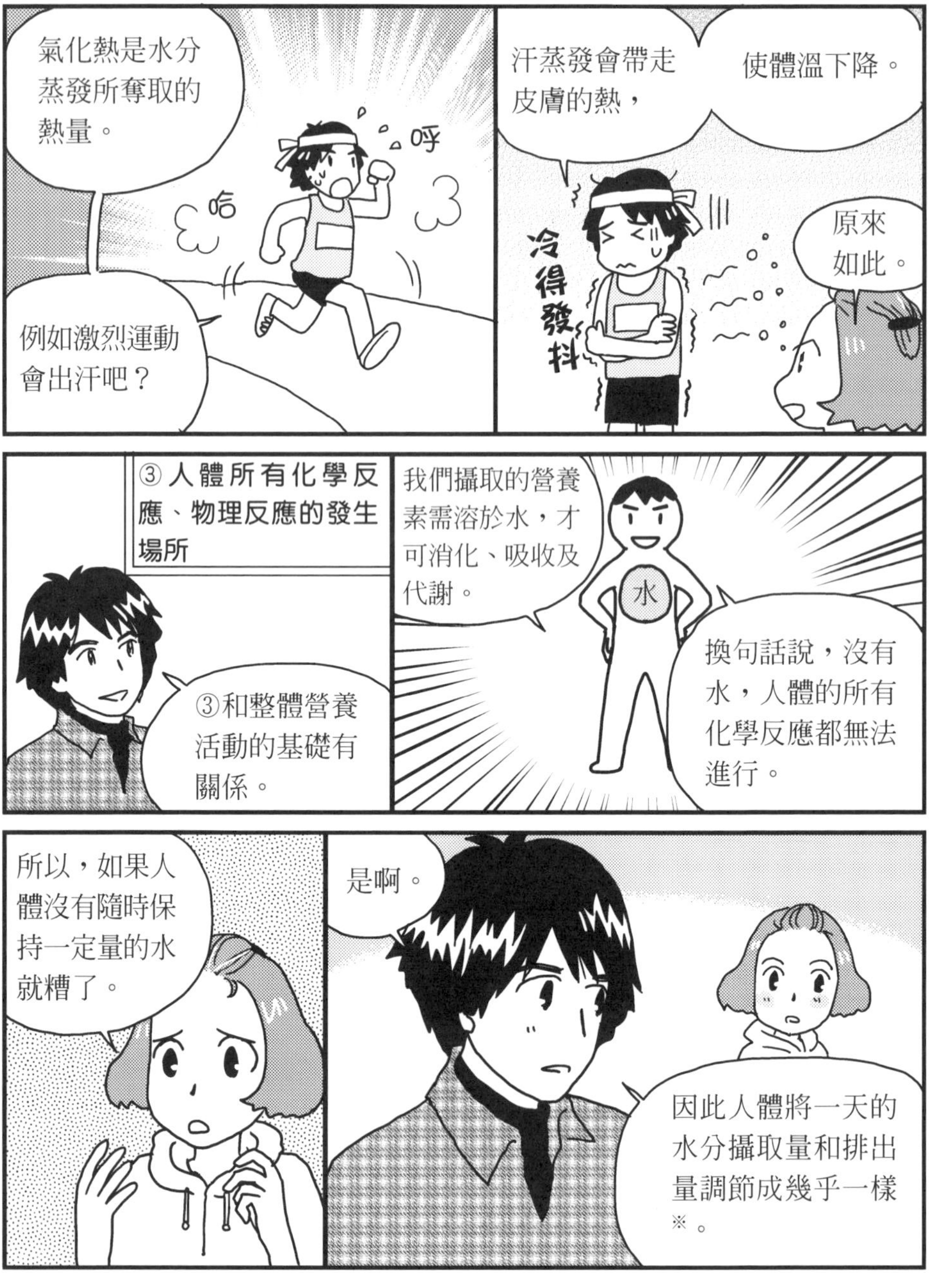
氣化熱是水分蒸發所奪取的熱量。
呼
哈
例如激烈運動會出汗吧？
汗蒸發會帶走皮膚的熱，
使體溫下降。
冷得發抖
原來如此。
③人體所有化學反應、物理反應的發生場所
③和整體營養活動的基礎有關係。
我們攝取的營養素需溶於水，才可消化、吸收及代謝。
水
換句話說，沒有水，人體的所有化學反應都無法進行。
所以，如果人體沒有隨時保持一定量的水就糟了。
是啊。
因此人體將一天的水分攝取量和排出量調節成幾乎一樣※。

※即水的進出平衡。

第 8 章 水與氧氣

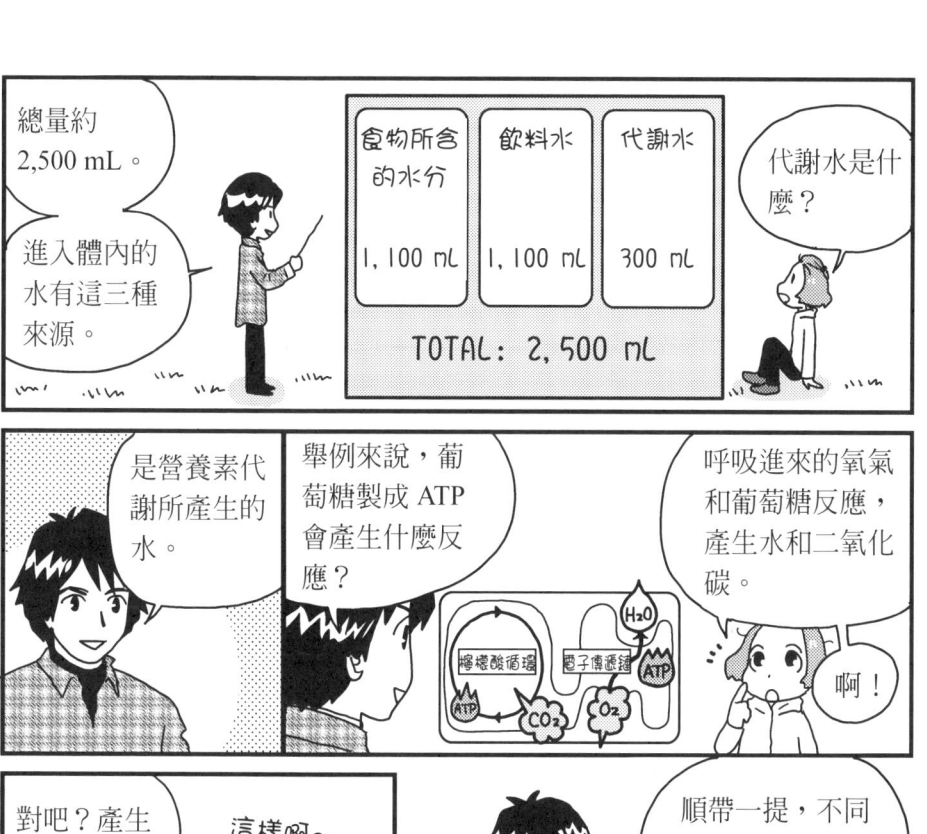

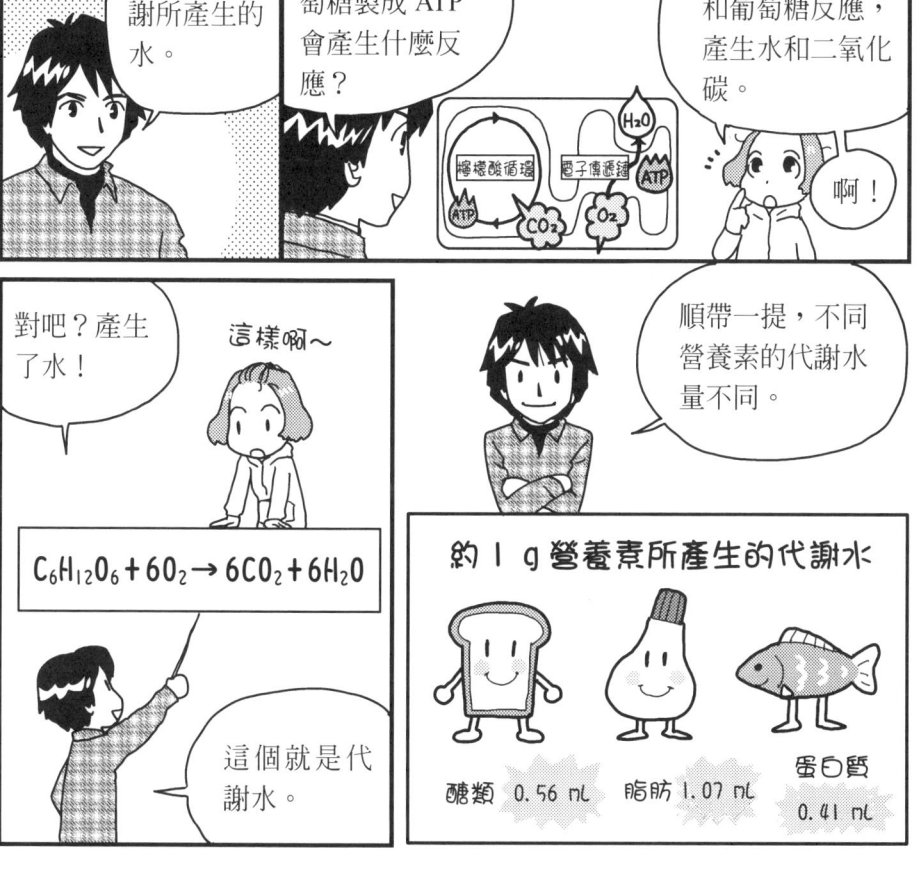

178

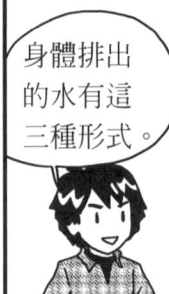

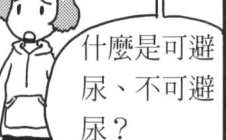

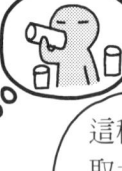

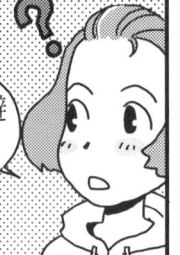

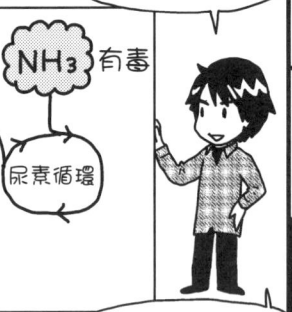

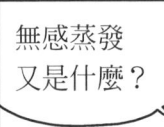

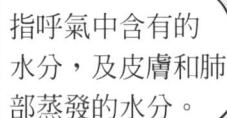

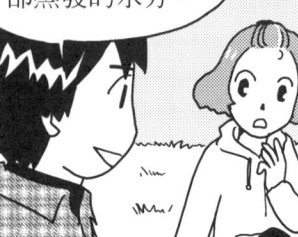

8-3 氧氣的作用

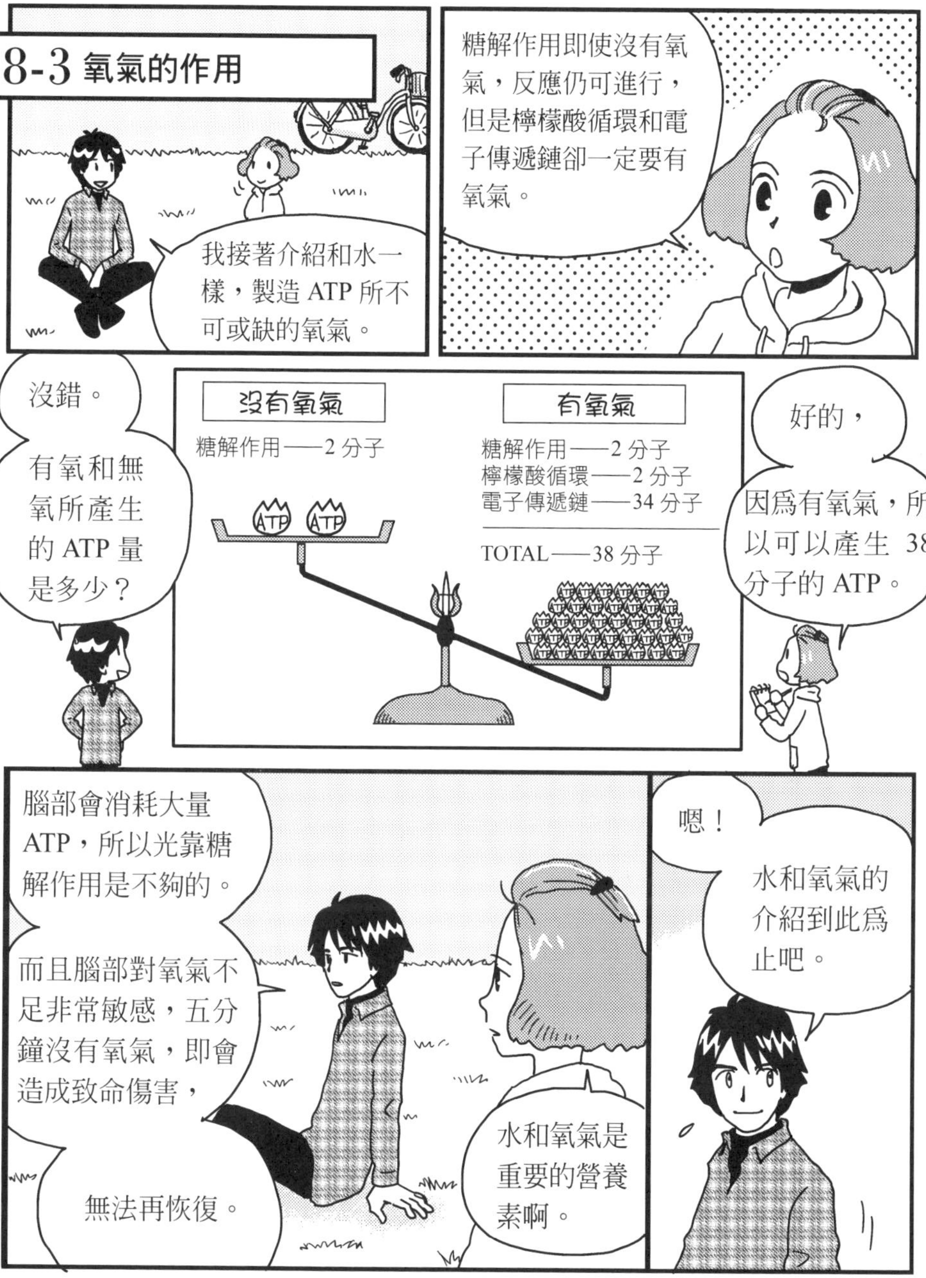

我接著介紹和水一樣，製造 ATP 所不可或缺的氧氣。
糖解作用即使沒有氧氣，反應仍可進行，但是檸檬酸循環和電子傳遞鏈卻一定要有氧氣。
沒錯。
有氧和無氧所產生的 ATP 量是多少？
沒有氧氣
糖解作用——2 分子
有氧氣
糖解作用——2 分子
檸檬酸循環——2 分子
電子傳遞鏈——34 分子
TOTAL——38 分子
ATP
好的，
因爲有氧氣，所以可以產生 38 分子的 ATP。
腦部會消耗大量 ATP，所以光靠糖解作用是不夠的。
而且腦部對氧氣不足非常敏感，五分鐘沒有氧氣，即會造成致命傷害，
無法再恢復。
水和氧氣是重要的營養素啊。
嗯！
水和氧氣的介紹到此爲止吧。

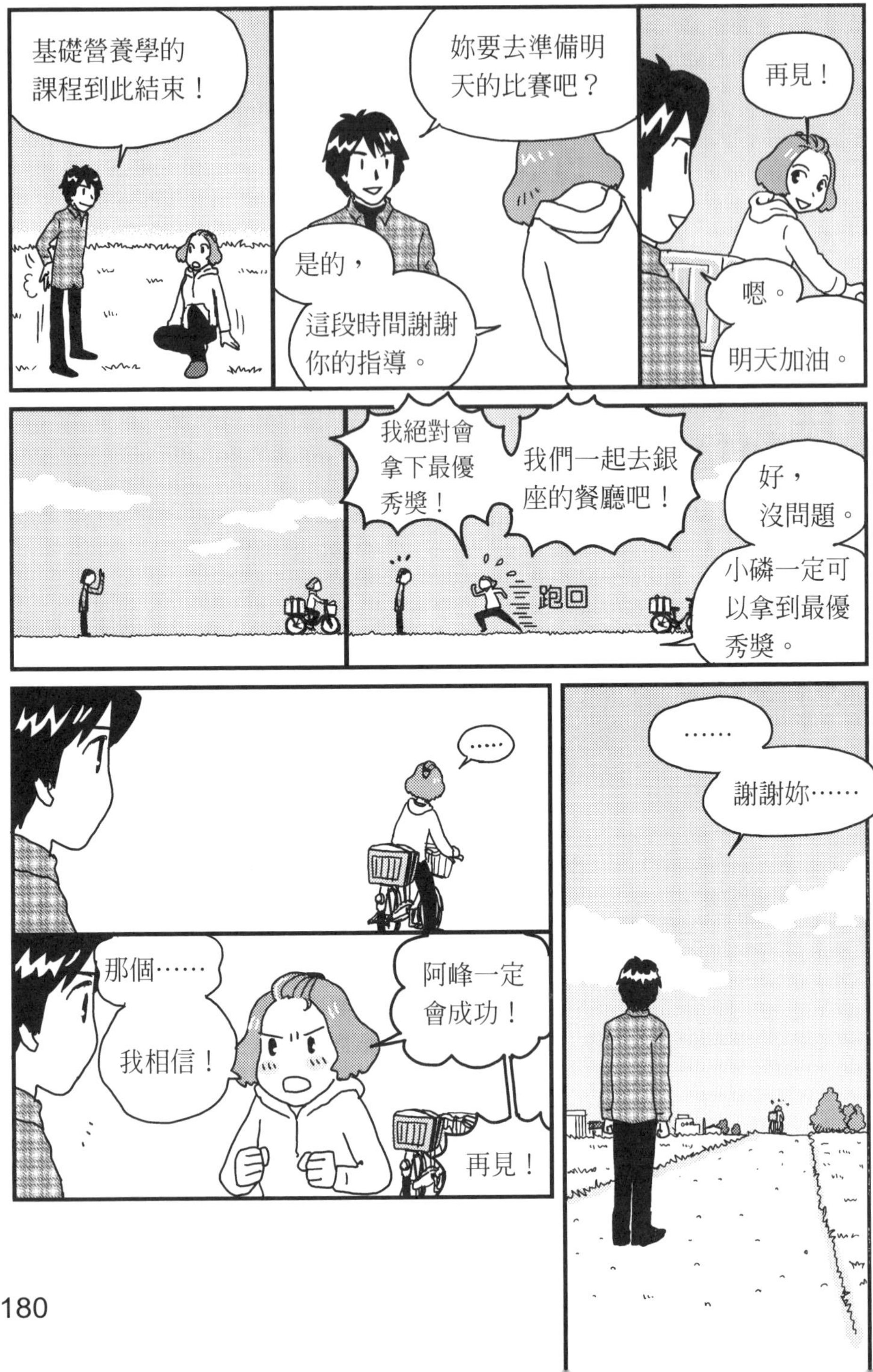
基礎營養學的課程到此結束！
妳要去準備明天的比賽吧？
是的，
這段時間謝謝你的指導。
再見！
嗯。
明天加油。
我絕對會拿下最優秀獎！
我們一起去銀座的餐廳吧！
跑回
好，沒問題。
小磷一定可以拿到最優秀獎。
……
那個……
我相信！
阿峰一定會成功！
再見！
……
謝謝妳……

> **Follow up**
>
> 水和氧氣雖然未被歸類為營養素，但與生命有極大關聯。兩者為人體帶來許多益處，可是呼吸攝入氧氣所形成的自由基分子是有害物質。我們以自由基分子和去除自由基分子的身體機能為中心，來了解人類和氧氣的關係吧。

8-4 生物跟隨氧氣演化

地球大約在四十六億年前誕生，當時地球上幾乎沒有氧氣。約三十五億年前，海中誕生藻類才開始進行光合作用，釋出氧氣。二十億年前，海裡的氧氣達到飽和狀態，開始釋到大氣中，直到六億年前才發生「生命大爆發」。當時，大氣的氧氣濃度突破 1%[※]，造成海中誕生了多種生物，第一次出現擁有殼和骨骼的生物。

地球的大氣經過二十億年以上的漫長歲月才形成。隨著環境變化，生物亦適應了氧氣，隨之演化。以氧氣產生ATP的機制，也是生物在演化中學到的生存方式。

※稱為巴斯德點（Pasteur）。

生命大爆發是由於地球氧氣的產生

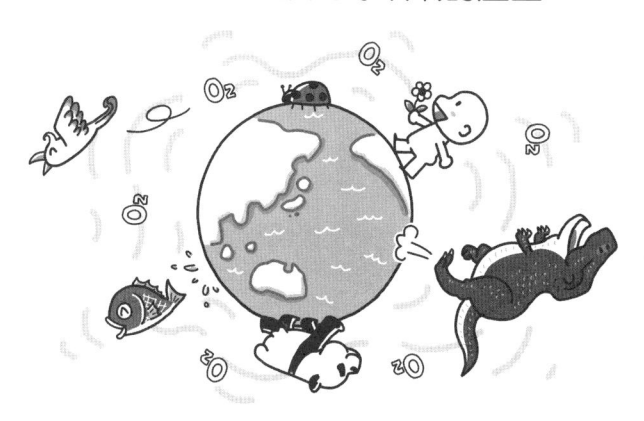

8-5 氧氣是毒？

製造ATP的最後步驟——電子傳遞鏈，使氧氣和氫離子、電子反應，生成水。

此時，氧氣獲得四個電子。氧氣獲得一個電子會有所變化，獲得四個電子即形成水（圖 8-1），這個過程稱為 4 電子還原。

氧氣獲取一個電子（1 電子還原）的狀態為 $O_2^{·-}$，正式的名稱是「超氧陰離子自由基（superoxide anion radical）」，因為這名稱太長，所以一般寫為 $O_2^{·-}$。由於帶有不成對電子[※1]，反應性非常高，易於和其他化學物質反應。

$O_2^{·-}$ 獲得另一個電子即形成過氧化氫，再獲得第三個電子即形成羥基自由基（hydroxyl radical），羥基自由基獲得第四個電子變成水。這就是 4 電子還原的過程。

4 電子還原所形成的 $O_2^{·-}$、過氧化氫、羥基自由基通稱為自由基分子。呼吸吸入的氧氣約有 2% 會轉變成自由基分子。

這幾個自由基分子的反應性都很高，所以接觸到自由基分子的物質（DNA 和蛋白質等）會失去氫或電子，受到傷害。有人認為癌症起因於自由基分子對DNA造成的傷害。

生物學會適應有氧氣的環境，也學會如何對抗自由基分子。其中一個方法是利用酵素——超氧化物歧化酶（superoxide dismutase），簡稱為SOD，會將自由基分子的 $O_2^{·-}$ 轉變成過氧化氫。

※1：請參照第 7 章 column。

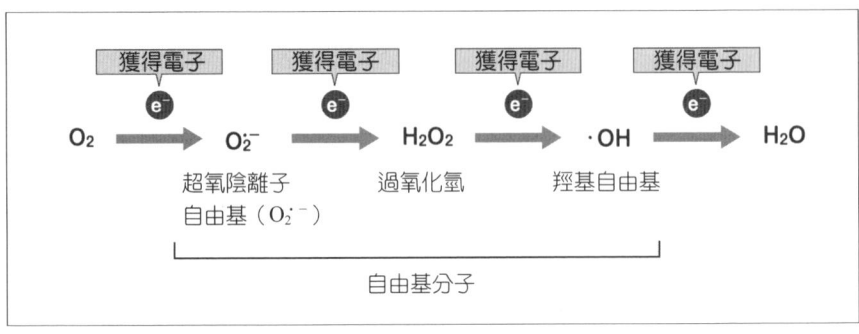

圖 8-1 氧氣獲得四個電子，還原為水的過程

自由基分子會對細胞造成傷害

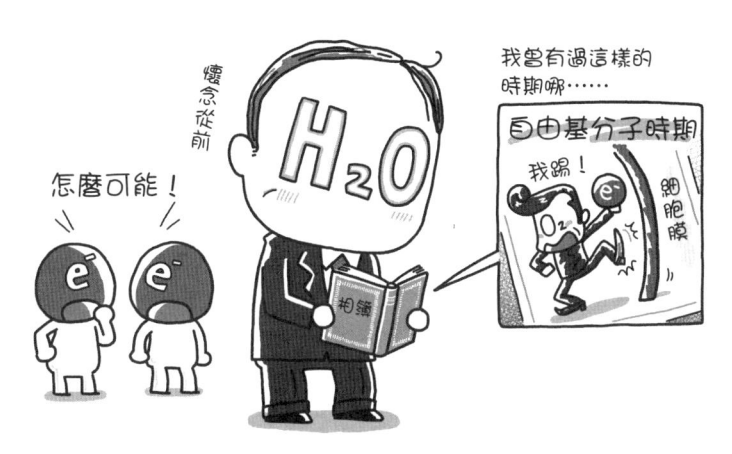

自由基分子獲得四個電子,變成水。

　　由於過氧化氫也是自由基分子的一種,有人可能會認為這樣的變化毫無意義,不過細胞預備了可將過氧化氫轉化成氧氣和水的過氧化氫酶(catalase)、麩胺基硫過氧化酶(Glutathione peroxidase)等酵素。這三種酵素作用,可防止自由基分子從粒線體等處逸出。

　　另外,也可利用維生素C、E等抗氧化維生素[※2],所以要多吃含有維生素C、E的綠色蔬菜與水果。SOD、過氧化氫酶、麩胺基硫過氧化酶等是蛋白質,所以當然要攝取足夠的蛋白質。

　　生物有這兩種對抗自由基分子的手段,可是自由基分子產生的速度快於去除的速度,因此體內還是會殘留些許自由基分子。這些殘留於體內的自由基分子,應該和老化、各種疾病有關,但是體內到底會產生多少自由基分子,並沒有實際的測量數值,所以這只是假說,謹供參考。

※2:參考第7章 column。

去除自由基分子的酵素

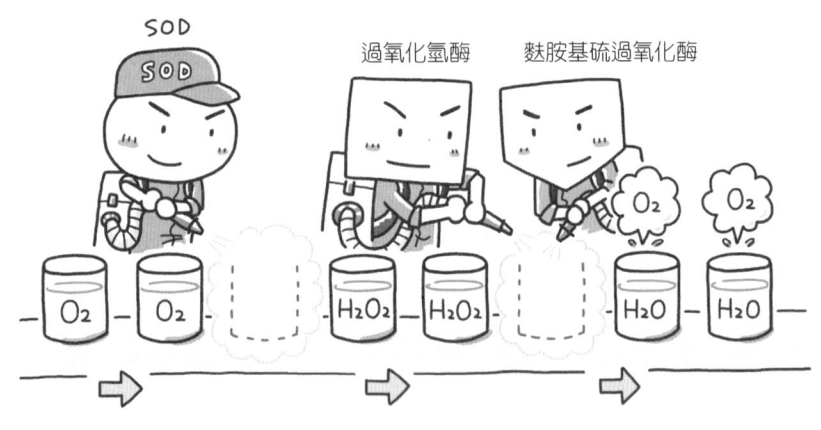

三種酵素合作,去除自由基分子。

8-6 表示營養素燃燒的「呼吸商」

妳還記得下面的化學反應式嗎?

啊,這個反應式是葡萄糖和氧氣反應,形成水。

沒錯!就是代謝水的反應。我們用這個式子來看氧氣和二氧化碳的反應吧。

$$C_6H_{12}O_6 + 6O_2 \rightarrow 6CO_2 + 6H_2O$$

（葡萄糖　氧氣　二氧化碳　水）

營養素轉化為ATP所消耗的氧氣體積,和反應產生的二氧化碳體積,兩者的比值稱為呼吸商（RQ：respiratory quotient）。根據這數值,可以推測營養素的燃燒比例,或是營養在各臟器的代謝情況。

三大營養素的呼吸商

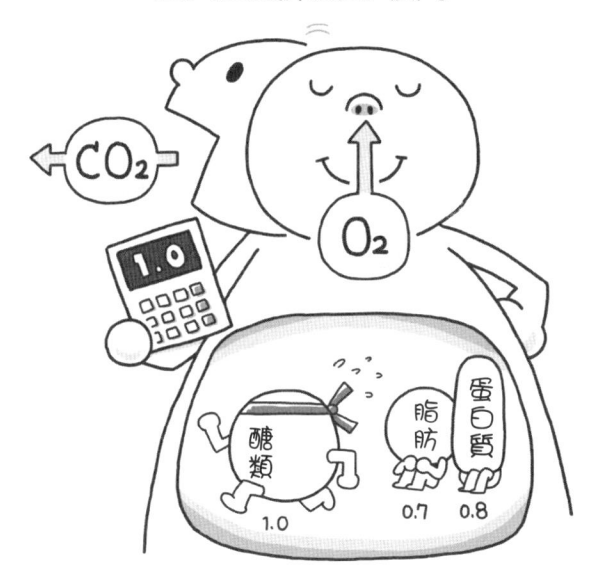

以「呼吸商」觀察氧氣和二氧化碳的進出,得知營養素燃燒、利用的情形。

呼吸商可由以下算式求得:

$$呼吸商 = \frac{生成的 CO_2 量}{消耗的 O_2 量}$$

以葡萄糖為例,由六分子氧氣產生六分子二氧化碳,所以呼吸商為 6／6 = 1。以同樣方式計算,脂肪的呼吸商為 0.7,蛋白質的呼吸商為 0.8。

☞ **Check!**

- 營養素在體內代謝所產生的水,稱為代謝水。約 1 g 營養素所產生的水,醣類大約為 0.56 mL,脂肪為 1.07 mL,蛋白質為 0.41 mL。
- 大量攝取水分,無法增加不可避尿的量。
- 氧氣接受四個電子,會轉化為代謝水。

第 8 章　水與氧氣

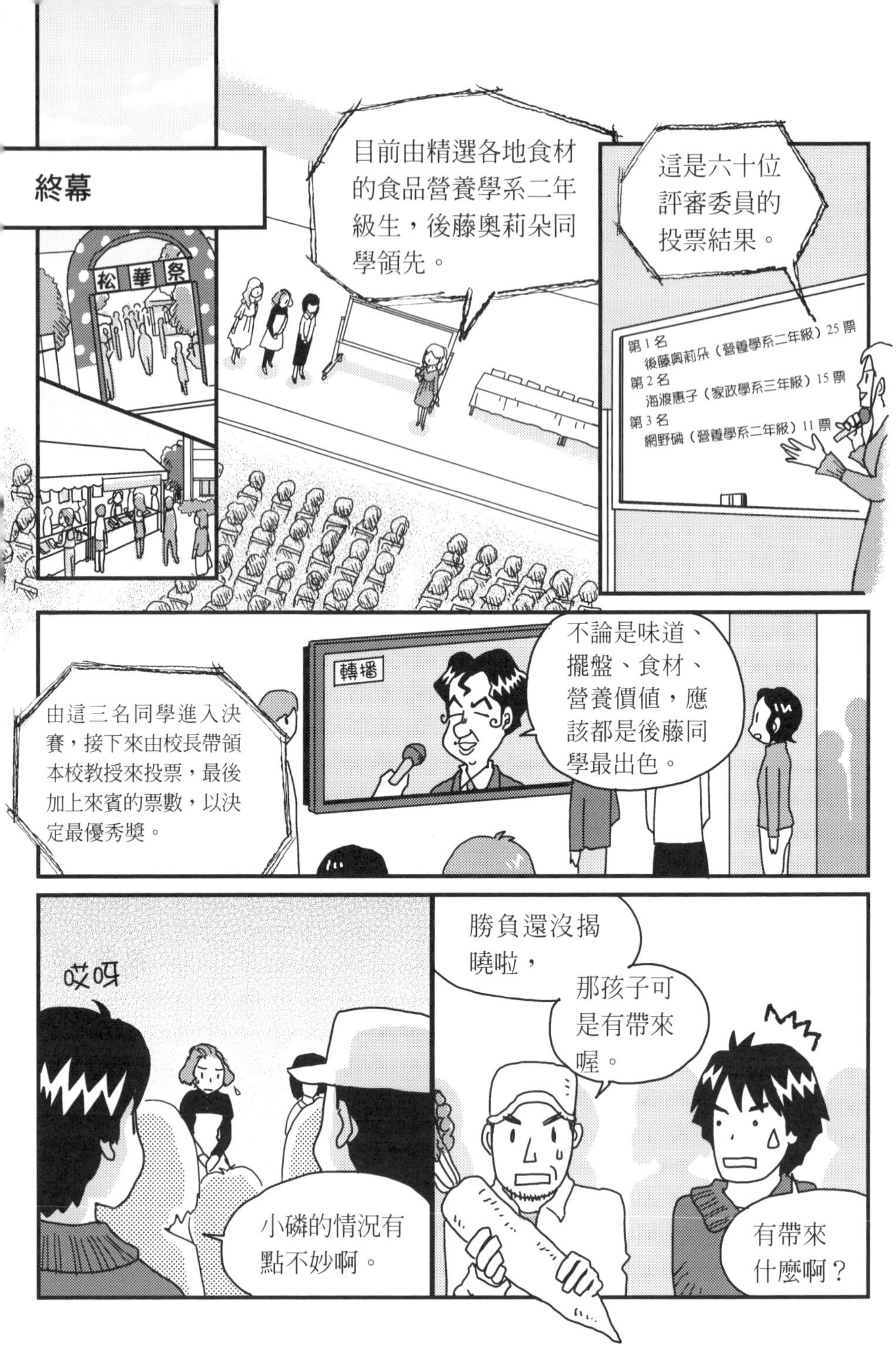
終幕
松華祭
目前由精選各地食材的食品營養學系二年級生，後藤奧莉朵同學領先。
這是六十位評審委員的投票結果。
第1名 後藤奧莉朵（營養學系二年級）25票
第2名 海渡惠子（家政學系三年級）15票
第3名 網野磷（營養學系二年級）11票
轉播
由這三名同學進入決賽，接下來由校長帶領本校教授來投票，最後加上來賓的票數，以決定最優秀獎。
不論是味道、擺盤、食材、營養價值，應該都是後藤同學最出色。
哎呀
小磷的情況有點不妙啊。
勝負還沒揭曉啦，
那孩子可是有帶來喔。
有帶來什麼啊？

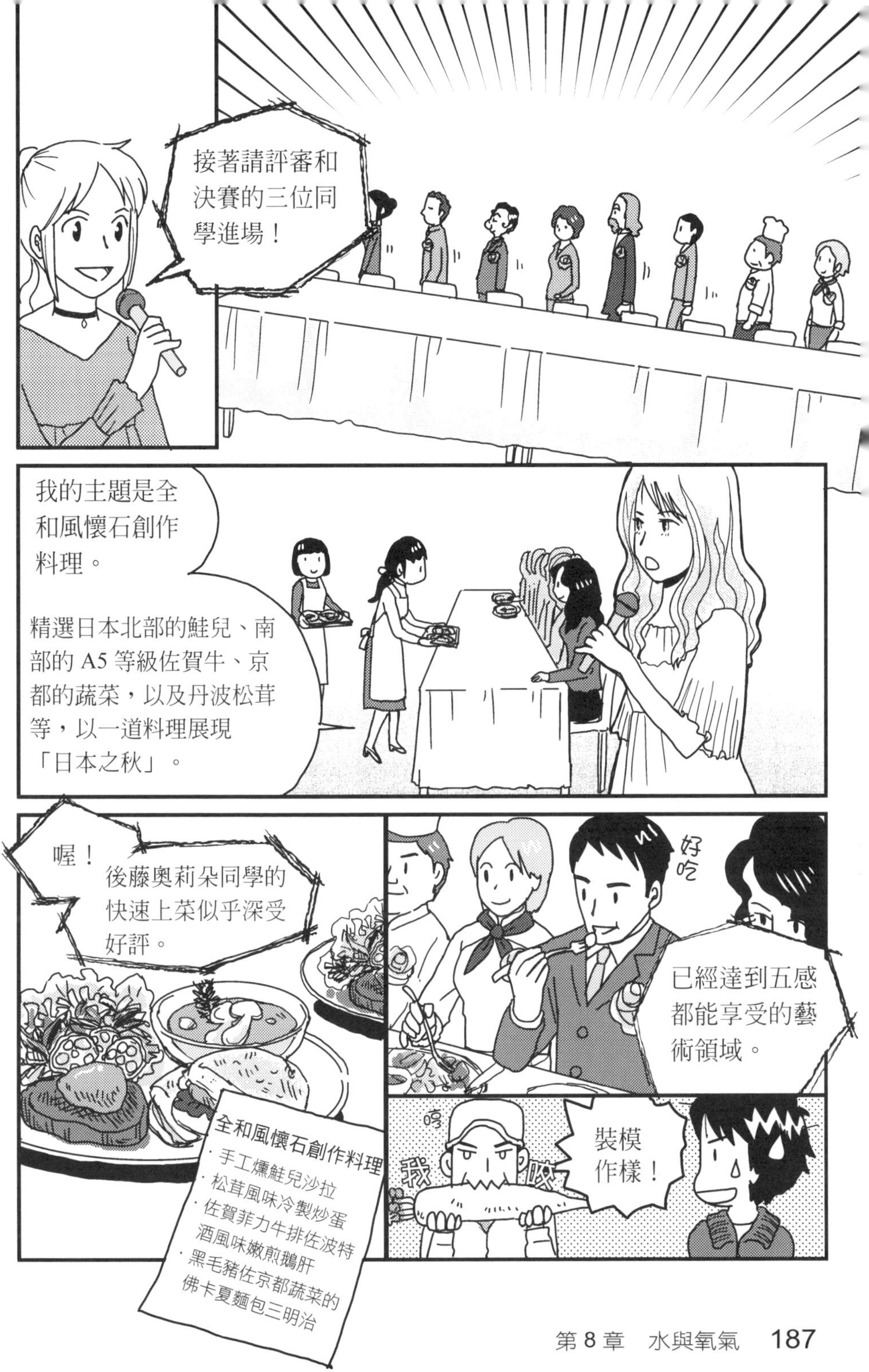

接著請評審和決賽的三位同學進場!

我的主題是全和風懷石創作料理。

精選日本北部的鮭兒、南部的 A5 等級佐賀牛、京都的蔬菜,以及丹波松茸等,以一道料理展現「日本之秋」。

喔!後藤奧莉朵同學的快速上菜似乎深受好評。

好吃

已經達到五感都能享受的藝術領域。

全和風懷石創作料理
· 手工燻鮭兒沙拉
· 松茸風味冷製炒蛋
· 佐賀菲力牛排佐波特酒風味嫩煎鵝肝
· 黑毛豬佐京都蔬菜的佛卡夏麵包三明治

哼 我

裝模作樣!

第 8 章 水與氧氣　　187

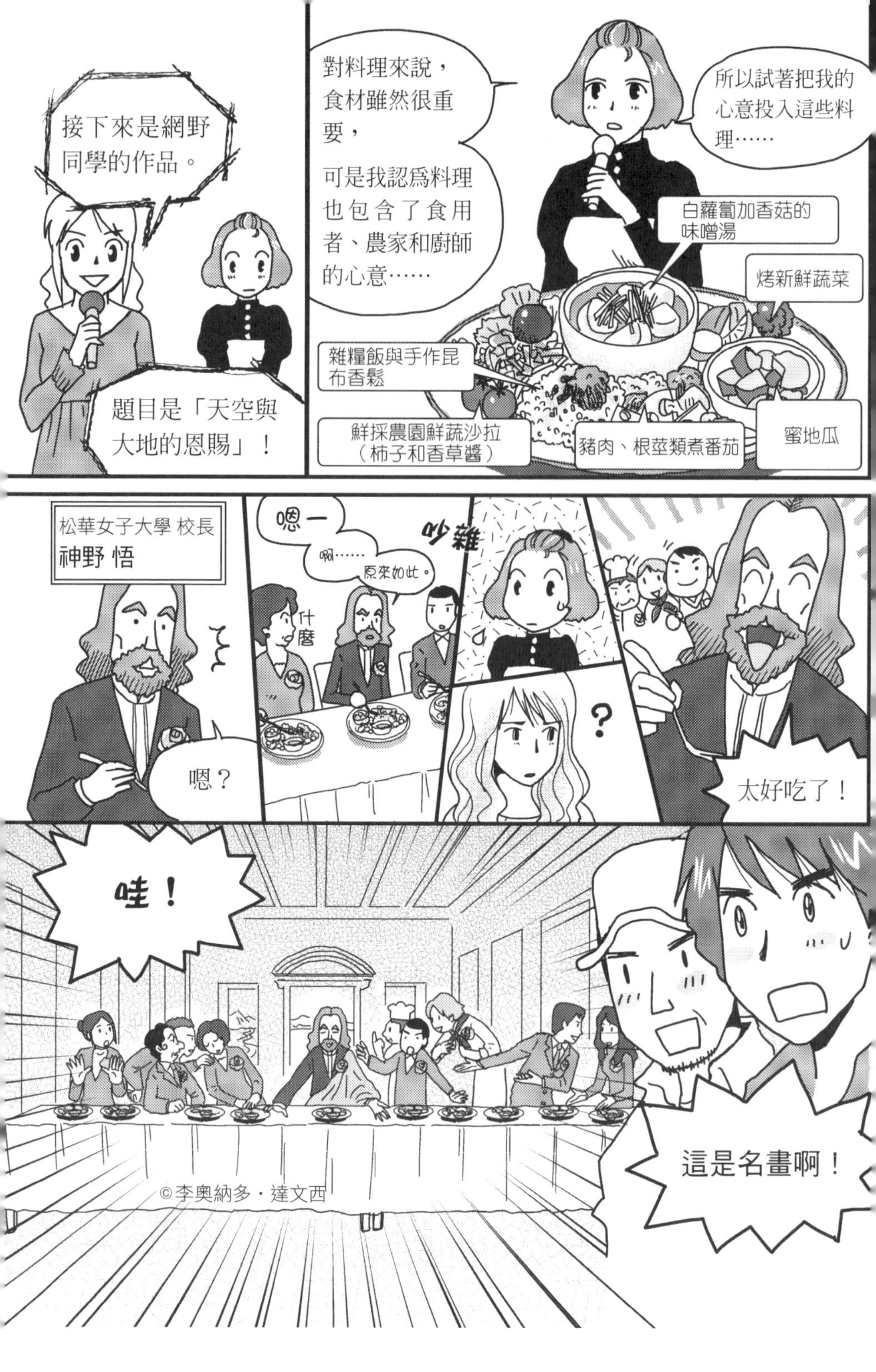
接下來是網野同學的作品。
題目是「天空與大地的恩賜」！
對料理來說，食材雖然很重要，
可是我認爲料理也包含了食用者、農家和廚師的心意……
所以試著把我的心意投入這些料理……
白蘿蔔加香菇的味噌湯
烤新鮮蔬菜
雜糧飯與手作昆布香鬆
鮮採農園鮮蔬沙拉（柿子和香草醬）
豬肉、根莖類煮番茄
蜜地瓜
松華女子大學 校長
神野 悟
嗯？
嗯—
啊……
原來如此。
什麼
吵雜
？
太好吃了！
哇！
©李奧納多・達文西
這是名畫啊！

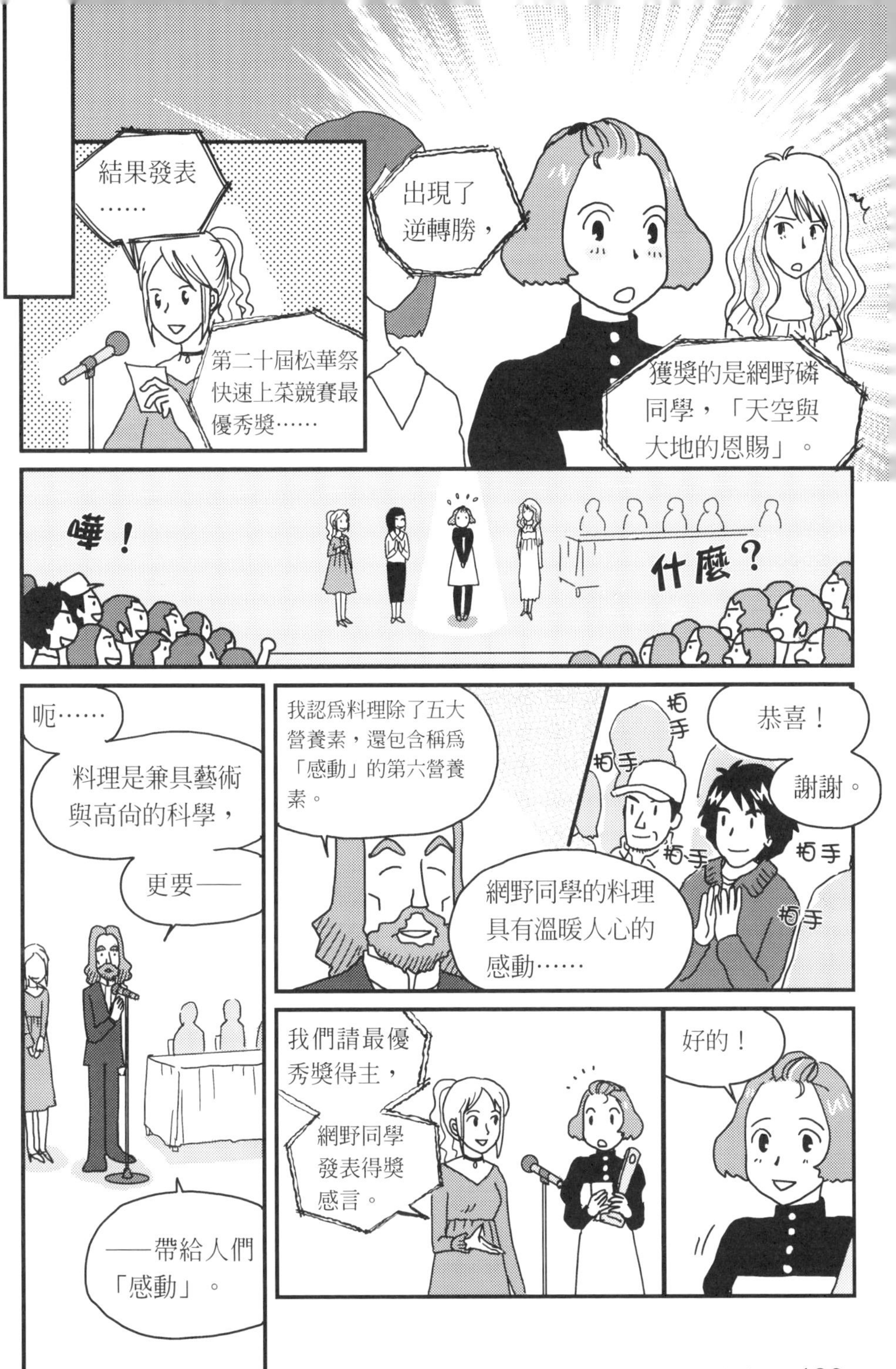

結果發表……

第二十屆松華祭快速上菜競賽最優秀獎……

出現了逆轉勝,

獲獎的是網野磷同學,「天空與大地的恩賜」。

嘩!

什麼?

呃……
料理是兼具藝術與高尚的科學,
更要——

我認為料理除了五大營養素,還包含稱為「感動」的第六營養素。

網野同學的料理具有溫暖人心的感動……

恭喜!

謝謝。

拍手 拍手 拍手 拍手

——帶給人們「感動」。

我們請最優秀獎得主,網野同學發表得獎感言。

好的!

第 8 章 水與氧氣 189

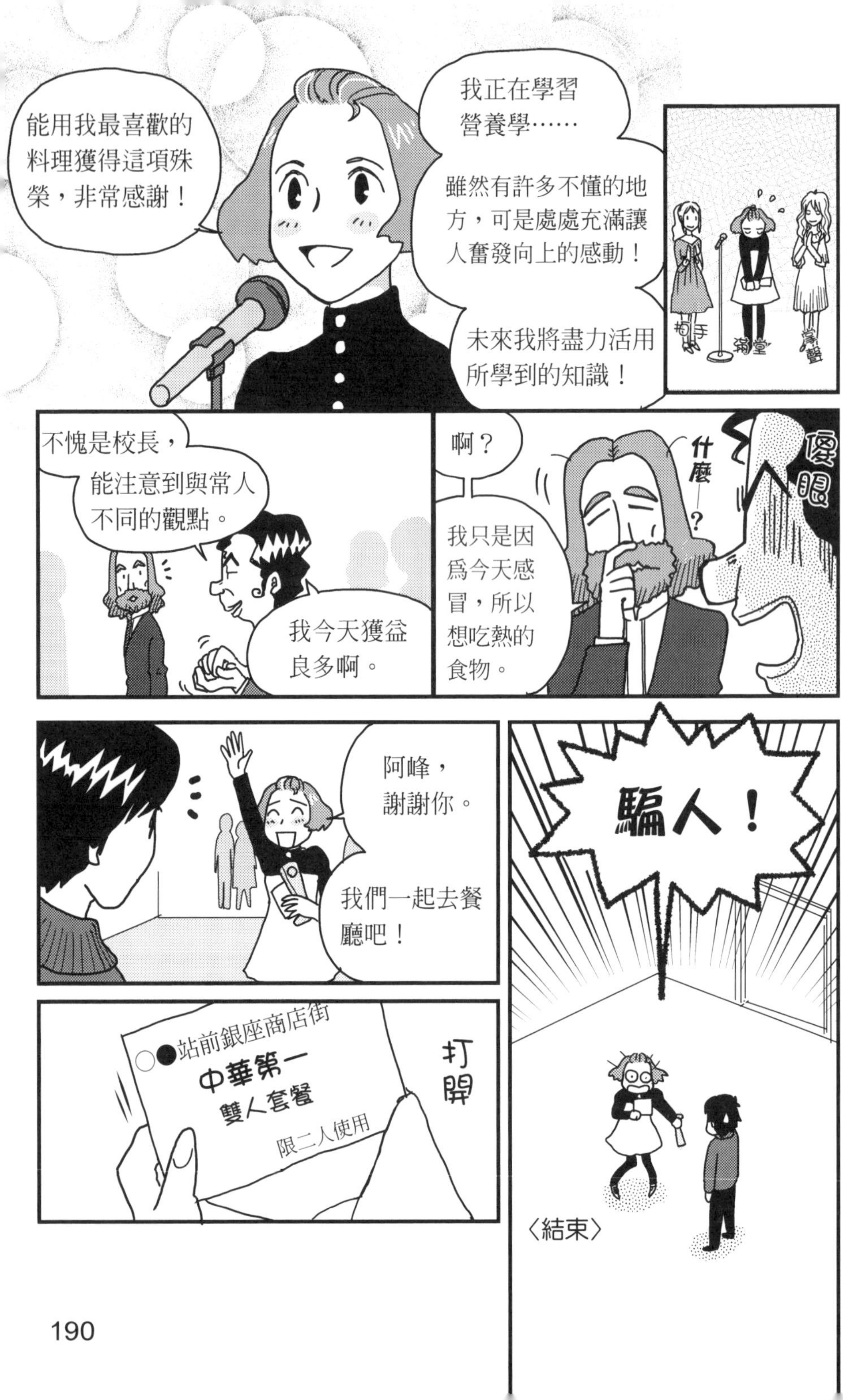

能用我最喜歡的料理獲得這項殊榮，非常感謝！
我正在學習營養學……
雖然有許多不懂的地方，可是處處充滿讓人奮發向上的感動！
未來我將盡力活用所學到的知識！
拍手
滿堂
掌聲
不愧是校長，
能注意到與常人不同的觀點。
我今天獲益良多啊。
啊？
我只是因爲今天感冒，所以想吃熱的食物。
什麼—？
傻眼
阿峰，謝謝你。
我們一起去餐廳吧！
○●站前銀座商店街
中華第一
雙人套餐
限二人使用
打開
騙人！
〈結束〉

附錄　**飲食與健康**

❖ **醫食同源與食品機能**

　　在日本，有營養學之父稱號的佐伯矩（1886－1959），年少時曾在愛媛縣伊予市，一家稱為「榮養寺」的寺廟待過。當時（1900年代初期），日本的營養還寫作「營養」二字，可能是受到古寺的啟發，佐伯認為營養學是推動健康的學問，所以建議日本人把「營養」寫成「榮養」，代表繁榮興盛的意思。

　　營養學包括與疾病有關的營養，亦即探討各種病理成因、進展、治療相關的營養和營養療法等，稱為「臨床營養學（病理營養學）」；研究人類一生各階段營養補給的「應用營養學」；以及維持、增進大眾健康，預防疾病的「公共營養學」。營養學的目的是追求人類的健康，因此生理學、病理學、生化學需充分掌握營養學，而修習臨床營養學，和應用營養學更應了解基礎營養學。

　　本書主要著眼於營養素的意義及代謝。健康的人當然也會老化，而且無論你是擁有某些疾病，或是全然無病，都必須持續補充營養素。我們須了解這個人體所保持的動態基礎，才能窺探營養學的本質。

　　佐伯曾經做「只吃米和鹽能否維持健康」的研究，各位讀者應該會認為這不可能，而一笑置之吧。但是以米和鹽，配合蛋白質、維生素、礦物質，應該足夠吧？

　　連小學生都知道五大營養素和膳食纖維的重要，可是「到底該攝取多少？」、「量與質的攝取依據是什麼？」其實是非常難解的謎團，此外目前人們對於維生素的生理作用機制也未完全了解。

思考如何維持人體健康，為患者補給營養素，需了解各營養素的化合物特性，還需理解消化、吸收機制及細胞的代謝，不幸的是，許多人覺得這很困難，只能硬背基礎的化學知識。

　　一點點毒物即能讓人致死，可是卻很難光靠一種藥物來治癒疾病。光靠米和鹽無法維持健康，人要活著需靠六十兆個細胞相互作用，所以若無獲得生存所需的能量，或無法再組成細胞，即會死亡。有人認為人能活到一百二十歲，但得持續吃下適量且適當的食物。

　　「醫食同源（藥食同源）」是每天均衡飲食，以維持健康的方式。和「醫食同源」類似的詞彙是「食品機能」，將食品的特徵分成一級機能、二級機能、三級機能。

　　醫藥品的定義是「可能影響身體機能」，但「食品機能」沒有這個意思，只是預防疾病，光靠飲食就想治療疾病實在是不太可能。食品和藥物所含的有效成分量，真是天差地別，但是長期食用，食品的微量成分也不能小看，因此以下除了探討機能性食品，也會說明文明病。

❖ **食品機能**

　　附圖 1 表示食品具有的三大機能。

　　一是「營養性」，包含三大營養素醣類、脂肪、蛋白質，以及維生素、礦物質等。「食物含有某些營養素」是指一級機能。

　　眼睛看到美食會感覺「似乎很好吃」，聞到香味會刺激食慾，咀嚼會嚐到味道，這些味覺、視覺、嗅覺的感官享受稱為「嗜好性」，是食品的二級機能。

　　近年來受到矚目的是三級機能——生理調節機能，又稱為恆定性，代表「不受外部環境影響，維持體內安定狀態的生體機能」。具體來說，包含去除體內自由基分子的「抗氧化性」、維持正常血壓的「血壓調整性」、提高免疫力的「生體防禦性」等。

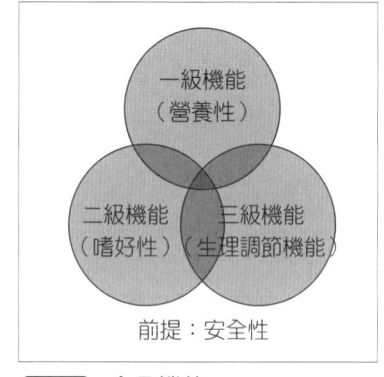

附圖 1 食品機能

附表1 具抗氧化作用之物質與食品

物質	食品
胡蘿蔔素（carotene）	胡蘿蔔、青椒、深綠色蔬菜
兒茶素（catechin）	綠茶
白藜蘆醇（resveratrol）	紅酒
植酸（phytic acid）	豆類、穀類、芋類
穀胱甘肽（glutathione）	菠菜、青花椰菜
異黃酮（isoflavone）	大豆

現在最受矚目的機能是抗氧化性。黃綠色蔬菜含有的胡蘿蔔素、綠茶含有的兒茶素、紅酒含有的白藜蘆醇、大豆含有的異黃酮皆有此機能，它們共通點是多含於植物性食品（**附表1**）。

具有三級機能的食品成分中，和抗氧化物質同時受矚目的是膳食纖維（**附圖2**）。過去人們認為這對身體毫無作用，但研究發現膳食纖維其實有許多功能，例如：讓血清膽固醇正常、預防糖尿病、抑制血壓上升、增加腸道乳酸菌、促進排便、整腸。

依據日本 1991 年制定的「特定保健用食品（TOKUHO）」制度，日本厚生勞動省授予認可標章（**附圖3**），給具有三級機能的食品。市面上也販賣許多以三級機能為賣點的保健食品。為了維持健康、預防疾病，人們目前仍在探索三級機能的可能性。

❖ 文明病與肥胖

文明病的因素有二。一個是遺傳因素，導因於與生俱來的體質，不管多麼努力還是無法避免生病。另一個是環境因素，可改善生活型態來避免生病。

隨著年齡增長而出現的疾病，會因為這兩個因素發作。五十年前日本人的平均壽命為五十歲，應該大多人在生活型態引發疾病之前即壽終正寢，但是日本現在是世界第一長壽國，我們應思考如何應對文明病。

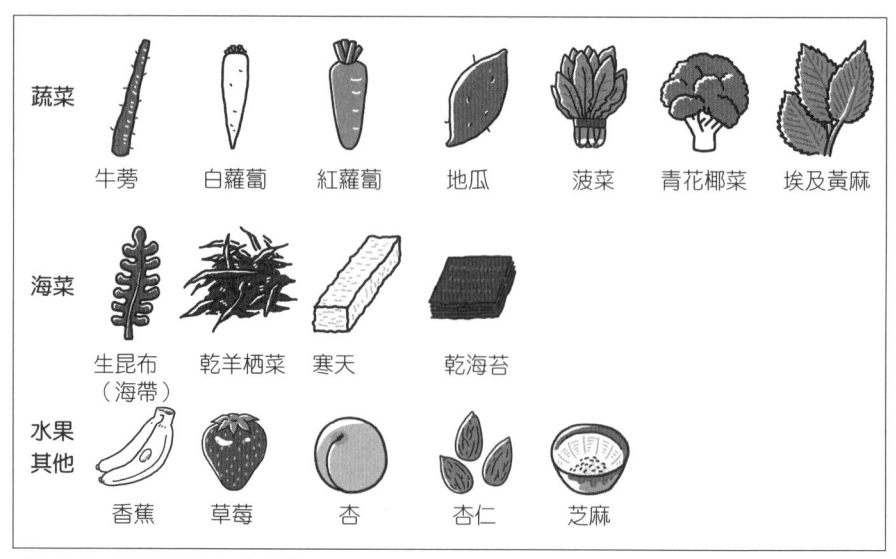

附圖2　膳食纖維多的食物

蔬菜	牛蒡	白蘿蔔	紅蘿蔔	地瓜	菠菜	青花椰菜	埃及黃麻
海菜	生昆布（海帶）	乾羊栖菜	寒天	乾海苔			
水果其他	香蕉	草莓	杏	杏仁	芝麻		

膳食纖維包括纖維素（cellulose，是植物細胞壁主成分）、水果的果膠（pectin）、蒟蒻的葡甘露聚糖（glucomannan）、動物性幾丁質（chitin，即甲穀素）、幾丁聚醣（chitosan）等種類。

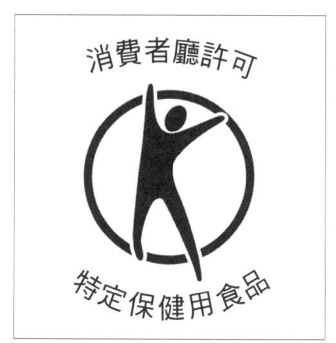

附圖3　日本特定保健用食品標章

　　人類在沒有食物的狀況下，努力生存、進化，演化出將營養素堆積於體內的基因。人們現在不太活動身體，營養素也幾乎足夠，容易吃下高熱量食品，難怪肥胖的人越來越多。糖尿病、高血壓、中風等疾病的確和肥胖相關。有種說法認為，日本人死因的三分之二和生活習慣有關，其中 30～60% 便起因於肥胖。

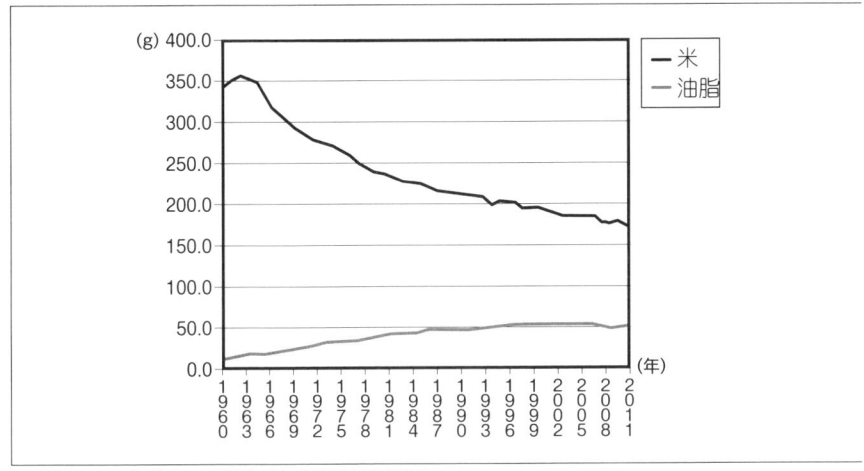

附圖 4 日本人每天攝取的米和油脂變化

造成肥胖的其中一個因素，是飲食西化所帶來的營養素偏頗。附圖 4 顯示日本人攝取量的變化，由圖可見，米有非常大的變化。現在每人的一年攝取量少於 60 kg，30～40 年前的攝取量可是將近 120 kg，江戶時代的攝取量更高達 150 kg。古今相比，目前的攝取量的確大幅減少，而油脂的攝取量則維持著高數值。

判定肥胖的指標主要為 BMI，即「Body Mass Index（身體質量指數）」，可由身高和體重求得。計算公式為 BMI ＝ 體重（kg）÷ 身高（m）^{2}，以身高 175 cm，體重 80 kg 的人為例，BMI ＝ 80 ÷ $(1.75)^2$ ＝ 26.1。日本人的 BMI 理想值是 22，超過 25 即為肥胖。

內臟蓄積脂肪，會引發糖尿病等代謝症候群疾病。代謝症候群疾病判定基準為「腹部的內臟脂肪面積在 100 cm^2 以上」，用腰圍大小作簡易評估，即為男性 85 cm 以上，女性 90 cm 以上。女性的數值比較大，因為皮下脂肪較厚，所以即使與男性有同樣的脂肪面積，腰圍也會較粗。腰圍超過數值，且符合兩項以上**附圖 5** 的基準，即判定為代謝症候群。

到底該如何保持身材苗條？當然要使消耗能量大於攝取能量，才不會變胖啊。

附錄　飲食與健康

附表4 肥胖度的判定基準

成人肥胖定義	BMI 指數
體重過輕	18.5 以下
健康體位	18.5～25
過重	25～30
輕度肥胖	30～35
中度肥胖	35～40
重度肥胖	40 以上

（改自日本肥胖學會「肥胖症診斷基準2011」的「肥胖度分類」表）

- 腰圍：男性≧85 cm，女性≧90 cm符合以上條件，且符合以下項目中的兩項，即為代謝症候群。
- 三酸甘油脂≧150 mg/dL 或高密度脂蛋白膽固醇＜40 mg/dL
- 空腹血糖值≧110 mg/dL
- 收縮壓≧85 mmHg 或擴張壓≧130 mmHg

附圖5 代謝症候群判定基準

避免肥胖，生活習慣引發疾病的機會就會迅速降低，你可以透過飲食和運動來調整。

理想的飲食量除了會隨性別和年齡而有差異，也會因身體活動強度而有所不同。因此，日本衛生主管機關籌劃了「飲食均衡指南※」作為方便對照的指標，請配合此指南找出適合自己的飲食量。

日本海軍軍醫總監高木兼寬（1849～1920）因改善士兵飲食，了解腳氣病的發病機制而聞名。其實他是因為給囚犯吃較多麥飯（全部以大麥煮成或米麥混合煮成的飯），才發現腳氣病患者急遽降低。我們只要持續規律且正確地運動和飲食，維持苗條體態，即可健康長壽。

※日本厚生勞動省 HP「飲食均衡指南」：http://www.mhlw.go.jp/bunya/kenkou/eiyou-syokuji.html

索引

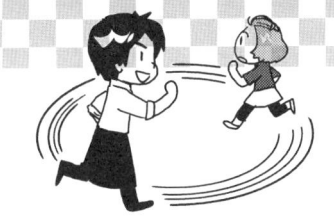

英文、數字

4 電子還原 ················· 182
ADP ························ 27
AMP ························ 27
ATP ················ 17, 26, 89, 179
ATP 合成酶 ················· 42
ATP 循環 ··················· 29
BMI ························ 195
FAD ························ 41
$FADH_2$ ···················· 41, 42
HDL ······················· 81, 93
IgA 抗體 ···················· 116
LDL ························ 93
mol ························ 28
n-3 型不飽和脂肪酸 ·········· 87
n-6 型不飽和脂肪酸 ·········· 87
$O_2^{\cdot -}$ ·························· 182
NAD^+ ······················ 41
NADH ····················· 41, 42
SOD ······················· 183
TCA 循環 ··················· 40
TOKUHO ··················· 193
VLDL ······················ 80, 93
α-酮戊二酸（α-ketoglutarate）127, 134
α 螺旋（α helix） ············ 110
α-亞麻油酸（α-linolenic acid） ··· 87
β 氧化作用 ················· 89
β 摺板（β-sheet） ············ 110
β 單酸甘油酯（βmonoacylglycerol） 74

一劃

乙醯輔酶 A（acetyl CoA） 32, 39, 89
一級結構 ··················· 109
一價不飽和脂肪酸 ··········· 87
一級機能 ··················· 192

二劃

二磷酸腺苷（adenosine diphosphate）
······························ 27
二級機能 ··················· 192
二級結構 ··················· 110

三劃

三磷酸腺苷（adenosine triphosphate）
························ 17, 26
三級結構 ··················· 110
三大營養素 ················· 7
三級機能 ··················· 192
三胜肽 ····················· 111
小腸 ······················ 11, 55

四劃

支鏈澱粉（amylopectin） ······ 52, 61
化學性消化 ·················· 10
化學反應式 ·················· 20
升糖素（glucagon） ·········· 63, 89
五大營養素 ················· 7
水溶性維生素 ············ 144, 154
中鏈脂肪酸 ·················· 83
中性脂肪 ················ 72, 84, 89

197

木桶理論（Dobeneck's pail）	103	多醣類	52
反式（trans-）	88	多量元素	147, 160
反式脂肪酸	88	色胺酸（Tryptophen）	115, 155
內膜	33, 42	血紅蛋白	163
巴斯德點	181	多胜肽	108
比熱	175	肌紅蛋白（myoglobin）	163
不可避尿	178	自由基分子	168, 182
不飽和脂肪酸	85, 86		
分子式	20	**七劃**	
分子量	28	肝臟肝醣	64
互補效果	106	肝臟	57, 79, 125
生酮性	124	吸收	11, 56, 111
生糖性	124	肝醣	35, 52, 64
		佝僂病	152
五劃		克氏循環（Krebs cycle）	40
必需胺基酸	99, 115	抗氧化功能	193
必需脂肪酸	88	抗氧化維生素	152
丙酮酸（pyruvic acid）	31, 39, 125, 132	抗氧化物質	193
巨噬細胞	94	佐伯矩	191
水	8	尿素	117
水的進出平衡	176	尿素循環	117, 178
代謝症候群（metabolic syndrome）	195	卵磷脂	73, 92
甲硫胺酸（methionine）	115		
四級結構	111	**八劃**	
白胺酸（leucine）	115	乳酸	39, 128, 134
去偶聯劑	46	乳糖	52
		泛酸	154, 157
六劃		非營養素	8
肌肉肝醣	64	非必需胺基酸	99
血漿	174	肥胖	193
血糖	30	物理性消化	10
血糖值	62, 63	延胡索酸（fumaric acid）	127, 134
有氧代謝（aerobic metabolism）	38	果糖（fructose）	51, 60
次單元	111	肽酶（peptidase）	116
好膽固醇	81	泡沫細胞	94
多價不飽和脂肪酸	87	味蕾	164

乳糖酶 ………………………… 57	動態平衡 ……………………… 100
固醇類激素 …………………… 73	動物性蛋白質 ………………… 114
亞麻油酸（linoleic acid）……… 87	動脈硬化 ……………………… 94
	排泄 …………………………… 11

九劃

柯氏循環（Cori Cycle）……… 129	麥芽糖 ………………………… 52
食物過敏 ……………………… 116	組胺酸（histidine）………… 115
紅血球 ………………………… 66	貧血 …………………………… 163
保健食品 ……………………… 148	蛋白腺（peptone）………… 111
苯丙胺酸（phenylalanine）…… 115	基質（matrix）…………… 32, 42
胃蛋白酶（pepsin）………… 111	麥芽糖酶（maltase）……… 56
胜肽（peptide）…………… 108	麥芽糖（maltose）……… 52, 54
胜肽鍵結 ……………………… 108	粒線體 …………………… 32, 42
扁桃腺 ………………………… 62	
恆定性 ………………………… 192	

十二劃

	結構式 ………………………… 20
	順式（cis-）………………… 88

十劃

	飲食均衡指南 ………………… 196
骨軟化症 ……………………… 152	植物性蛋白質 ………………… 114
氧化型LDL ……………………… 93	超氧陰離子自由基（superoxide anion radical）……………………… 182
氧氣 ………………… 8, 179, 181	
脂肪 …………………………… 7, 71	超氧化物歧化酶（superoxide dismutase）……………………………… 183
脂肪酸 …………… 72, 83, 89, 135	
脂溶性維生素 ………… 144, 151	琥珀醯輔酶A（succinyl CoA）127, 134
消化 ……………… 10, 53, 74, 111	硬脂酸（stearic acid）……… 85
消化器官 ……………………… 9	酥胺酸（threonine）……… 115
消化酵素 …………………… 10, 54	唾液澱粉酶 …………………… 54
胰澱粉酶（pancreatic amylase）55	短鏈脂肪酸 …………………… 83
胰脂解酶（pancreatic lipase）… 75	單醣類 …………………… 51, 60
脂蛋白 …………………… 76, 92	菸鹼酸 …………………… 154, 155
脂蛋白脂解酶 ………………… 78	鈉 ………………… 159, 161, 167
	無感蒸發 ……………………… 178
	視紫質（rhodopsin）……… 152
	絨毛 …………………………… 11, 56

十一劃

第一限制胺基酸 ………… 105, 115	
脫水縮合 ……………………… 84	

十三劃

蛋白質 ………………… 7, 97, 109	
蛋白質複合體 ………………… 42	鈷（Cobalt）…………… 159, 167

索引 **199**

羥基（hydroxyl group） ········ 21, 84
腸內細菌 ····················· 153
電子 ························· 42
電子傳遞鏈 ················ 33, 42
羥丁胺酸（threonine） ········ 115
腦 ······················ 66, 179
羥基自由基 ··················· 182
羥基 ························· 84
微量元素 ················ 147, 163
葡萄糖 ···················· 18, 51
飽和脂肪酸 ················ 85, 86
飽食中樞 ····················· 62
鉬 ······················ 159, 166
葉酸 ···················· 154, 157
碘 ······················ 159, 165

十四劃

維生素E ············ 144, 151, 152, 168
維生素A ············ 144, 151, 152
維生素過多症 ················· 146
維生素K ················· 151, 153
維生素C ············ 154, 158, 168
維生素D ············ 144, 151, 152
維生素B$_1$ ········· 143, 150, 154
維生素B$_2$ ············· 154, 155
維生素B$_3$ ············· 154, 155
維生素B$_5$ ············· 154, 157
維生素B$_6$ ············· 154, 156
維生素B$_7$ ············· 154, 157
維生素B$_9$ ············· 154, 157
維生素B$_{12}$ ············ 154, 156
維生素B群 ··················· 143
輔助酵素 ····················· 144

十五劃

鋅 ···················· 147, 159, 164

麩胺基硫過氧化酶（glutathione peroxidase） ···················· 183
膠原蛋白 ····················· 118
蔗糖 ························· 52
蔗糖酶（sucrase） ············· 57
蔗糖（sucrose） ··········· 52, 61
糊精 ························· 54
熱量營養素 ···················· 7
膜間腔 ···················· 33, 42
膜消化 ························ 55
寡醣類 ···················· 51, 52

十六劃

機能性食品 ··················· 192
機能性鐵 ····················· 163
親水端 ························ 91
澱粉 ·················· 18, 52, 54
糖皮質激素 ···················· 63
糖質新生 ············ 63, 125, 132
糖解作用 ············· 31, 38, 125
糖尿病 ························ 63
濃度梯度 ····················· 42
激素 ························· 63
激素敏感性脂解酶 ·············· 89
錳 ······················ 159, 165
膳食纖維 ··················· 8, 193
糖苷鍵結 ····················· 60

十七劃

醛基（aldehyde group） ········ 21
營養 ·························· 8
營養素 ························ 8
膽固醇 ···················· 73, 91
膽酸 ························· 73
醣類 ······················· 7, 50
磷酸烯醇丙酮酸 ········ 126, 132

磷脂 ……………………73, 77, 91
磷脂酶（phospholipase） ……… 74
磷 …………………………… 159, 160
磷酸 ………………………………… 27
鎂 …………………………… 159, 161

十八劃

檸檬酸循環 ………………… 32, 40
轉換基 ……………………………… 21
雙醣類 ……………………………… 52
雙胜肽 …………………………… 111
離胺酸（lysine） ……………… 115

十九劃以上

壞膽固醇 ………………………… 81
攝食中樞 ………………………… 62
體蛋白 ……………………… 100, 101
鐵 …………………………… 159, 163
纈胺酸（valine） ……………… 115
癩皮病（pellagra） …………… 155
變性 ……………………………… 113
礦物質 ……………… 7, 141, 147, 158
蘋果酸 …………………… 127, 132

Note

Note

```
圖解超實用營養學／薗田勝作；卡大譯. -- 初版.
-- 新北市：世茂出版有限公司, 2025.05
    面；    公分. --（科學視界 ; 283）
    ISBN 978-626-7446-70-6（平裝）
    1.CST: 營養學 2.CST: 漫畫
    411.3                              114001984
```

科學視界 283

圖解超實用營養學

作　　者／薗田勝
譯　　者／卡大
主　　編／楊鈺儀
封面設計／LEE
出　版　者／世茂出版有限公司
地　　址／（231）新北市新店區民生路 19 號 5 樓
電　　話／（02）2218-3277
傳　　真／（02）2218-3239（訂書專線）
劃撥帳號／19911841
戶　　名／世茂出版有限公司　單次郵購總金額未滿 500 元（含），請加 80 元掛號費
世茂官網／www.coolbooks.com.tw
排版製版／辰皓國際出版製作有限公司
印　　刷／世和彩色印刷股份有限公司
初版一刷／2025 年 5 月

ＩＳＢＮ／978-626-7446-70-6
定　　價／320 元

Original Japanese Language edition
MANGA DE WAKARU EIYOUGAKU
by Masaru Sonoda, Keiko Koyama, Becom plus
Copyright © Masaru Sonoda, Keiko Koyama, Becom plus 2013
Published by Ohmsha, Ltd.
Traditional Chinese translation rights by arrangement with Ohmsha, Ltd.
through Japan UNI Agency, Inc., Tokyo

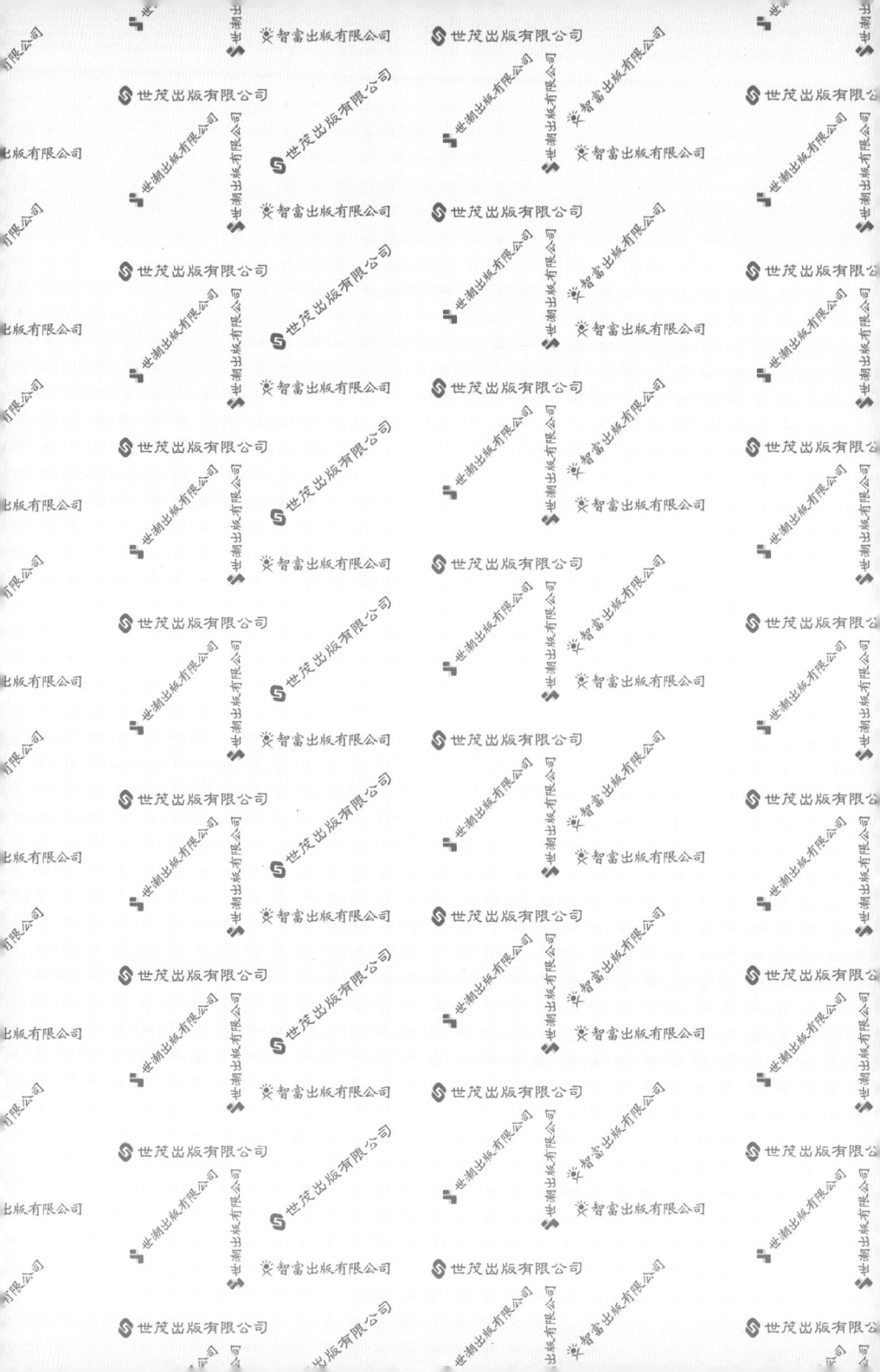

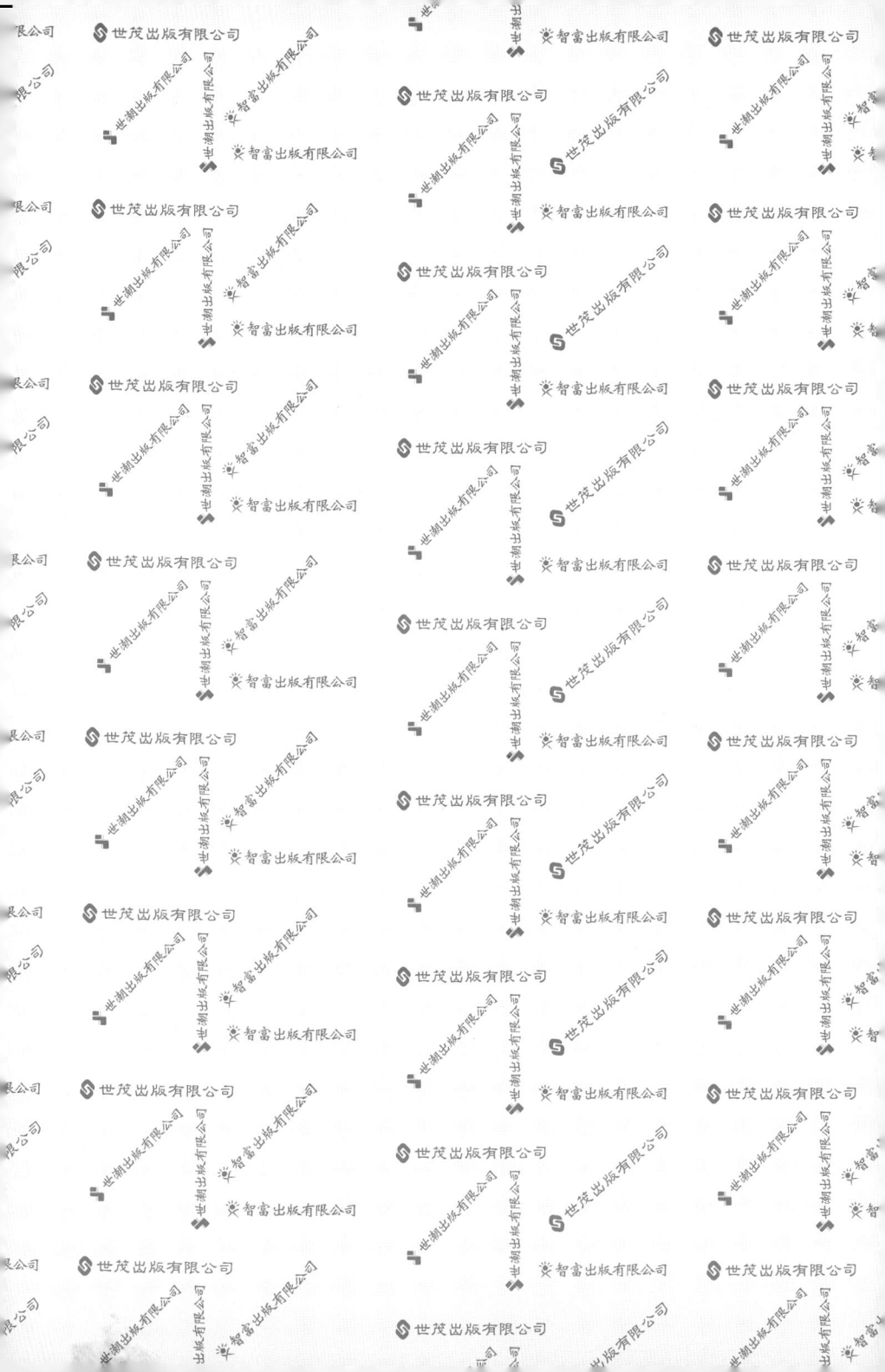